Walter König (Hrsg.)

Krebs – Ein Handbuch für Betroffene,
Angehörige und Betreuer

Zweite, erweiterte Auflage

SpringerWienNewYork

Dr. Walter König
Psychotherapeut und Facharzt für Psychiatrie
und Neurologie in Wien

Vorsitzender der ÖSPO
ÖSTERREICHISCHE GESELLSCHAFT FÜR SOMATISCHE UND
PSYCHOSOZIALE ONKOLOGIE UND HÄMATOLOGIE
Praterstraße 17, A-1020 Wien

Gedruckt mit Unterstützung der *Österreichischen Krebshilfe*

Das Werk ist urheberrechtlich geschützt.
Die dadurch begründeten Rechte, insbesondere die der Übersetzung, des Nachdruckes, der Entnahme von Abbildungen, der Funksendung, der Wiedergabe auf photomechanischem oder ähnlichem Wege und der Speicherung in Datenverarbeitungsanlagen, bleiben, auch bei nur auszugsweiser Verwertung, vorbehalten.

© 1997 und 1998 Springer-Verlag/Wien

Die Wiedergabe von Gebrauchsnamen, Handelsnamen, Warenbezeichnungen usw. in diesem Buch berechtigt auch ohne besondere Kennzeichnung nicht zur Annahme, daß solche Namen im Sinne der Warenzeichen- und Markenschutz-Gesetzgebung als frei zu betrachten wären und daher von jedermann benutzt werden dürften. Produkthaftung: Für Angaben über Dosierungsanweisungen und Applikationsformen kann vom Verlag keine Gewähr übernommen werden. Derartige Angaben müssen vom jeweiligen Anwender im Einzelfall anhand anderer Literaturstellen auf ihre Richtigkeit überprüft werden.

Druck und Bindearbeiten: Eugen Ketterl Gesellschaft m.b.H., A-1180 Wien
Graphisches Konzept: Ecke Bonk
Gedruckt auf säurefreiem, chlorfrei gebleichtem Papier – TCF

---

Die Deutsche Bibliothek – CIP-Einheitsaufnahme

**Krebs** – Ein Handbuch für Betroffene, Angehörige und Betreuer
/ Walter König (Hrsg.). – 2., erw. Aufl. – Wien ; New York : Springer, 1998

NE: König, Walter [Hrsg.]

---

ISBN-13: 978-3-211-83025-3    e-ISBN-13: 978-3-7091-7499-9
DOI: 10.1007/978-3-7091-7499-9

# Geleitwort

Jährlich wird in Österreich bei mehr als 30.000 Menschen eine Krebsdiagnose gestellt. Damit ändert sich für die meisten dieser Patientinnen und Patienten recht unabhängig von den vorliegenden Befunden auch ihr Befinden: Erinnerungen an andere krebskranke Menschen werden wach, und nicht selten nähren diese Krankheitsbilder und Krankheitsgeschichten düstere Vorstellungen von einem zukunftslosen eigenen Leidensweg. Fremd und wenig vertrauenswürdig erscheint plötzlich der eigene Körper, bedroht er doch das Weiterleben. Fremd muten nun oft eigene Gewohnheiten und Reaktionen anderer Menschen an. Fremd wirken vielfach auch Krankenhäuser und Medizinstrukturen, in denen Befunde erhoben und an Normalwerten gemessen werden, in denen sich aber gleichzeitig Organisationsabläufe, räumliche Umgebung und Sprache so sehr von der bisher gewohnten Normalität unterscheiden. Das bisherige Vertrauen in eigene Stärken scheint verschüttet, besonders wenn mit der aktuellen Krebserkrankung die Probleme einer bereits schwierigen Lebenssituation überborden. Fragen lassen grübeln: Warum? Wie geht es weiter? Was kann ich tun? Wer oder was hilft mir? Wem kann ich jetzt vertrauen?

Hier setzt dieses Buch an. Es wendet sich dabei sowohl an die krebskranken Menschen und ihre Angehörigen als auch an all die Helfer verschiedener Berufsgruppen, die diese Patienten therapeutisch betreuen und begleiten. Damit unterstreicht der Herausgeber, daß Behandlung stets eine durch Kommunikation geprägte *Beziehungsmedizin* ist. Wenn sich Patient und Helfer – Ärzte, Krankenschwestern, Pfleger oder Therapeuten anderer Berufsgruppen – begegnen, lassen sich Beziehung und Kommunikation nicht vermeiden, sondern nur verschieden gestalten. Leider entsteht in derartigen Begegnungen keineswegs selbstverständlich eine *therapeutische* – also heilsame – *Beziehung*. Gelegentlich entwickeln sich eher „toxische" Beziehungen, in denen sich Patienten in ihrem durch die Erkrankung verletzten und verletzlich gewordenen Selbstbild mehr *miß*handelt als *be*handelt erleben. Dies gilt natürlich besonders dann, wenn Nebenwirkungen der Krebstherapie körperlich sehr beeinträchtigen. Angst und innere Ablehnung von Behandlungsmaßnahmen, die nicht als heilsam verstanden werden, können aber viele Nebenwirkungen verstärken. Moderne Ansätze der Krebstherapie sind zudem häufig sehr komplex. Sie wecken zwar einerseits große Hoffnungen auf Hilfe, lösen jedoch andererseits bei vielen Kranken Ängste aus, einer seelenlosen „Apparatemedizin" oder „medizinischen Maschinerie" ausgeliefert zu sein.

Kompetente Medizin ist auch deshalb Beziehungsmedizin, weil die fach- und berufsgruppenübergreifende Zusammenarbeit der verschiedenen Helferberufe einen großen Teil der patientenorientierten Qualität unserer Medizin bestimmt. Patienten erleben sich dann nicht als Werkstück verschiedener Spezialisten, die nebeneinander – manchmal sogar gegeneinander – an ihnen (be)handeln, sondern im Zusammenwirken verschiedener Helfer erfahren sie, wie ein Netz einer *integrierten Medizin* entsteht, das sie auffängt und beiderseits Kompetenz erweitert. Entscheidend für diese Integration der Helfer und ihre jeweilige therapeutische Beziehung mit den Kranken ist ein gemeinsames Therapieziel. Wenn somit erfreulicherweise in diesem Buch weitgefächert Experten der medizinischen und psychosozialen Behandlung und Begleitung zu Wort kommen, so bietet ihre unterschiedliche Erfahrung Krebsbetroffenen und Angehörigen wertvolle Information und Orientierung. Gleichzeitig lernen die professionellen Helfer voneinander und können ein gemeinsames Therapieverständnis fortentwickeln.

In der therapeutischen Beziehung werden nicht einfach Befunde erhoben, kontrolliert und mitgeteilt, sondern in ihr werden Befunde und Befinden stets interpretiert. Krebskranke Menschen sind dabei durchaus mehr Experte für ihr individuelles Befinden und ihr einzigartiges Kranksein als Ärzte und andere professionelle Helfer. Diese waren selten selbst krebskrank. Ihre Kompetenz leitet sich aus den Krankheiten vieler – aber anderer – Patienten ab und macht sie zu Experten für Befunde, davon ableitbare diagnostische und therapeutische Handlungen und deren unterschiedliche Beziehung zum subjektiven Befinden. Möge dieses Buch vielen Menschen nach der Diagnose Krebs helfen, die Kompetenz professioneller Helfer sinnvoll für sich zu nutzen und gleichzeitig ihre eigene innere Kraft wiederzuentdecken, um trotz der Krankheit Krebs in ihrem Leben wieder festen Tritt zu fassen.

OA Dr. Herbert Kappauf
Krebsspezialist und Psychotherapeut
Institut für Medizinische Onkologie
und Hämatologie, Klinikum Nürnberg

# Geleitwort

Die Diagnose Krebs ist zunächst für die betroffene Person ein Schock: „Werde ich die Krankheit überleben, werde ich behindert sein, wie wird mein Partner, meine Familie damit umgehen, bin ich schuld daran, warum gerade ich?"

Das sind Fragen, die einen in einer solchen Lage unmittelbar beschäftigen. So gesehen ist die Diagnose „Krebs" zunächst kein medizinisches, sondern ein psychosoziales Problem. Der Umgang mit der Erkrankung an Krebs trägt in der Folge ganz entscheidend dazu bei, wie sich die Krankheit entwickelt und wie sie zu beeinflussen ist. So sind in der Folge zahlreiche Entscheidungen hinsichtlich medizinischer, pflegerischer und psychosozialer Natur zu treffen. Alle entsprechenden Untersuchungen zeigen, daß jene Menschen eine bessere Prognose haben, die gut informiert sind, der Realität in die Augen schauen und den Mut aufbringen, aktiv das Krankheitsgeschehen mitzugestalten und zu beeinflussen. Das vorliegende Buch soll dazu dienen, die Betroffenen in ihrer Courage zu unterstützen, Krebs nicht nur als Schicksal aufzufassen, sondern in der Krise eine Chance zu sehen.

Die Krebserkrankung, auch wenn sie heutzutage in den meisten Fällen geheilt werden kann, verweist uns immer auch auf die Endlichkeit unseres Daseins, oft zu laut und mit individuell kaum zu ertragenden Beschwerden. Zugleich zeigt sie uns aber auch auf, zu bedenken, was wirklich wichtig ist im Leben und was nebensächlich. Und viele an Krebs erkrankte Menschen beschreiben neben dem Leid, das sie erleben, auch die persönliche Reifung, die ihnen diese Krankheit ermöglichte, auch dann, wenn es keine Heilung mehr gibt.

Dieses Buch soll die Betroffenen ermutigen, sich in der Vielzahl möglicher Behandlungsansätze orientieren zu können, es soll ihnen zeigen, daß ihre seelische Not verstanden werden kann. Es soll aber auch den Angehörigen ein Stück Angst nehmen, der sie oft mehr als die erkrankte Person ausgesetzt sind. Die Auseinandersetzung mit Krebs ist für die Betroffenen leichter zu ertragen, wenn die Angehörigen sich darauf einstellen und nicht in Panik alles verleugnen oder beschönigen.

Psychotherapeutische Unterstützung ist in der Entscheidungskrise – wie geht es weiter? – oft eine große Hilfe.

Krebs als psychosoziales Problem betrifft aber nicht nur die Erkrankten und deren Angehörige, sondern in intensivster Weise auch die Behandler – Ärzte, Krankenschwestern, Psychotherapeuten und andere Heilberufe. Die häufige Sprachlosigkeit ist eine ungenügende Antwort auf das invasive Geschehen. Dieses Buch ist auch für die Behandler geschrieben. Sie sind oft in Nöten, wissen nicht genau, wie sie mit dem Leid der Betroffenen umgehen sollen, werden oft überfordert und bedürfen der Entlastung. Erfreulicherweise steigt das Angebot von Supervision und wird von den Gesundheitsberufen auch immer mehr gesucht.

Die Diagnose „Krebs" ist ernst, doch man muß ihr nicht hilflos ausgeliefert sein. Daß dies nicht geschieht, dazu versucht das vorliegende Buch einen Beitrag zu leisten. Ich hoffe, Sie als Leser können es für sich nützen.

Dr. Alfred Pritz
Präsident des österreichischen
Bundesverbandes für Psychotherapie

# Geleitwort

Der Pflegebereich nimmt in einem ganzheitlich orientierten Konzept von Umgang, Betreuung und Begleitung von Krebs-Betroffenen eine wesentliche Position ein. Grundkonsens ist eine patientenorientierte, individuelle, ganzheitliche und eigenständige Gesundheits- und Krankenpflege als therapeutischer Auftrag. Das Ziel der Berufsgruppe stellt eine Sicherung der bestmöglichen und individuellen Lebensqualität für den Patienten dar.

Die Sicht der Pflegeperson will jedoch nicht auf die Krankheit verengt bleiben. Neben seiner sozialen und lebensgeschichtlichen Charakteristik besitzt jeder Mensch Persönlichkeitsanteile, die aufgrund früherer Erfahrungen mehr oder weniger brüchig sind, wo Aufgaben der psychologischen Entwicklung unvollständig gelöst sind. Daraus resultieren Stärken oder Schwächen der Betroffenen, die in einer aktuellen Krisenlage richtungsweisend sein können.

Dies zu erkennen und im „pflegerischen Handeln" zu nützen, gilt es ebenso, wie zu erkennen, daß jeder Erkrankte auch noch über einen „gesunden Anteil" verfügt. Auch diese Ressourcen bedürfen der Aufmerksamkeit unter dem Aspekt der Gesundheitspflege des Menschen. Die Miteinbeziehung des Betroffenen und seiner Angehörigen in die Planung und Durchführung „seiner" Pflege ist ein wesentlicher Teil der ganzheitlichen Sichtweise der Berufsgruppe. Erwünscht ist ein aktiv teilnehmender Partner und nicht ein passiver Pflege- „Empfänger". Dies schließt ein, daß der Patient selbst initiativ wird und Verantwortung für die Bewältigung seiner Krankheit übernimmt – denn schließlich weiß er am besten, was seine Lebensqualität ausmacht.

Die Rahmenbedingungen, unter denen sich die Pflege von Patienten mit Krebserkrankungen vollzieht, sind nicht immer die geeignetsten und beeinflussen die Qualität der Pflege entscheidend. Hier gilt es verstärkt, die Träger der verschiedenen Institutionen darauf aufmerksam zu machen, – denn bauliche Verhältnisse, Personalstellenplan, Kooperation mit anderen Berufsgruppen, entsprechende Pflegesysteme und nicht zuletzt die ständige Weiterentwicklung des Fortbildungsangebotes sowie Pflegeforschungsprojekte sind wesentliche Elemente der Qualitätssicherung.

Allen, die dieses Buch lesen und denen die vorliegenden Informationen eine Unterstützung bieten, wünsche ich, daß damit ein Beitrag zur Bewältigung einer sehr schweren Zeit geschaffen wurde.

Irene E. Zach
Präsidentin des Österreichischen
Krankenpflegeverbandes

# Geleitwort

„Krebs" ist heute kein Todesurteil mehr, doch wirkt die Diagnose subjektiv wie ein schwerer, existenzbedrohender Schicksalsschlag. Es ist eine Erkrankung, die in allen Lebensbereichen mit Angst besetzt ist und von den Patienten und meist auch von deren Angehörigen einen harten Weg erfordert. Die erforderlichen Therapien und Folgeerscheinungen sind in einen Lebensstil zu integrieren, der lebbar und sinnvoll ist. Dankenswerterweise entwickeln sich im Sinne einer ganzheitlichen Krankheitsbewältigung immer mehr neue Formen einer vertrauensvollen Zusammenarbeit von professionellen Helfern und Krebspatienten, die unter dem Motto „miteinander reden" auch die stark vorhandenen Kommunikationsprobleme verringern helfen.

Das vorliegende Buch greift neben den medizinischen Problemen im verstärkten Maße die psychosozialen Komponenten der Krebserkrankung auf und trägt damit wesentlich zum besseren Verständnis der Sprachlosigkeit der Umwelt der Patienten und von deren Ängsten mit dem Alleingelassen-Sein bei.

Als Vorsitzende der Vereinigung brustkrebserkrankter Frauen, der „Frauenselbsthilfe nach Krebs – Österreichischer Dachverband", wünsche ich diesem Handbuch für Betroffene, Angehörige und Betreuer eine große Wirksamkeit in der angesprochenen Hilfestellung für alle direkt und indirekt von der Krebserkrankung Betroffenen.

Martha Frühwirt
Regierungsrat

# Vorwort zur 1. Auflage

Im vorliegenden Band sind Beiträge unterschiedlichster Berufs- und Autorengruppen zusammengefaßt. Neu ist der Versuch, aus den verschiedensten Blickwinkeln eine für Patienten, Angehörige und Professionelle gemeinsame Sprache zu finden, sowie die Absicht, alle Beteiligten gleichermaßen anzusprechen. Es entspricht dieser Versuch auch der Tatsache, daß es weder den „Krebs" noch den „Krebspatienten" noch den „Betroffenen" gibt. (Aus Gründen der sprachlichen Einfachheit wird im Buch die männliche Form verwendet. Es sind aber immer auch Patientinnen, Ärztinnen, Psychotherapeutinnen etc. gemeint.)

Krebs ist zunächst ein Sammelbegriff unterschiedlichster Krankheitsbilder. Es gibt mindestens 100 verschiedene Krebsarten, abgesehen vom unterschiedlichen biologischen Verlauf jeder einzelnen Krebserkrankung und den ebenso unterschiedlichen Behandlungserfolgen. Die Sammelbezeichnung „Krebs" stammt noch aus einer Zeit, in der Differenzierungen weder aus diagnostischen noch aus behandlungstechnischen Gründen möglich waren. Die fehlende Einheitlichkeit der Krankheitsbilder bei gegebener Pauschalbezeichnung „Krebs" ist Ausdruck der Verunsicherung und der undifferenzierten Informationsfülle, die oft unnötig Todesängste verstärkt und Suche nach Begleitung nötig macht.

Hier nicht nur den Betroffenen selbst, sondern allen, denen die Betreuung Krebskranker ein Anliegen ist, Orientierungshilfe zu bieten, ist das Ziel des Buches. Der psychosoziale und onkologische Aspekt wird dabei so weit wie möglich unter interdisziplinären Gesichtspunkten betrachtet. Onkologen, eine Onkologieschwester, Psychoonkologen, Gesundheitswissenschaftler kommen ebenso zu Wort wie Patienten selbst.

Krebskranke artikulieren sich meist kaum in ihrem Leiden, nächste Bezugspersonen sind überfordert, Fachkräfte klagen über institutionelle Schwierigkeiten. Angesichts der Belastungen aller „Betroffenen" und der Häufigkeit dieser Erkrankung möchte das vorliegende Buch Hilfen anbieten, mit einer zentralen „Kränkung" umzugehen, die statistisch gesehen jeden Dritten, das heißt praktisch jede Familie trifft: Die Krebsdiagnose konfrontiert mit der eigenen Sterblichkeit.

Für die Belastungen der Behandler erscheint eine systemische Sichtweise – das heißt, den Behandler genauso eingebunden in sein Arbeitssystem zu sehen wie den Patienten in sein Beziehungssystem – meist ebenso hilfreich wie gezielte Fortbildung und befriedigende Kommunikation der Berufsgruppen untereinander.

Das Ziel des Buches ist einerseits, die Vernetzung der Berufsgruppen zu fördern, indem es Verständnis für die Probleme aller Beteiligten weckt. Nur zu oft geschieht es, daß wir über die tatsächlichen Belastungen zuwenig wissen. Wir verlassen uns dann auf Vermutungen und Hineininterpretiertes. Gekränkte ziehen sich oft stolz zurück, um andere weitere Kränkungen auf keinen Fall merken zu lassen. Umso schwieriger wird es, entlastend zu reagieren und die vorhandenen Kräfte bedeutsamer Bezugspersonen so zu aktivieren und gezielt zu unterstützen, daß sie gemeinsam für den Kranken sorgen können.

Wohlwollende Aufnahme des Patienten, Sensibilität, Achtung und Wertschätzung im gemeinsamen Umgang sehe ich als erstrebenswertes Ziel. Auch dem Patienten hilft Selbstverständnis, um mit sich selbst und seinen Vertrauten sowie den Vertretern des medizinischen Systems gelassener umzugehen. Methodisch invasive und aggressive belastende ärztliche Verrichtungen werden vom Patienten nur dann im Sinne einer „Heilung" überstanden, wenn es von beiden Seiten gelingt, eine Atmosphäre des Vertrauens aufzubauen. Möge Sie dieses Buch dabei zielführend begleiten!

Bei der Herausgabe dieses Bandes ist mir meine jahrelange psychotherapeutische Arbeit mit Krebspatienten, meine supervisorische Tätigkeit ärztlicher Teams sowie meine Fortbildung im Bereich der psychosozialen Onkologie zugute gekommen. Ohne die Unterstützung dieser Arbeit durch Kollegen aus der ÖSPO (siehe Anhang), der Krebshilfe und dem Selbsthilfegruppenbereich wäre diese Publikation wohl kaum möglich geworden. Allen, die ihre Zeit und Hilfe zur Verfügung gestellt haben, möchte ich auf diesem Wege ganz herzlich danken.

Meine liebe Frau, Dr. Sibylle Fritsch, hat mit ihrer 25jährigen Berufserfahrung als Journalistin und mit ihrer 10jährigen Aus- und Weiterbildungserfahrung in der Psychotherapie an der Lesbarkeit des Buches mitgearbeitet. Ich danke ihr und unserem kleinen Sohn Alexander für die Geduld und Unterstützung, mit der sie beide diese Arbeit möglich gemacht haben.

Wien, im September 1996 Walter König

# Vorwort zur 2. Auflage

In zehn Jahren werden bösartige Tumoren die Todesursache Nummer eins sein und alle Herz- und Kreislaufkrankheiten überholt haben. Krebserkrankungen nehmen zu, ebenso die Belastung des medizinischen Personals: Aus Spargründen werden Kranke rascher entlassen und Personal eingespart.

Umso mehr ist unser Gesundheitswesen und unser Umgang mit menschlichem Leid aufgefordert, kreativ gegenzusteuern.

Zwei neue Beiträge von Praktischen Ärzten unterstreichen die Wichtigkeit verläßlicher, vertrauensvoller und tragfähiger „Beziehungsmedizin". Der Artikel einer Pflegeperson zum Thema Palliativmedizin lenkt den Blick auf die Notwendigkeit gleichberechtigter Zusammenarbeit zwischen Pflege und medizinischer Versorgung und das Umgehen mit emotionaler Hilflosigkeit, unheilbaren Patienten und therapeutischer Ohnmacht.

Das ebenfalls neue Kapitel „Wie werde ich Nichtraucher?" soll als Beispiel einer nötigen Gesundheitsreform stehen, in der der Patient aktiv heilsame Prozesse einleitet: als Partner des Arztes in den Behandlungsverlauf eingebunden: in eine Beziehung, die sein Selbstvertrauen, seine Selbstheilungskräfte und seine Autonomie stärkt.

Wien, im Juni 1998                                                                                                  Walter König

# Inhaltsverzeichnis

Mitarbeiterverzeichnis ............................................. XIX

*Walter König*
Sichtweisen, die heilen helfen ..................................... 1

*Walter König*
Psychosoziale Onkologie in der Praxis .............................. 9

*Elke Fritz, Heinz Ludwig*
Was ist Krebs? ..................................................... 25

*Christine Scholten, Christoph Zielinski*
Was geschieht im Krankenhaus? ...................................... 37

*Reinhold Schwarz*
Psychotherapie und Krebs ........................................... 79

*Jutta Hellan*
Ergänzende Therapiemaßnahmen ....................................... 97

*Walter König*
Alternativmedizin versus Schulmedizin – eine Qualitätsfrage ........ 101

*Agnes Glaser-Hekman*
Umgang mit Schmerztherapie ......................................... 123

*Eva Pichler*
Das krebskranke Kind ............................................... 131

*Burkart Mangold*
Zusammenarbeit von Helfern und Familien mit einem krebskranken Kind .. 147

*Agnes Glaser-Hekman*
Die Situation des Pflegepersonals .................................. 157

*Anonym*
„Als ob meine Seele weggeflogen wäre" .............................. 165

*Ulrich Kropiunigg*
Psychoneuroimmunologie und Psychoonkologie ......................... 171

*Harry Merl*
Psychotherapeutische Nachbehandlung als Modell .................... 181

*Michael E. Harrer*
Über die Fähigkeit, psychosoziale Hilfe anzunehmen ................ 197

*Andreas Heller, Ralph Grossmann, Irma Schwartz*
Bedingungen würdiger Onkologie ................................. 205

*Stella Reiter-Theil*
Aktuelle ethische Fragen in der Krebsmedizin ..................... 211

*Roland Paukner*
Hausärztliche Betreuung Krebskranker ............................ 219

*Walter Mezgolich*
Krebsvorsorge, Krebserkennung und Behandlung, Krebsnachsorge in einer
Allgemeinpraxis .................................................. 225

*Andreas Nagler*
Mit dem Rauchen aufhören – über den eigenen Schatten springen ..... 231

*Agnes Glaser-Hekman*
Palliativpflege ................................................... 241

Anhang
1. Onkologie-Coaching ............................................ 245
2. Ziele und Aufgaben der ÖSPO ................................... 250
3. Das Wiener Krebshilfe Beratungszentrum ........................ 253

Sachverzeichnis .................................................. 257

# Mitarbeiterverzeichnis

*Fritz Elke, Wien*
Mitarbeiterin des Wilhelminen-Krebsforschungsinstituts, Vorstandsmitglied des österr. Forums gegen Krebs; Psychodramaausbildung an den Moreno-Instituten Überlingen und Stuttgart, Mitglied des DAGG und ÖAGG, Leitung von Selbsterfahrungsseminaren für onkol. Pflegepersonal; Forschungsschwerpunkt: Biometrie; zahlreiche med.-wiss. Publikationen. Adresse: Wilhelminenspital, I. Med. Abteilung, Montleartstraße 37, A-1160 Wien.

*Glaser-Hekman Agnes, Wien*
Diplomkrankenschwester, Leiterin der ersten Hospiz-Station Österreichs, zur Zeit ehrenamtliche Mitarbeiterin in einem Hospizteam und freiberufliche Referentin (Schmerztherapie, Sterbebegleitung, Trauerbegleitung, Hospiz-Idee). Adresse: Otto-Probst-Straße 39/23/2, A-1100 Wien.

*Grossmann Ralph, Univ.-Prof. Dr. jur., Wien*
Sozialwissenschaftler, Leiter der Abteilung Gesundheit und Organisationsentwicklung am IFF-Institut für Interdisziplinäre Forschung und Fortbildung der Universitäten Wien, Innsbruck, Klagenfurt; Lehrtrainer und Lehrberater der Österr. Gesellschaft für Gruppendynamik und Organisationsberatung; Organisationsberater und Supervisor. Adresse: Reisnerstraße 30, A-1030 Wien.

*Harrer Michael, Dr., Innsbruck*
Facharzt für Psychiatrie und Neurologie und Psychotherapeut in freier Praxis in Innsbruck; Lehrbeauftragter an der Universität Innsbruck; Mitbegründer des „Netzwerks" in Innsbruck. Arbeits- und Interessensschwerpunkte: Psychotherapie, insbesondere imaginative Verfahren, Psychoonkologie, Krankheitsbewältigungsforschung, transpersonale Psychologie. Adresse: Jahnstraße 18, A-6020 Innsbruck.

*Hellan Jutta, Dr., Wien*
Praktische Ärztin, seit 1973 in der Onkologie tätig; 20 Jahre Mitarbeit am Ludwig-Boltzmann-Institut für klinische Onkologie im KH Lainz; seit 1995 Konsiliar-Onkologin im KH der Barmherzigen Schwestern, seit 1996 Leitung der Ambulanz für Komplementärmedizin an der Spez. Gynäkologie, AKH Wien. Adresse: Neubaugasse 29/6, A-1070 Wien.

*Heller Andreas, Univ.-Prof. Dr., M. A., Neulengbach*
Theologe und Sozialwissenschaftler, Hochschullehrer am IFF-Institut für Interdisziplinäre Forschung und Fortbildung der Universitäten Wien, Innsbruck, Klagenfurt (Gesundheit und Organisationsentwicklung), Gastprofessuren an den Kath.-Theol. Fakultäten Wien und Graz; Organisationsberater. Adresse: Eschenbachgasse 26, A-3040 Neulengbach.

*König Walter, Dr., Wien*
Psychotherapeut (Gesprächs-, Integrative Gestalt-, system. Familientherapie, Lehrsupervisor), Facharzt für Psychiatrie und Neurologie, Vorsitzender der ÖSPO (Österreichische Gesellschaft für Somatische und Psychosoziale Onkologie und Hämatologie). Adresse: Praterstraße 17, A-1020 Wien.

*Kropiunigg Ulrich, Univ.-Doz. Dr., Wien*
Ass.-Prof. am Institut für Medizinische Psychologie der Universität Wien, Gesprächs- und Gruppenpsychotherapeut, individualpsychologischer Analytiker. Forschungsschwerpunkte: Psychotherapie, Psychobiologie, Psychoneuroimmunologie. Adresse: Franziskanerplatz 1, A-1010 Wien.

*Ludwig Heinz, Dr., Wien*
Facharzt für Innere Medizin, Vorstand der I. Med. Abteilung für Onkologie, Wilhelminenspital, Wien. Präsident des Österr. Forums gegen Krebs, Leiter des Wilhelminen-Krebsforschungs-Institutes. Forschungsschwerpunkte: Krebstherapien, Knochenmarktransplantation, regionale Chemotherapie, Erythropoietin, Interferon; internationaler Experte für multiples Myelom; ca. 400 wissenschaftliche Veröffentlichungen. Adresse: Wilhelminenspital, I. Med. Abteilung, Montleartstraße 37, A-1160 Wien.

*Mangold Burkart, Ass.-Prof. Univ.-Doz. Dr., Innsbruck*
Facharzt für Pädiatrie und Kinder- und Jugendneuropsychiatrie, Familientherapeut; Leiter der Klinischen Abteilung für Kinder- und Jugendneuropsychiatrie und Pädiatrische Psychosomatik der Universitätsklinik für Kinder- und Jugendheilkunde Innsbruck; Aufbau und Leitung eines in der Universitätsklinik für Kinder- und Jugendheilkunde integrierten Konsiliar- und Liaisondienstes; Lehrbeauftragter in mehreren Psychotherapie-Ausbildungs-Curricula. Adresse: Universitätsklinik für Kinder- und Jugendheilkunde Innsbruck, Anichstraße 35, A-6020 Innsbruck.

*Merl Harry, Univ.-Doz., Linz*
Praktischer Arzt und Facharzt für Psychiatrie und Neurologie; Lehrbeauftragter an der Universität Salzburg, Univ.-Doz. für Psychotherapie der Universität Graz, Leiter des Instituts für Psychotherapie der Landesnervenklinik Wagner-Jauregg in Linz; Gruppentherapeut und Psychoanalytiker (Lehranalytiker), Familien- und Systemtherapeut, Supervisor. Forschungsschwerpunkte: Systemerkennung und -veränderung, Humanökologie, Erhaltung und Wiederherstellung von Gesundheit (→ „Gesundheitsbild"), Arbeit mit dem „Reflecting Team". Adresse: Oberösterr. Landesnervenklinik Wagner-Jauregg, Wagner-Jauregg-Weg 15, A-4020 Linz.

*Mezgolich Walter, Dr., Wien*
Allgemeinmediziner mit kassenärztlicher Praxis, ärztlicher Psychotherapeut (Gestalttherapie), ursprünglich Chirurg. Lektor für Allgemeinmedizin an der Universität Wien mit Schwerpunkt psychosoziale Aspekte in der Allgemeinmedizin. Adresse: Josef-Baumann-Gasse 38, A-1220 Wien.

*Nagler Andreas, Dr., Mistelbach*
Facharzt für Lungenerkrankungen und Psychotherapeut in freier Praxis in Mistelbach, Niederösterreich; Arbeitsschwerpunkte: medizinische Diagnostik und Therapie sowie Psychotherapie mit Menschen mit Lungenerkrankungen, insbesondere mit Kindern mit Asthma bronchiale (gemeinsam mit ihren Eltern) und Raucherentwöhnungsgruppen. Adresse: Hafnerstraße 3, A-2130 Mistelbach.

*Paukner Roland, Dr., Wien*
Arzt für Allgemeinmedizin, Mitglied des Landessanitätsrats der Stadt Wien. Adresse: Ottakringerstraße 103, A-1160 Wien.

*Pichler Eva, a.o. Univ.-Prof. Dr., Salzburg*
Praktische Ärztin, Psychotherapeutin; 12 Jahre Kinderonkologie (Univ.-Kinderklinik Wien), 2 Jahre Psychiatrie (Salzburg); Beantragung und Durchführung des BMWF-Projekts „Psychische Bedürfnisse Krebskranker und ihrer Angehörigen als Basis für ihre Betreuung". Konsequenz: Einrichtung einer „Psychotherapeutischen Beratungsstelle für Schwerkranke, chronisch Kranke und ihre Angehörigen" in Salzburg. Adresse: Pfeifergasse 3, A-5020 Salzburg.

*Reiter-Theil Stella, Dr. Dipl.-Psych., Freiburg*
Studium der Psychologie und Philosophie; klinisch-psychologische Tätigkeit und Forschungsprojekte im Bereich der Familien- und Psychotherapie; Lehrtätigkeit an der Universität Göttingen und Universitätsklinik Wien; Aufbau der Akademie für Ethik in der Medizin (Universität Göttingen), zahlreiche Modellprojekte der Ethik in der Medizin, seit 1995 Forschungsreferentin am Zentrum für Ethik und Recht in der Medizin (Universitätsklinikum Freiburg). Adresse: Zentrum für Ethik und Recht in der Medizin, Universitätsklinikum, Elsässer Straße 2m, Haus 1a, D-79110 Freiburg.

*Scholten Christine, Dr., Wien*
1989 Promotion zum Doktor der gesamten Heilkunde, Ausbildung an der II. Med. Universitätsklinik in Wien, derzeit Ass.-Ärztin an der Inneren Medizin I; Forschungsschwerpunkt: Hämatologische Molekularbiologie. Adresse: Universitätsklinik für Innere Medizin I, AKH-Universitätskliniken, Währinger Gürtel 18–20, A-1090 Wien.

*Schwartz Irma, Dr. phil., Wien*
Kinische Psychologin, Gesundheitspsychologin, Psychotherapeutin, Mitbegründerin der Hospizinitiativen in Österreich, Weiterbildung von Personen in gesundheitsbezogenen Berufen, Konsulentin am IFF Wien. Adresse: Gaullachergasse 9/17, A-1160 Wien.

*Schwarz Reinhold, Univ.-Prof. Dr. med., Heidelberg*
Facharzt für Psychotherapeutische Medizin, Leiter der selbständigen Abteilung Sozialmedizin am Institut für Arbeitsmedizin und Sozialmedizin der Universität Leipzig, ärztlicher Leiter des Heidelberger Seminars für Psychosoziale Onkologie (Chirurg. Universitätsklinik Heidelberg). Forschungsschwerpunkte: Psychosoziale Einflüsse auf die Entstehung und den Verlauf schwerer körperlicher Erkrankungen, Lebensqualitätsforschung, Evaluation rehabilitativer Maßnahmen in der Onkologie. Adresse: Universität Leipzig, Riemannstraße 32, D-04107 Leipzig.

*Zielinski Christoph, Univ.-Prof. Dr., Wien*
Facharzt für Innere Medizin, a.o. Prof. für Innere Medizin und Klinische Immunologie unter besonderer Berücksichtigung der internistisch-experimentellen Onkologie. Forschungsschwerpunkte: Mammacarcinom, Weichteilsarkome, Hypernephrom, Hochdosis-Chemotherapie, Urothelcarcinome, Hodentumoren, Tumorimmunologie. Adresse: Universitätsklinik für Innere Medizin I, AKH-Universitätskliniken, Währinger Gürtel 18–20, A-1090 Wien.

# Sichtweisen, die heilen helfen
## Psychosoziale Überlegungen zur Krebserkrankung

*Walter König*

### Krebs als Metapher

In den letzten zwanzig Jahren sind durch die Entwicklung neuer chirurgischer, chemotherapeutischer und strahlentherapeutischer Therapiemethoden aus zahlreichen tödlichen Tumorkrankheiten behandelbare und heilbare Erkrankungen geworden, sodaß heute 50% aller Krebspatienten geheilt werden können.

Trotz allen Wissens über Risikofaktoren und auslösende Substanzen hat der Krebs sein letztes Geheimnis nicht verraten. Noch immer haftet ihm ein Nimbus von Grauen, Schuld und Strafe an. Noch immer begleitet Krebs eine uralte kollektive Metaphorik von jahrelangem ohnmächtigem Leiden, von unbeeinflußbarem, zum Tode führendem, qualvollem Siechtum. In einer Art kollektiver Regression werden Mechanismen des Animismus („Beseeltheit") und des magischen Denkens geweckt mit allen Zuschreibungen des Unheimlichen, Hinterlistigen und Bösen. Er trägt die Zeichen des Aussatzes, des Ausgestoßenseins, der Isolation, der Hilflosigkeit und Hoffnungslosigkeit.

Die Namensgebung ist bis heute nicht eindeutig geklärt. Der Begriff Krebs findet sich schon bei Hippokrates, der im 4. Jahrhundert v. Chr. von „karkinoma" sprach, aus dem bei den Römern „cancer" und schließlich „Karzinom" wurde. Das griechische „karkinoma" umfaßte auch eine andere Krankheitsgruppe wie z. B. (Bein-)Geschwüre. Darauf läßt sich möglicherweise das alte deutsche Wort „Schanker", was soviel wie Geschwür bedeutet, zurückführen.

Von Krebsgeschwür zu sprechen ist rein sprachlich falsch, denn Geschwür ist nicht gleich Geschwulst. Ein Geschwür, auch Ulkus genannt, stellt einen Defekt, einen Gewebs- und Substanzverlust dar, Geschwulst hingegen eine Gewebsvermehrung, eine Gewebswucherung. Metaphorisch könnte die Bezeichnung Geschwür mit dem Ansteckungsmythos (siehe S. 18, 29) zusammenhängen. Im 17. Jahrhundert wurde der Irrglaube, daß Krebs ansteckend sei, zur medizinischen Lehrmeinung. Dadurch, daß Geschwüre auch zu tödlichem Substanzverlust führen können, ergibt sich auch eine Parallele zur sogenanten „Tumorkachexie", wo der Mensch zu „Haut und Knochen" verfällt.

## Die Kälte der Krustentiere

Die unregelmäßige Form eines Tumors mit seinen Ausläufern sowie die rundherum gelegenen Blutgefäße, die wie die gebogenen Beine eines Flußkrebses aussehen, haben wohl ebenso zur Bezeichnung Krebs geführt wie die Tatsache des Fremden, „Kaltblütigen" und Seelenlosen, das Krustentieren zugeschrieben wird. Dieses „Kalte" und wenig Menschenähnliche in Augen- und Körperform, demgegenüber wir uns so fremd machen, daß selbst eingefleischte Vegetarier Meeresfrüchte verzehren und bezogen auf die lebende Lagerhaltung sogar das Tierschutzgesetz ausgeschaltet bleibt, umschreibt atmosphärisch die Welt und die subjektive Erlebniswirklichkeit, die der Krebskranke ins Krankenhaus mitbringt. In eine Welt, die ihrerseits mehr technisch als menschlich erlebt wird. Die Kühle der Krankenhauswelt charakterisiert sich auf Patientenseite durch wenig Eigenverantwortung und Selbstbestimmung, Sprachlosigkeit und Berührungsangst, auf der Betreuerseite durch hierarchische Kommunikationsstrukturen, Belastungen durch abverlangte Höchstleistungen und Fehlen von persönlichkeitsfördernder Fortbildung und Organisationsentwicklung. Die zumeist infantilisierenden Umgangsformen werden von der, durch die Krankheit gegebenen Angst des Patienten noch verstärkt. Angstabwehrmechanismen, das heißt Rückgriffe auf frühe Formen, sich vor Angstüberschwemmung zu schützen, die dann zumeist als eine Ich-Regression auftreten, haben einen borderlineähnlichen frühkindlichen Charakter: Spaltung, Idealisierung und Entwertung spiegeln sich in der Dynamik wider, mit der Patienten dann möglicherweise auf die sogenannte „Schulmedizin" zugunsten der „Alternativmedizin" reagieren (siehe S. 101).

## Die Gegenwelt der Helfer

Demgegenüber steht die Erlebniswelt der Ärzte und der professionellen Betreuer, die sich elementar von den Bildern der Patienten unterscheidet. Ja, der Arzt meint sogar – mit seiner naturwissenschaftlichen Sichtweise von der Krankheit Krebs –, die „Objektivität" der medizinischen Wissenschaft vertreten zu müssen. In diesem Spannungsfeld verschiedenster Wirklichkeitsbilder findet der Kontakt der beiden Welten statt. Wie dieser gelingt, wieviel Verständnis beide Beteiligten füreinander aufbringen, ist bestimmend für das Gelingen der Beziehung. Medizin ist also immer Beziehungsmedizin (siehe S. 107).

## Lebensqualität – die Antithese zur Krebsmetapher

Dieser Begriff hielt 1975 Einzug in die Medizin mit ca. 50 Fachpublikationen, 1992 waren es 1.000, 1995 2.169 medizinische Titel in der „Medline". Diese überaus positive Entwicklung in der Medizin spiegelt insofern eine wesentliche Veränderung in der Medizin wider, als damit die Patientensubjektivität gewürdigt wird. Das Messen von Lebensqualität erfolgt über die subjektive Selbsteinschätzung des Patienten und bringt eine Entwicklung zur Gleichberechtigung mit sich. Nicht nur die Laborwerte und sonstigen Daten zählen, die der Arzt mißt und beobachtet, sondern auch Wahrnehmungen des Patienten in seiner Gesamtheit mit Körper, Seele und sozialem Umfeld.

Das soll nicht heißen, daß das Wohlbefinden des Patienten früher kein Behandlungsziel war. Das Neue ist vielmehr ein Bewußtseinswandel im Behandlungsalltag. Die Qualität und der Erfolg medizinischer Leistung wird nicht nur an biologischen Kriterien gemessen, sondern auch am subjektiven Erleben und der subjektiven Wirklichkeit des Behandelten. Das stellt eine große Chance für Kommunikation, eine Verbesserung der Beziehungsgestaltung zwischen Arzt und Patient und einen Schritt zur Integration der verschiedenen individuellen Erlebniswirklichkeiten von Patienten, Ärzten und Forschern dar.

Die Aufsplitterung der Medizin in immer mehr Teilbereiche und Subdisziplinen machen Integration, Vernetzung der verschiedenen Zugänge und Erlebniswelten und Qualitätskontrolle zur dringlichen Notwendigkeit. Es ist nicht einzusehen, warum gerade in der Krebs-Medizin, wo unsere Lebensqualität und unser Wohlbefinden so unmittelbar betroffen sind, nicht eine ähnlich strenge Qualitätssicherung gelten soll, wie sie heute in vielen technischen und wirtschaftlichen Sparten selbstverständlich ist. Der Kostendruck wird in den nächsten Jahren zunehmen, die Novelle zum Krankenanstalten- und das Krankenversicherungsgesetz erwähnt explizit Qualitätssicherungsmaßnahmen. Auch die Aus-, Weiter- und Fortbildung von Ärzten und Pflegepersonen bemüht sich um Absicherung von Standards, die sich an den therapeutischen

Ergebnissen messen, zu denen nicht nur Krankheitszustand und die Lebensdauer, sondern vor allem Lebensqualität gehören.

Qualität medizinischer Leistungen ist immer abhängig von den Zielen, auf die medizinische Handlungen gerichtet sind. Neben den technischen Zielen (letzter Stand der Naturwissenschaft und Technik) rücken vor allem die interpersonalen, zwischenmenschlichen Kommunikationsziele in den Vordergrund. Wie kann Übereinstimmung etwa im ärztlichen Gespräch der medizinischen Erlebniswelt mit den sozial definierten Wertvorstellungen, subjektiven Erlebniswirklichkeiten und Erwartungen der Patienten erreicht werden? Wie kann mit den vorhandenen Unterschieden für beide Teile befriedigend umgegangen werden? Wie läßt sich eine befriedigende Kommunikation erreichen (siehe S. 108)?

In einer Fragebogenaktion der ÖSPO (Österreichische Gesellschaft für somatische und Psychosoziale Onkologie und Hämatologie), die Erwartungen von Patienten an das medizinische System betreffend, wurde an erster Stelle immer wieder dieser Kommunikationsaspekt betont: Patienten wollen Mitbestimmung und Mediziner, die eine vertrauensvolle Beziehung herstellen können (siehe Anhang).

Medizinische Leistungen sollten in Hinkunft nach den dafür benötigten *Strukturen*, nach der Qualität therapeutischer *Prozesse* und nach dem aus diesen Bemühungen resultierenen Ergebnis beurteilt werden. Unter *Prozessen* versteht man die Gesamtheit der Tätigkeiten, die zwischen der Ärzteschaft, ihrem Personal und den Patienten ablaufen. Dazu gehören auch Zugang und Nutzung (Inanspruchnahme) der medizinischen Leistungsangebote durch die Patienten, was wiederum eine ausreichende Information umfaßt (Broschüren, Gespräche, Motivation). *Struktur* umfaßt die Charakteristik der behandelnden Ärzte (Persönlichkeitseigenschaften wie adäquate Kommunikationsfähigkeit, Qualifikation, Ausrüstung, Ressourcen einschließlich ihres Personals) sowie die organisatorischen und finanziellen Umstände, unter denen sie arbeiten. Derzeit wird den Zusammenhängen zwischen *Struktur* und Qualität der Behandlung nur wenig Beachtung geschenkt. Das steht im krassen Widerspruch zur Tatsache, daß in der Praxis „Struktur" als der wichtigste Einflußbereich für die Qualitätssicherung medizinischer Versorgung in der Krebstherapie gilt.

## Historische Entwicklung der Psychoonkologie

Die Psychoonkologie ist eine relativ „junge" Wissenschaft, die sich – obwohl bereits fünfzig Jahre alt – noch immer im Stadium der Existenzsicherung befindet.

Laut Definition hat Psychoonkologie mit der emotionalen Krankheitsverarbeitung des Patienten, der Familienangehörigen und der Betreuer in allen Phasen der Erkrankung zu tun und mit dem Einfluß psychischer und sozialer Faktoren auf Morbidität (Krankheitshäufigkeit) und Mortalität (Sterblichkeit).

Nur historisch hat sie sich mit der Ätiologie (den Entstehungsursachen von Krebs) – und das nur am Rande – beschäftigt. Ältere simplifizierende „Wenn-dann"-Kausalitäten gehören heute zugunsten von Konzepten einer multifaktoriellen und hochkomplexen Entstehungsgeschichte der Vergangenheit an.

Noch immer geistern jedoch Mythen und naive Ursache-Wirkungs-Modelle herum, die auf Publikationen aus den fünfziger und sechziger Jahren beruhen. Mit der üblichen Verzögerung gelangten diese Modelle nach Europa und finden sich noch immer in Laien- und Therapeutenvorstellungen über mögliche Krebsursachen.

Die in der Aufbauphase nach den 2. Weltkrieg ausgerufene Devise „Der Krebs – die letzte ‚Geißel der Menschheit' – wird bald besiegt sein" hat sich damals von kühner Vision bald in Illusion gewandelt. Gleichermaßen tauchten ebenso kühne linear-psychosomatische Krankheitsmodelle auf: „Krebs als Krankheit der Seele" und „Wie der Geist den Körper heilen kann" waren Buchtitel in den USA ebenso wie das Krankheitskonzept vom „Krebs als psychosomatische Krankheit".

## Der Irrweg der „Krebspersönlichkeit"

Vor vierzig Jahren wurden bösartige Tumoren ebenso wie Tuberkulose, chronische Gelenkleiden oder Diabetes als psychosomatische Krankheiten gewertet, welche aufgrund jeweils spezifischer Persönlichkeitseigenschaften, die für die Krankheit typisch seien, auftreten würden. Daß beispielsweise Brustkrebs mehr mit oralen Konflikten, Cervixkarzinome mehr mit genitalen Konflikten zusammenhängen. Daß gewisse Persönlichkeitsfaktoren zu Krebs disponieren. Daß Krebs eine Art „passiver Selbstmord" sei. Oder ein Ergebnis unverarbeiteter Schuldgefühle, Depressionen oder persönlicher Verlusterlebnisse.

## Psychotherapie kann Krebs nicht heilen

Psychotherapie hilft der Seele. Den Krebs kann sie nicht besiegen. Vom kurativen Anspruch der Psychotherapie muß Abschied genommen werden. So wie man dereinst von einer „diabetischen" oder „arthritischen"

Persönlichkeit sprach, beeinflußte die Hypothese der „Krebs-Persönlichkeit" das psychologische Denken bis in die späten achtziger Jahre. Das Konzept der „Krebspersönlichkeit" gilt in der Psychoonkologie als endgültig überwunden (siehe S. 83).

Das hat Auswirkungen auf den Betreuungsansatz sowie den Betreungsbedarf. Als psychosozial begleitende Betreuungsperson ist man nicht nur den aktuellen Forschungsergebnissen der Psychoonkologie verpflichtet, sondern hat auch für eine möglichst zieldienliche unterstützende und angstreduzierende Begleitung zu sorgen. Jegliche Psychologisierung oder Zuschreibung aus der Neurosenlehre würde von der Prämisse ausgehen, Krebs ist eine seelische Krankheit, und damit den Patienten diskriminieren und stigmatisieren und sich selbst als Betreuer in eine überlegene Machtposition versetzen. Zum Schutz des Patienten muß betont werden, daß Krebspatienten nicht per se eine Psychotherapie brauchen. Psychosoziale Belastungen sollten jedoch mit geeigneten Mitteln erfaßt und den am meisten Belasteten gezielt Unterstützung angeboten werden.

Durch psychologische und psychotherapeutische Methoden lassen sich unumstritten bestimmte Beschwerden und krankheitsbegleitende Belastungen mindern. Behauptungen, daß man durch Psychotherapie länger lebt, daß Patienten, die z. B. nach der Simonton-Methode visualisieren, eine günstigere Prognose haben, können trotz zwanzigjähriger Forschung nicht schlüssig bestätigt werden, auch wenn geschäftstüchtige Buchtitel wie: „Den Lebenswillen – oder das Immunsystem stärken – den Krebs besiegen!" dies suggerieren. Alle Ansätze, die die Kraft des Willens oder des positiven Denkens beinhalten und unterstellen, Krebs könne durch alleinige Willenskraft überwunden werden, sind unsinnige Sichtweisen und führen zu Depression und Schuldgefühlen, wenn die Krankheit fortschreitet. Dennoch sollten solche Ansätze nicht zur Gänze entwertet werden. Was entscheidet, ist die realistische Zielsetzung und die realistische Heilserwartung, die meist mit den Heilsversprechungen verkaufsorientierter Angebote nicht übereinstimmen.

## Entwicklungen in der Krebstherapie

In kaum einer Sparte der Medizin haben in den letzten Jahren derartig rasante Entwicklungen stattgefunden wie in der Onkologie. Das betrifft nicht nur die Leukämien und malignen Lymphome, sondern auch viele solide Tumore, bei denen die kurativen Möglichkeiten der nicht operativen Therapien erweitert wurden.

Dennoch können auch heute nur ca. 50 % aller Krebspatienten vollständig geheilt werden. Auch in absehbarer Zeit wird sich daran nichts ändern. Die Gentherapie (im Labor werden kranke Gene durch gesunde ersetzt und dem Patienten wieder zurückgegeben) bleibt ein Hoffnungsschimmer, hat aber das experimentelle Stadium noch nicht verlassen. Was das familiäre Krebsrisiko anbelangt, so schätzen Wissenschaftler, daß die Vererbung bei 5 % aller Krebserkrankungen eine Rolle spielt.

Der Lungenkrebs ist die traurige Nummer 1 unter den Tumorerkrankungen. Ca. 20 % der Raucher entwickeln ein Bronchialkarzinom. Die in den USA geplante Vorbeugung, nikotinhaltige Produkte wie ein Arzneimittel zu behandeln, wäre wohl die einfachste Prävention. Neben Aufklärung der Jugend und drastischer Einschränkung der Tabakwerbung sollte nicht unerwähnt bleiben, daß der Tabakanbau innerhalb der EU noch immer stark subventioniert wird. Die Subventionskosten sind deutlich höher als alle Gelder, die in die Krebsforschung fließen.

Jede 9. Frau erkrankt in ihrem Leben an Brustkrebs, und immer häufiger sind junge Frauen betroffen (frühes Einsetzen der erste Regelblutung, weniger und spätere Geburten, verkürzte Stillzeit). Jeder 3. erkrankt in seinem Leben an Krebs, jeder 4. stirbt daran. Krebs verursacht in den Industrieländern etwa ein Fünftel aller Todesfälle und ist nach den Herz-Kreislauf-Erkrankungen die zweithäufigste Todesursache. Daran läßt sich die Häufigkeit und Notwendigkeit der Information darüber ablesen. Jede Familie ist also „vom Krebs betroffen" und, egal wie die Prognose ist, geht es für alle Beteiligten einschließlich der Professionellen darum: Wie gehe ich mit der Angst so um, daß die Kommunikation und das Vertrauen sich verbessern und nicht Lähmung bzw. Sprachlosigkeit eintritt? Wie tragen alle Beteiligten dazu bei, daß die Medizin wegen des Mangels an Gesprächen nicht als sprachlos und mit Defizit an emotionalem Austausch erlebt wird?

# Psychosoziale Onkologie in der Praxis
## Ziele der psychosozialen Onkologie

*Walter König*

### Die Diagnose verarbeiten

Die Diagnose eines bösartigen Tumors löst stärkere Angst aus als die Entdeckung eines anderen möglicherweise tödlichen Leidens. Die „Geißel Krebs" gilt nach wie vor fälschlich als unheilbar. Krebs ist von allen Krankheiten anscheinend mit den meisten Mythen verbunden: Die Betroffenen betrachten ihn generell als unheilbar, sehen sich als Stigmatisierte, körperlich Entstellte, Invalide, Verstümmelte. Sie fühlen sich in die Isolation, Ächtung, Ausgrenzung und in den finanziellen Ruin gedrängt. Am häufigsten ist die Reaktion auf die Diagnose eine akute Belastungsreaktion, die als „Sturz aus der normalen Wirklichkeit" erlebt wird. Die Verarbeitung hängt von verschiedenen Variablen ab, wie von der Tumorart, davon, welches Organ befallen ist (Kopf-Hals-Tumoren werden z. B. schwerer bewältigt), vom Krankheitsstadium, den Therapiemöglichkeiten, dem Ausmaß der Beschwerden. Vom Alter, Geschlecht (Männer haben z. B. ein etwas höheres Suizidrisiko), von üblichen Reaktionsweisen, mit Krisensituationen umzugehen, von der Lebensphase (z. B. Arbeits- und Leistungsbeeinträchtigung), dem Wertesystem, der materiellen Sicherheit und dem sozialen Netz.

### Mit der Angst umgehen lernen

Geschulte Gesprächsführung kann helfen, Gegenkräfte zur Angst zu entwickeln wie den Mut, die persönlich gefärbte Vorstellung über die medizinische Hilfe auch zu äußern. Angst braucht nicht als zu beseitigendes Symptom gesehen werden, sie muß nicht – entsprechend der Kriegshaltung der Gesellschaft gegen die Krebserkrankung – bekämpft werden.

Angst, die durch Krebs ausgelöst ist, führt in eine Reifungskrise und fordert zu neuen, kreativen Bewältigungsformen heraus. Das Leben kann eine zuvor nicht geahnte neue Wendung erhalten und sehr viel intensiver werden, gerade dadurch, daß es von Angst bedroht ist. Angst mobilisiert Kraft, z. B. in Form von Initiative, für sich selbst zu sorgen, sich selbst wichtig zu nehmen, sich selbst mehr zu akzeptieren und auf Selbstregulation und Selbstheilung zu achten. Als Gegentendenz zur Isolation lassen sich Verbundenheit und Vertrauen entwickeln, Kraft, zur eigenen subjektiven Wahrheit zu stehen, Selbstbestimmung der High-Tech-Apparatemedizin gegenüber, Hoffnung, Demut, Glaube und Liebe.

## Akute Belastungsreaktion

Die Verarbeitung der akuten Belastungsreaktion ist ein Phasenprozeß: entsprechend einem Phasengeschehen, dem *Schock*, der *Verleugnung* (die Angst und Bedrohung wird abgewehrt, man schenkt der Diagnose keinen Glauben) folgt die Phase der „*Turbulenz der Gefühle*": Weinen, Anklagen, Überaktivität oder Lethargie verbunden mit Angst, Niedergeschlagenheit, Reizbarkeit, Appetitlosigkeit, Konzentrations- und Schlafstörungen finden sich ebenso wie Wut, Aggression und Schuldgefühle. Nach einigen Tagen oder Wochen lassen die heftigen Gefühle nach, vor allem, wenn der Patient Unterstützung aus seiner Umgebung bekommen kann. In der folgenden Phase der *Neuorientierung* wird die Faktizität der Erkrankung akzeptiert, die Lebensenergie richtet sich wieder auf die Lebensgestaltung.

## Anpassungsstörung

Anpassungsstörungen haben wesentlich längere Dauer. Angst und Depressivität sind stärker ausgeprägt und beeinträchtigen Beziehungen und Arbeitsfähigkeit. Diese depressiven Reaktionen stellen aber bei den meisten Tumorpatienten keine psychische Krankheit im engeren Sinne dar. Sie sind meist eine normale, oft unvermeidliche Phase der Krisenreaktion und des Bewältigungsprozesses und daher als gesunde Antwort auf die mit der Krebskrankheit verbundene Veränderung zu verstehen.

## Jede Depression sollte behandelt werden

Eine manifeste Depression liegt dann vor, wenn alle Hoffnung und Freude geschwunden sind, wenn der Patient so antriebsgestört ist, daß er sich kaum zu Tätigkeiten aufraffen kann, daß Denken und Konzentration stark beeinträchtigt sind, Gewichtsverlust und Schlafstörungen auftreten sowie das Gefühl, sich schuldig und wertlos zu fühlen. Die Zukunft erscheint schwarz, angsterregend und unbewältigbar, Suzidgedanken und -pläne drängen sich auf, und die Umgebung nimmt eine schwere Veränderung dieser Personen wahr. Die Personen selbst, die an einer Depression leiden, sind genau in der Lage, diese von einer akuten Belastungsreaktion bzw. vom Auf und Ab alltäglicher Stimmungsschwankungen zu unterscheiden.

Hier ist subjektiv wahrgenommene Bedürftigkeit des Krebskranken klar von Behandlungsbedarf zu unterscheiden. Bedarf beschreibt die von Experten definierte Notwendigkeit psychosozialer Intervention. Jener kleine Prozentsatz von Tumorpatienten, die eine ausgeprägte Depression entwickeln, bedarf psychotherapeutischer und zumeist medikamentöser Behandlung. Ansonsten macht Krebs per se nicht psychotherapiebedürftig.

Schwierig ist die Diagnose „Depression" bei körperlich Schwerkranken, da Energieverlust, Abmagerung und Schlafstörung auch als Folge fortgeschrittener Metastasierung auftreten. Differentialdiagnostisch sind daher die Symptome depressive Einengung, Apathie, Freud- und Hoffnungslosigkeit, sowie Insuffizienz und Schuldgefühle für das Erkennen einer Depression, die auf jeden Fall psychotherapeutisch und medikamentös behandelt werden sollte, von Bedeutung. Bei Schwerstkranken ist eine Depression keinesfall die Norm, sondern ein gegebenenfalls medikamentös und psychotherapeutisch zu behandelndes und prinzipiell heilbares psychisches Leiden.

Die Behandlung der Depression mit Antidepressiva ist nur eine Ebene des Ansatzes im physischen Bereich. Untersuchungen von Suziden bei Tumorkranken ergaben, daß vor allem die Schmerztherapie mangelhaft war und die nötige Sorgfalt bei der Entlassung aus dem Gesundheitssystem verabsäumt wurde: Die Patienten fühlten sich „austherapiert", aus der therapeutischen Kontinuität ausgestoßen und aufgegeben. Die über die Jahre als hoffnungsstärkende Verbindung erlebten Behandlungen wurden jäh mit dem Hinweis abgebrochen: „Nun können wir nichts mehr für Sie tun …"

## Jede Depression ist heilbar

Die bei Schwerkranken beobachtete Umwertung bisheriger Werte ist für gesunde Angehörige und Professionelle kaum nachvollziehbar: Auch Allerschwerstkranke wünschen sich keinen „beschleunigten" oder „vorgezogenen" Tod, sofern sie sich von ihrer Umgebung zuverlässig betreut und begleitet fühlen und sie nicht körperlich unter Schmerzen leiden. Es bedarf spezifischer diagnostischer Kunst, die Depression eines Tumorkranken zu erkennen, und es ist wichtig, die antidepressive Behandlung so sorgfältig wie nur möglich durchzuführen. Besonders im Schwerstkrankenstadium ist die palliative (symptomlindernde) Begleitung mit ausgewählter Kunstfertigkeit durchzuführen. Depressive Krebskranke, ihren Ängsten, Todeswünschen und ihrer Verzweiflung ausgeliefert, geraten nur allzu leicht unter den Druck, ihre Umgebung von ihrer unerträglichen Gegenwart – wie der Depressive es empfindet – zu befreien. Wertlosigkeits- bis Selbsthaßgefühle machen für diesen Druck besonders leicht empfänglich, sodaß diese Patienten durch Suizid andere von Kosten, Pflege und Mühsal zu befreien geneigt sind.

Die Tatsache prinzipieller Heilbarkeit einer Depression lassen die in diesem Zusammenhang anklingenden Tendenzen zu aktiver bzw. passiver Sterbehilfe in einem anderen Licht erscheinen: Vor dem Hintergrund einer Gesellschaft, in der Alte und chronisch Kranke zunehmen, könnte diese Debatte zu einer gravierenden Dehumanisierung unseres Sozialgefüges führen.

## Häufigkeit, Risikofaktoren

Ungefähr bei einem Drittel der Krebspatienten kommt es zu einer Anpassungsstörung, bei rund 6% zu einer manifesten Depression.

„Organisch" bedingte Depressionen können auch durch Tumoren ausgelöst werden (z. B. die der Bauchspeicheldrüse), die bereits vor ihrer Entdeckung das Gehirn direkt hormonell beziehungsweise durch Stoffwechselveränderungen beeinflussen. Auch zahlreiche Medikamente zählen zu den Risikofaktoren einer Depression. So können Amphetamine, Betablocker, Reserpin, Nebennierenrindenhormone und auch solche, die in der Behandlung von Tumoren eingesetzt werden, wie Zytostatika (z. B. Vincaalkaloide), Zytokine, Analgetika, Antiemetika, Depressionen auslösen. Die Unterscheidung, was ist jetzt depressiogene Medikamenten-Nebenwirkung und was psychische Reaktion auf die chronische Erkrankung, ist schwierig. Vor allem Nebennierenhormonpräparate, Interferone und manche Medikamente zur Hemmung der Zellteilung können, so die Hinweise kontollierter Studien, Depressionen auslösen. Diese „organischen" Depressionen, die durch die Tumorwirkung selbst beziehungsweise durch Medikamentennebenwirkungen entstehen, lassen sich mit den viel leichteren depressiven Verstimmungen vergleichen, die bei dafür anfälligen Personen beispielsweise nach einer Grippeinfektion auftreten können.

## Der ungenügend behandelte Schmerz

*Autogenes Schmerztraining*

Ein ganz wichtiger Risikofaktor für das Hineingleiten in eine Depression ist der nicht behandelte Schmerz (siehe S. 123).

Zur Standardintervention bei Karzinomschmerzen sollten psychotherapeutische Hilfestellungen zum Erlernen der Selbsthypnose gehören, um den Schmerz zu kontrollieren. Dieses Selbsthypnosetraining ist eine Kombination aus Entspannung und bestimmten Imaginationen. Dabei wird gelernt, sich möglichst plastisch auf Vorstellungen des Schwebens, der Wärme oder eines wohlig-prickelndes Taubheitsgefühl zu konzentrieren, um so dem Schmerz den Stachel zu nehmen, unter den Motto: Es mögen zwar Schmerzen da sein, aber ich kann ihnen weniger Aufmerksamkeit schenken. Da Schmerzerfahrung immer auch eine psychische Komponente hat, läßt sich über Schmerztraining üben, besser mit ihm umzugehen und damit die Lebensqualität zu steigern.

Die seelische Mitbestimmtheit von Tumorschmerz zeigt sich auch darin, daß schon nach *einem* Gespräch (über ein Familiengeheimnis, Zulassen von Trauer über verpaßte Lebenschancen) seine Intensität drastisch und anhaltend abnimmt. Gesundheitsfördernde Beratung und Einsatz bestimmter pflegewissenschaftlicher Theorien (siehe S. 129) ergänzen sinnvoll die Schmerztherapie.

*Medikamentöse Schmerztherapie*

Das Analgetika-Spektrum hat sich zwar nicht wesentlich verändert – im Gegensatz zu den Anwendungsmöglichkeiten und der Einstellung zur Schmerzbekämpfung bei Tumorpatienten. Das Stichwort heißt „Supportive Care". Es beinhaltet das Ziel, in der nichtkurativen Chemo- oder Strahlentherapie die Beschwerden zu lindern und die Nebenwirkungen der Tumortherapie so zu reduzieren, daß ein Optimum an Lebensqualität erhalten bleibt.

Mit NSAR (Antirheumatikum), Opioiden und Opiaten in Kombination mit Neuroleptika oder Antidepressiva können heute selbst Patienten mit Plexusinfiltration und Knochenmetastasen schmerzarm bis schmerzfrei gehalten werden. Schmerzpflaster, Opiatpumpen, Periduralkatheter, ein über 24 Stunden wirksames Morphinpräparat und nicht zuletzt die längst überfällige Erneuerung des Suchtmittelgesetzes haben diese Möglichkeiten eröffnet. Sofern der Schmerz nicht durch Behebung seiner Ursache bekämpft werden kann, gelten drei Grundsätze:

1. *Der Patient entscheidet* darüber, ob und wann er Schmerzmittel braucht. Im Zusammenhang damit ist meist psychosoziale Beratung angebracht, da gemessen am weltweiten Verbrauch von Morphium Deutschland und Österreich erst dabei sind, die Schlußlichtposition zu verlassen. Gründe dafür könnten im „Indianer-" und Nazizeit-Dogma zu finden sein: „Schmerz muß man aushalten" etc., daß eine Schmerztherapie zu zaghaft und zu spät eingesetzt wird.
2. *Schmerzprophylaxe*: Die Schmerzbekämpfung setzt bereits ein, bevor der Schmerz auftritt, um derart die Schwelle der Schmerzwahrnehmung anzuheben.
3. *3-Stufen-Plan der WHO* mit unterschiedlichen Medikamentengruppen und zahlreichen Ausweichmöglichkeiten bei Unverträglichkeit (siehe S. 127).

Auch hier ist ein Mythos an der bisherigen Zurückhaltung beteiligt. Gegensteuernd hilft Aufklärung darüber, daß Morphium nicht gleichbedeutend mit nahem Ende, Abhängigkeit und Junkie-Elend ist. Auch die Gefahr einer Suchtentwicklung ist nicht gegeben, da bei gleichmäßig hohem Spiegel der Wirksubstanz der euphorisierende und damit suchtauslösende Mechanismus entfällt. Sachkundige Opiatbehandlung ermöglicht klares Denken, Autofahren und Arbeiten und hat sogar möglicherweise auf den Verlauf der zugrundeliegenden Krankheit einen positiven Einfluß.

## Schmerz und Depression

Anhaltender, das heißt chronischer Schmerz löst mit großer Wahrscheinlichkeit Depressionen aus. Depressive Tumorpatienten geben mehr Schmerz an. Dieser „Teufelskreis" gilt für alle mit Schmerz verbundenen chronischen Krankheiten: Schmerz macht schmerzempfindlich: Wenn im Laufe eines Leidens Schmerz eingetreten ist, so sinkt die Wahrnehmungsschwelle von später auftretendem Schmerz. Schmerz macht für Ablenkungen unzugänglich, zermürbt und engt das Bewußtsein ein, führt zu Schlafstörungen, die wiederum die Stimmung labilisieren. Schmerz wird vom Patienten – sehr häufig zu Unrecht – dahingehend interpretiert, daß die Krankheit fortschreitet. Er läßt ihn die Ohnmacht seiner Umgebung und seine eigene Hilflosigkeit spüren. Schmerzwahrnehmung und depressive Hoffnungslosigkeit senken wiederum die Wahrnehmungsschwelle, sodaß sich der Kranke in einem depressiven Zirkel am Schluß wie in einem Käfig eingesperrt fühlt, dem er nicht entrinnen kann.

## Krebs und Selbstmordgefahr

Häufig wird der Selbstmord oder Tötungswunsch von Krebspatienten von der Gesellschaft geradezu als „rational einsichtig" oder als „Bilanzselbstmord" in einer objektiv hoffnungslosen Situation verstanden. Zahlreiche Studien sind der Frage nachgegangen, ob Tumorleiden häufiger als andere schwere Krankheiten als so unerträglich wahrgenommen werden, daß sie eher zum Selbstmord führen. Eine Übersicht über die Daten zeigt, daß sich das Suizidrisiko bei Krebspatienten zwar erhöht, aber nur in geringem Maß im Vergleich zum Risiko bei anderen schweren Krankheiten (des Nervensystems, insbesondere des Gehirns, des Bewegungsapparates). Entsprechend der Suizidhäufigkeit in industrialisierten Ländern findet sich auch bei Tumorleidenden ein konstanter Männerüberschuß (zwei- bis dreifach erhöhte Suizidneigung bei Männern).

Ein neuerlicher Mythos zeigt sich im unter Medizinern tradierten Glauben, Patienten könnten sich nach „voller Aufklärung" umbringen. Vor dem Hintergrund, daß die Suizidhäufigkeit bei Ärzten und noch deutlicher bei Ärztinnen eine bis zu dreifache ist, läßt sich dieser Mythos als projektive Abwehr eigener Suizidalität verstehen.

Zusammenfassend kann gesagt werden, daß der Entschluß zum Selbstmord – oder Tötung auf Verlangen – ein vielfach und komplex determiniertes Geschehen ist. Der entscheidende Faktor dabei ist die prizipiell gut behandelbare und heilbare Depression. Die systemischen Zusammenhänge im Bedingungsgeflecht einer Depression können schwer vorausgesagt werden. Wie bei einem Mobile kann die Veränderung nur einer einzigen Bedingung der Gesamtsituation den entscheidenden Impuls geben. Es kann genügen, daß ein Schwerkranker eine Bezugs- oder Vertrauensperson findet, damit der Lebenswille wieder zurückkehrt und die Depression sich aufhellt.

## Kann eine depressive Grundstimmung Krebs auslösen?

Werden an schweren chronischen Krankheiten Leidende in Hinblick auf psychiatrische Symptome untersucht, so ergeben sich eine geringe Abweichung von der Gesamtbevölkerung, doch überhaupt keine Unterschiede bezüglich Angst und Depressivität zwischen den einzelnen Krankheitsgruppen. Hingegen sind jüngere, palliativ behandelte Patienten und solche, deren Diagnose erst vor kurzer Zeit gestellt wurde, durchschnittlich depressiver. Sie unterscheiden sich in den Persönlichkeitseigenschaften Depressivität, Passivität, wenig Durchsetzungsfähigkeit und weniger Fähigkeit, Gefühle auszudrücken, grundsätzlich von älteren und in aktiver kurativer Behandlung Stehenden. Diese Befunde waren Anlaß zu historischen Fehlschlüssen psychosomatisch ausgerichteter Forscher: Sie schrieben die mit der Erkrankung häufig verbundene depressiv-ängstliche Verstimmung der Persönlichkeit vor der Erkrankung zu. Die daraus resultierende vermeintliche Entdeckung der „Krebspersönlichkeit" und die besondere Stellung der bösartigen Tumoren gaben dem alten Gerücht, daß Melancholie Krebs auslösen könne, neue Nahrung. Deshalb kann nicht oft genug betont werden, daß Depressivität kein Risikofaktor für Krebsentstehung ist, ebenso wie auch im Verlauf der Tumorkrankheit keinerlei Daten belegen, daß Optimismus – „Denken Sie doch positiv!" – den Verlauf begünstigt beziehungsweise Depression ihn verschlechtert (vgl. S. 33).

## Psychische Faktoren und Krankheitsverlauf

Seit jeher gibt es eine Aufspaltung der Medizin in radikale Reparaturmedizin und sanfte Heilmedizin.

Die Extrempole unterschiedlichster Krankheitskonzepte sind der „Materialismus ohne Seele" und der „Spiritualismus ohne Körper". Menschen sind mehr als das Produkt ihrer körperlichen Prozesse, und zur Auffassung „Wenn sich ein Problem im Geist fixiert, dann ist auch der Körper davon betroffen" müssen wohl noch andere Faktoren hinzukommen. Die Position der heutigen Medizin ist in der Nähe des Materialismus anzusiedeln.

Ein Überblick über die Literatur zeigt, daß die Forschung hierzu keineswegs eindeutig gesicherte Ergebnisse bietet.

Lediglich was den Verlauf einer Krebserkrankung betrifft, scheint festzustehen, daß positive Bewältigung von Resignation, Depression und Hoffnungslosigkeit sowie von Streßbelastungen aus widrigen Lebensumständen gesichert die Lebensqualität der Patienten und ihrer Umgebung positiv beeinflussen und vielleicht auch erneute Metastasenbildung hinauszögern können.

Daraus jedoch zu folgern und sich damit zu quälen: „Wenn ich den Verlauf meiner Krebserkrankung nicht unter Kontrolle bringe, dann bin ich selber schuld daran", hieße, solche Forschungsergebnisse zu simplifizierend auszulegen. Jedenfalls sind Konzepte, die behaupten, über die Kraft des Geistes den Krebs heilen zu können, nicht nur naiv-vereinfachend, sondern zum Teil gefährlich. Ebenso wie der Glaube, mit Psychotherapie den Verlauf der Krebserkrankung beeinflussen zu können, noch vielfach existiert, jedoch keineswegs gesichert ist. Psychotherapeutische oder psychosoziale Hilfestellungen können die Bewältigungsstrategien und damit die Lebensqualität der Patienten verbessern, indem sie Angst, Schmerzempfinden und Stimmungsschwankungen reduzieren. Sie können helfen, mit der Angst vor Sterben und Tod besser umzugehen, die Tatsache der Erkrankung zu akzeptieren sowie sich damit auseinanderzusetzen und klar zu entscheiden, wie man sein Leben verbringen möchte.

### Prävention und Vorsorge

Mit der Angst vor der Depression umgehen lernen, sich informieren, Sprache finden und handeln ist für zwei Punkte wesentlich: nämlich, daß Krebs heilbar sein kann, wenn er frühzeitig erkannt wird, also wenn auf „Signale" frühzeitig reagiert wird. Wenn alle Beteiligten um die Krankheit wissen und sich miteinander angemessen austauschen können, dann ist Krebs kein unabwendbares Schicksal (siehe S. 31). Das betrifft Entscheidungen zur gesunden Lebensführung (Ernährung, Rauchen, Sonnenexposition, Schadstoffvermeidung etc.) ebenso wie der mündige Umgang mit dem Gesundheitssystem. Entscheidungen, die Früherkennung betreffend, werden meist ebenso hinausgeschoben, wie die in der Nachsorge nötigen Therapien oder Untersuchungen. Krebsmedizin wird vielfach auch als Unheilkunde bezeichnet: die Kunst, mit dem Unheilsein umzugehen. Die Beziehung zwischen Arzt und Patient ist dabei ein ganz entscheidender Teil dieser Kunst, und die kommunikative Kompetenz jedes einzelnen spielt eine wichtige Rolle. Diese muß nicht angeboren sein, sondern kann geübt und entwickelt werden (siehe S. 107).

### Dem Burn-out-Syndrom vorbeugen

Durch psychosoziale Maßnahmen kann die Unterstützung mit Hilfe der Familie verbessert werden. Ansprechpartner für seine Ängste, Schuld-, Unsicherheits- und Chaosgefühle zu finden, ist nicht nur Ziel von Erkrankten und deren Familien.

Rund ein Drittel der Ärzte und Pflegepersonen ist vom Burn-out-Syndrom betroffen. Sie fühlen sich unter vielfältigem Druck: Sich durch Gesetze und Bestimmungen eingeengt fühlen, Angst, in Prozesse verwickelt zu werden, unqualifizierter Medienkritik ausgesetzt sein, werden ebenso beklagt wie mangelnde Freizeit, mangelndes Prestige des Pflegeberufes und die Unsicherheit, was psychosomatische und psychosoziale Medizin anlangt. Hilfreich wären Supervision und Fortbildung in kommunikativen Fähigkeiten, die im Weiterbildungsplan meist völlig fehlen (siehe Anhang). Dazu kommen noch persönliche Eigenschaften wie das „Helfer-Syndrom" oder die „Apostolische Funktion des Arztes", die damit zusammenhängen, daß Helfer leicht in eine Rolle hineingeraten, in der sie sich im Sinne einer Art Allmachtsvorstellung besonders für ihre Patienten verantwortlich fühlen. Auch hier können durch geeignete Fortbildung Lernschritte erfolgen (siehe S. 93, 116).

**Ist Krebs ansteckend?**

Einige wenige Krebsformen hängen mit bestimmten Virusinfektionen zusammen. Der zweithäufigste Krebs bei Frauen, das Cervix- oder Gebärmutterhalskarzinom, steht in gewissem Zusammenhang mit den sogenannten Pappilomviren, die an den äußeren Geschlechtsorganen gutartige Warzen hervorrufen können. Obwohl diese Viren zum Teil durch Geschlechtsverkehr übertragen werden können, ist Krebs nicht ansteckend. Nie entsteht Krebs durch eine Virusübertragung alleine. Es müssen noch andere, bisher wenig aufgeklärte Faktoren hinzukommen, damit aus einer normalen Zelle eine Krebszelle wird (siehe S. 29).

Es gibt viele Mythen über die Entstehung von Krebserkrankungen. Der Ansteckungsmythos ist einer davon: Krebs kann also nicht durch Kontakt mit Krebspatienten übertragen werden. Ängste vor Ansteckung sind völlig unbegründet und hängen eher mit magischen Sündenbockmechanismen zusammen.

Angst vor den Patienten und Insuffizienzgefühle gehören zum Klinikalltag, ebenso wie der Druck an Schuldgefühlen, der durch die Forderung entsteht, daß der Seele mehr Aufmerksamkeit gewidmet werden sollte. Professionelle wie Laien haben ohnehin ständig das Gefühl, immer noch zuwenig zu tun. Hier ist Psychohygiene im Umgang mit sich selbst angebracht unter dem Motto: die Seele ist erst dann „dran", wenn notwendige ärztliche und pflegerische Tätigkeiten abgeschlossen sind. Dennoch gilt es zu beachten, daß entsprechend dem Betreuungsbedarf behandlungsintegrierte psychoonkologische Unterstützung zur Verbesserung der Lebensqualität bereits vor der Operation und bereits zu Beginn der Behandlung angeboten werden sollte. Das heißt, daß zum Beispiel mittels Fragebogen die subjektive Belastung erfaßt wird und betreuungsbedürftige Patienten identifiziert werden sollten. Bei gewissen Tumoren bzw. Tumorstadien, vor allem bei Fortschreiten der Krankheit, ist die Dringlichkeit psychosozialer Unterstützung auf jeden Fall gegeben.

## Mit Schuldgefühlen umgehen lernen

Der Ansturm verschiedenster Gefühle, der Druck, den man sich selber macht, und die spezifische Dynamik der Krankheit Krebs (siehe S. 86) können bei Nicht-Bewältigung zum Burn-out der Helfer führen: Erschöpfung, innere Leere, Zweifeln an der eigenen Identidät, Zynismus, Rückzug vom Patienten, Arbeitsunlust, chronische Müdigkeit und Depression sowie die Hinwendung zu Suchtmitteln werden als Burn-out-Syndrom zusammengefaßt.

Auch der Krebspatient muß mit vielfältigem inneren Druck zurechtkommen. Etwa mit Schuldgefühlen und Fragen wie: „Was habe ich falsch gemacht?", „Warum trifft es gerade mich?"

Schuldgefühle können zu Passivität und Resignation führen. Was Abhilfe schafft, ist das „Darüber-Sprechen" und das Wissen, daß Schuldgefühle ebenso wie Aggressionen gegen Gott und die Welt Bestandteil jeder Krise sind und daß es die sogenannte „Krebspersönlichkeit" nicht gibt (siehe S. 83).

## Krebs – ein Familienthema

Eine Schlüsselrolle in der Auseinandersetzung mit der Krankheit spielen die privaten Bezugspersonen. Sie überlegen sich oft, was sie nach der Entlassung ihrer Angehörigen anders machen können. Der Alltag verändert sich meist insofern, als dem Erkrankten mehr Zeit, Unterstützung und Beistand angeboten werden. Der Erkrankte seinerseits ist wiederum bemüht, sein Leben hinsichtlich seiner familiären Beziehungen, seiner Beziehung zu seinem Arzt und zu seinen Gefühlen erfolgreicher zu gestalten. Oft wird auch das soziale Netzwerk einer Revision unterzogen: Sie ziehen sich von Menschen zurück, die sie für ihre Gesundheit als eher abträglich erleben, die sie chronisch enttäuscht hatten, und schließen sich mehr mit Menschen zusammen, die ihnen guttun. Meist vertiefen sich die Familienbeziehungen. Der Umgang mit der Krankheit wird dadurch auch tatsächlich positiv beeinflußt, und immer wieder werden Angehörige oder Partner genannt, die mitgeholfen haben, nicht aufzugeben, sondern um Hoffnung und Zuversicht im Kampf mit der Krankheit zu ringen. Auch Angehörige plagen sich mit Vorwürfen, daß eventuell Streit oder Beziehungsschwierigkeiten die Krankheit mitverursacht haben könnten. Diese Schuldgefühle gehören ins Reich der Mythen bzw. sind Bestandteil der Krisenbewältigung.

Eines steht jedoch fest: Sie als Angehöriger haben keinesfalls die Erkrankung mitverantwortet, ebenso wie der Patient an seinem Tumor nicht schuld ist!

Wichtig ist es generell, Sprache zu finden, sich anvertrauen, sich aussprechen. Manchmal sollten sich auch Angehörige die Angebote von Beratung durch Fachleute nicht vorenthalten. Überhaupt wird deutlich, wie wichtig es ist, Teil eines sozialen Netzes, einer Gruppe zu sein. Manchmal ist diese Erkenntnis ausschlaggebend, daß Betroffene gruppentherapeutische Angebote annehmen beziehungsweise auf soziale Integration mehr Wert legen. Damit wird deutlich, daß soziale Gruppen eine Pufferwirkung gegen sozialen Streßaufbau haben können. Wer mit Streß besser umgehen kann, scheint auch gleichzeitig Techniken zu erwerben, die ihm helfen, körperliche Ressourcen im Kampf gegen den Krebs aufzubauen.

### Wieder zu Hause

Für viele Patienten beginnt außerhalb des Krankenhauses ein neues Leben. Sie empfinden sich mehr und mehr als Experten für ihr Leben, sie sehen die Dinge unter neuen Perspektiven, können Nebensächliches bagatellisieren, sorgen sich weniger um unwichtige soziale Verpflichtungen und zerbrechen sich über unbedeutende Zweifel nicht mehr den Kopf. Das Leben in einem für einen selbst richtigen Verhältnis sehen kann ungeheure Kraft geben. Man entdeckt, daß man die Tragödie Krebs als Erfahrung und Kraftquelle nutzen kann. Sei es, um anderen zu helfen, die in einer ähnlichen Situation sind, oder daß man eben für sich selbst neue Prioritäten setzt, indem man die Kraft der eigenen Familie oder der Freundschaften anders wertschätzt. Sei es, daß man sich einer Selbsthilfegruppe anschließt oder anders die Tragfähigkeit seines sozialen Netzes verstärkt. Krebspatienten leben oft bewußter, machen weniger Kompromisse, gehen weniger leichtsinnig über gewisse Dinge hinweg. Sie sehen ganz Neues nun für wichtig an im Leben, etwa daß sie die Sonne und Blumen mehr genießen oder im Garten arbeiten können. Sie freuen sich an Kleinigkeiten und erleben die Kostbarkeit ihres Lebens auf neue Art. Manche Frauen beginnen sich mit ihrer Erkrankung künstlerisch auseinanderzusetzen, beginnen zu malen etc. Männer, weniger geübt, ihr Innenleben zu zeigen, fassen den Mut, mit anderen über ihre Krankheit zu sprechen, oder legen auf gesunde Ernährung (Früchte, Gemüse) und sportliche Betätigung mehr Wert.

### Kontrolle über die Behandlung erlangen

Probleme in der Arzt-Patienten-Beziehung lösen kann wichtige Ressourcen zur Genesung freilegen. Zur Beziehung gehören bekanntlich zwei.

Der Patient, sein Partner oder der Arzt. Jeder kann an seiner eigenen Beziehungsfähigkeit arbeiten. Es geht auch darum, Eigenverantwortung zu übernehmen und die Beziehung aktiv zu gestalten. So wie eine Patientin, die mit dem Notizzettel ausgerüstet ihren Arzt aufsucht, um ihm folgendes zu sagen: „Sehen Sie, Herr Doktor, ich respektiere und schätze Ihre Meinung. Sie sind es, der entscheidet, wann ich eine neuerliche Chemotherapie brauche. Und nach jeder abgelaufenen Woche entscheide *ich*, ob ich weitermachen will oder nicht. Dadurch habe ich ein bißchen Kontrolle darüber, wie krank und matt ich mich in den nächsten Tagen fühlen werde. Außerdem weine ich ab und zu. Es tut mir gut, wenn ich das kann. Ich höre auch wieder auf mit dem Weinen, wenn ich mich ausgeweint habe. Deshalb schicken Sie mich bitte nicht wieder aus Ihrer Praxis wie das letzte Mal!"

Oft hilft auch schon die Vorstellung einer solchen aktiven Beziehungsgestaltung, und man kommt die nächste Zeit besser mit seinem Arzt zurecht.

### Von der Krebsmetapher zum Gesundheitsbild

In unserer Fragebogenaktion betonen die Patienten vor allem, wie sehr sie sich aktiv am Genesungsprozeß beteiligen wollen: „selbst etwas für die Gesundheit und zur Unterstützung der Selbstheilungskräfte tun können."

Dieselbe Kraft, die anfangs auf das schaurige Ungeheuer Flußkrebs projiziert wird, der hungrig und grausam den eigenen Körper zerfressen will, wartet mit ebensolcher Vehemenz darauf, „erlöst" zu werden. Lösung im kreativen Sinn gelingt, indem die lähmende Angstposition verlassen wird und sich Sichtweisen und Haltungen der Krankheit gegenüber verändern.

Hilfreich ist auch das Bewußtsein darüber, daß Arzt und Patient ganz unterschiedliche Denkweisen haben.

Für den Patienten bedeutet Zustimmung zu einer Therapie nicht unbedingt „Kranheitseinsicht", sondern eine der Not gehorchende Rational-Entscheidung. Auf der emotionalen Ebene bedeuten Diagnose und Therapie eher Schmerz, Abhängigkeit, Elend, Extremsituation und Krise.

Kontrolle über Chemotherapie und Bestrahlung zu haben, wie die erwähnte Patientin, heißt, sich Eigenverantwortung zurückerobern. Sich seiner Autonomie wieder zu vergewissern. Die Zeit abzukürzen, wo andere meinen, sie müßten einem „Tips" über Lebensführung und Gesunderhaltung geben. Welcher Krebskranke kennt sie nicht, die vielen Rat-„Schläge" aus der Umgebung: „Das wird dich heilen!", „Das wird dir helfen!", „Das tut dir gut." Wer die entzogene Eigenverantwortung wiedergewinnt, setzt Kräfte frei. Diese Kräfte sind wichtig, um mit den oft hinter Helfer-Haltungen versteckten Ängsten, Entwertungen und Abwehrreaktionen der Umgebung besser umgehen zu können. Nach und nach wachsen das Vertrauen in die eigene Identität. Vertrauen in den eigenen Körper wiederfinden, das Körperbild reorganisieren heißt, den eigenen Körper wieder annehmen. Die Krebserkrankung hat die selbstverständliche und meist unbewußte Beziehung zum eigenen Körper gestört. Der zum Fremdkörper gewordene Leib wird wieder neu erfahren, indem er wieder intensiver als zu sich gehörig empfunden wird. Es gelingt die Neuorientierung in den Lebenszielen. Die Verarbeitung des Bewußtseins, Krebs gehabt zu haben, ist getan.

## Im Leben leben, nicht in der Krankheit

Die Sichtweise vom Anfangsbild zum Diagnosezeitpunkt wandelt sich häufig durch die persönliche Krankheitserfahrung. Einstellungsänderungen im Sinne hoffnungsgebender Neuimpulse finden ebenso statt wie sinngebende Einordnung des anfangs unfaßbaren Krankheitsgeschehens in die eigene Lebensgeschichte.

Manchen gelingt es, ihre Krankheit zu transformieren, manche fühlen sich auch bei Fortschreiten der Krankheit seelisch gesundend. Andere ringen um *ihre* Form des Lebens. Manchen gelingt es auch bei einem Rezidiv, ihren Selbstwert und ihre „aufgeschobene" Lebendigkeit auszukosten.

„Ich weiß, was es bedeutet", sagt eine Patientin anläßlich ihres neuerlichen Tumorknotens, „dennoch habe ich jetzt weniger Angst als damals vor und nach der Operation." „Ich weine, ich lache, ich lebe!" schreibt sie aus ihrem Urlaub.

Am Anfang dieses Kapitels stehen Angst und durch Krebs ausgelöste bedrohliche Bilder. Die folgenden Gedanken beschreiben, daß es weder „den Krebs", „die Behandlung" noch „den Krebspatienten" oder die „richtige Art, mit Krebs umzugehen" gibt. Ebenso wie es keine „richtige Art zu sterben" gibt. Ein „schweres Sterben" ist ebensowenig schuldhaft oder ein „Nicht-loslassen-Können vom Leben", wie eine schwere Geburt als „Nicht-auf-die-Welt-Wollen" dem Baby anzulasten ist.

Eine junge Frau fand nach erfolgreich überstandener schwieriger und belastender Therapie ihrer metatasierenden Krebserkrankung die erstaunlichen Worte: „So ungewöhlich das klingen mag, aber glauben Sie mir, meinen Krebs habe ich fast gebraucht. Ich habe begonnen, mich auf die

Suche nach mir selbst zu machen. Jetzt habe ich mich gefunden, jetzt weiß ich, daß ich auch noch andere Dinge schaffen werde! Und ich sage Ihnen, ich empfinde jeden Augenblick meines Lebens lebenswert!"

*„In der letzten Zeit vor meinem Tod
könnte ich manchmal fast glauben,
daß es die erste Zeit meines Lebens sei.
Aber das wäre ein Irrtum."*

Erich Fried, zwei Jahre vor seinem Tod, in: Mitunter sogar lachen, Wagenbach, Berlin 1986.

# Was ist Krebs?

*Elke Fritz, Heinz Ludwig*

Alle Organe und Gewebe des menschlichen Körpers sind aus einzelnen Zellen aufgebaut. Zellen stellen somit die kleinsten Funktionseinheiten des Körpers dar. Sie bilden biologische Strukturen und erfüllen ganz bestimmte Funktionen. In Abhängigkeit von ihren spezifischen Aufgaben besitzen sie bestimmte Eigenschaften, die je nach Zelltyp sehr unterschiedlich sein können. Insgesamt lassen sich beim Menschen etwa 100 verschiedene Zelltypen unterscheiden; der gesamte menschliche Körper besteht aus ca. 100 Billionen Einzelzellen.

Die Zellen unseres Körpers verfügen über eine genetisch festgelegte Lebensdauer, die je nach Zelltyp unterschiedlich lang ist. Beispielsweise leben Schleimhautzellen nur wenige Tage und müssen immer wieder neu gebildet werden. Die Neubildung von Zellen erfolgt durch Teilung, wobei aus einer Einzelzelle zwei Tochterzellen entstehen. Manche Zelltypen, wie z. B. Schleimhautzellen oder blutbildende Zellen, teilen sich sehr häufig, manche weniger häufig und andere, wie z. B. Nervengewebe, extrem selten.

Zellen sind mikroskopisch klein, doch zur Bewältigung ihrer Aufgaben hervorragend ausgerüstet. Wie kleine Fabriken erzeugen sie eine Vielfalt von Produkten, nehmen Nahrungsbestandteile auf und zerlegen diese, entsorgen Unbrauchbares, transportieren Materie oder Information, ermöglichen Bewegung und erledigen alle Arbeiten, die zur Aufrechterhaltung des Lebens nötig sind. Zusätzlich versorgt sich jede Zelle selbst mit der von ihr benötigten Energie. Das unvorstellbar komplexe Funktionieren des menschlichen Körpers ist nur möglich, wenn zwar alle Zellen zusammenarbeiten, jede Zellart aber ausschließlich ihre speziellen Aufgaben präzise erfüllt.

Mit Ausnahme der roten Blutkörperchen besitzt jede Körperzelle einen Kern, der die Steuerzentrale der Zelle darstellt. Interessanterweise enthält jeder Kern die gesamte Erbinformation, die in der befruchteten Eizelle festgelegt wurde. Wie „weiß" also z. B. eine Drüsenzelle, daß ihre Aufgabe die Produktion eines Sekretes ist und sie viele andere im Erbmaterial angelegte Möglichkeiten keineswegs verwirklichen darf? Die Antwort ist wichtig zum Verständnis der Krebszelle: Während ihrer Entstehung durch Zellteilung wird die Zelle bereits durch ihre Vorläuferzelle mit intakten Steuermechanismen ausgestattet. Diese blockieren nicht benötigte Gene und enthalten Regler zum An- und Ausschalten der zelleigenen speziellen Funktionen. Außerdem ist festgelegt, wie häufig und unter welchen Umständen sich die Zelle teilen kann.

Der Weg von der befruchteten Eizelle zu den hochspezialisierten funktionstüchtigen Körperzellen des Erwachsenen besteht unter anderem aus der Entwicklung von Steuermechanismen im Zellkern, welche die organspezifischen Eigenschaften der betreffenden Zelle sicherstellen. Es ist ein Reifungsprozeß, der „Differenzierung" genannt wird. Defekte im Steuerungssystem der Zelle beeinträchtigen nicht nur deren Funktionstüchtigkeit, sondern können auch zum unkontrollierten Zellwachstum führen. Bis zu einem gewissen Grad sind Zellen jedoch imstande, im Zellkern aufgetretene Defekte selbst zu reparieren.

## Wie entsteht Krebs?

Krebs entsteht, wenn die normalen Steuer- und Regulationsmechanismen der Zelle, die sich im wesentlichen im Zellkern befinden, defekt werden und dadurch das normale Wachstums- und Ausreifungsverhalten der Zelle außer Kontrolle gerät. Oft weisen Krebszellen Eigenschaften ihrer unreifen Vorstufen auf, was bis zu embryonalen Merkmalen führen kann. Es kommt zu einer Zellvermehrung, die als Tumor bezeichnet wird. „Den" Krebs gibt es nicht, sondern Tumore sind so unterschiedlich wie die Zellen, aus denen sie hervorgegangen sind. Ihre Eigenschaften hängen außerdem davon ab, welche Veränderungen der Zellsteuerung aufgetreten sind.

Man unterscheidet gutartige und bösartige Tumore. Gutartige Tumore bleiben vom übrigen Organgewebe gut abgegrenzt, wachsen meist innerhalb einer Kapsel und verbreiten sich weder in Nachbarorgane, noch bilden sie Tochtergeschwülste. Ihre Zellen sind meist reif, d. h., sie besitzen meist noch große Ähnlichkeit mit den Zellen des Organs, aus dem sie ausgehen. Gefährlich werden gutartige Tumore im allgemeinen nur dann, wenn sie durch ihre Größe und ihren Umfang Druck auf das umliegende Gewebe ausüben, wie z. B. beim Meningeom im Gehirn.

Die für Prognose und Behandlung wesentliche Unterscheidung zwischen gutartigem und bösartigem Tumor wird in sorgfältigen diagnostischen Untersuchungen, meist anhand entnommener Gewebsproben, durchgeführt. In der Regel werden diese Proben mikroskopisch begutachtet, in neuerer Zeit werden jedoch zusätzlich immunologische und molekularbiologische Verfahren zur näheren Charakterisierung der Zellart herangezogen.

Als „Krebs" werden bösartige Tumore bezeichnet. Solche Geschwülste wuchern unbehandelt in das umgebende Gewebe hinein und zerstören dieses. Krebszellen können in Blut- und Lymphbahnen einbrechen und in anderen Organen Tochtergeschwülste (Metastasen) bilden. Oft verlieren Krebszellen die Fähigkeit, ihre spezifische Zellfunktionen zu erfüllen, und führen nach Überwuchern der normalen Zellpopulation zum Zusammenbruch der Organfunktion. Obwohl Krebszellen sich nicht unbedingt rascher teilen als die normalen Zellen, aus denen sie hervorgegangen sind, ist die Regulation des Wachstumsabschlusses eingeschränkt oder aufgehoben, und der unbehandelte bösartige Tumor wächst unaufhaltsam weiter.

Alle Zelltypen, die teilungsfähig sind – und das sind beim Menschen, wie oben erwähnt, mehr als 100 verschiedene Zelltypen – können bösartig entarten und einen Tumor hervorbringen. Im allgemeinen findet die bösartige Entartung in einer einzelnen Zelle statt, von der alle Zellen des Tumors abstammen. Grundsätzlich kann das körpereigene Immunsystem Krebszellen erkennen und bekämpfen. Tumore, die klinisch nachweisbar sind, bestehen jedoch bereits aus Millionen bis Milliarden Krebszellen und schließen – von extrem seltenen Ausnahmen abgesehen – eine Spontanheilung aus.

## Was sind Karzinome, Sarkome, Leukämien?

Als Karzinome bezeichnet man bösartige Tumore von Epithelgeweben, also Zellverbände, die Hohlräume auskleiden, Oberflächen bedecken oder Drüsen bilden. Beispiele dafür sind Brustkrebs, Prostatakarzinom, Lungenkrebs, Dickdarmkrebs usw.

Die bösartigen Neubildungen des Bindegewebes und der Knochen werden als Sarkome bezeichnet. Dazu gehören Weichteilsarkome und Osteosarkome.

Unter Leukämien versteht man bösartige Entartungen des blutbildenden Gewebes, insbesondere jener Knochenmarkzellen, die für die Bildung von weißen und roten Blutkörperchen verantwortlich sind. Eine Sonderform der Leukämien sind Lymphome, die aus bösartig veränderten Zellen des Immunsystems bestehen.

## Ursachen der Krebsentstehung

Im Prinzip gibt es zwei Möglichkeiten der Krebsentstehung. Erstens kann Krebs spontan, d. h. ohne erkennbare äußere Ursache entstehen. Fehler in der Information zur Zellsteuerung treten vorwiegend während der Zellteilung auf, wenn das genetische Material kopiert und auf beide Tochterzellen richtig verteilt werden muß. Da das Kopieren der Erbsubstanz immer mit einem gewissen Fehlerrisiko verbunden ist, entstehen bei der gigantischen Zahl von Zellteilungen im Laufe eines ganzen Lebens mit Sicherheit eine Reihe defekter Zellen, von denen die eine oder andere wesentlich in ihrem Wachstumsverhalten gestört sein kann. Es ist anzunehmen, daß oftmals die Zelle selbst den Schaden repariert oder daß das Immunsystem die entartete Zelle prompt eliminiert. Vor allem im höheren Alter kann jedoch die Funktionsfähigkeit beider Schutzmechanismen beeinträchtigt sein und zur Entwicklung eines Tumors führen.

Die zweite, weitaus häufigere Ursache für die Entstehung von Krebs liegt in der Einwirkung von sogenannten karzinogenen bzw. mutagenen Faktoren. Zu diesen zählen zahlreiche Umweltbelastungen, in der Regel chemische Substanzen, aber auch energiereiche Strahlen. Darüber hinaus werden auch beim Menschen einige Krebsformen durch Viren hervorgerufen.

## Ist Krebs erblich?

Manche Krebsarten kommen in Familien gehäuft vor, ohne daß man deshalb von einer direkten Erblichkeit sprechen könnte. In diesen Fällen spricht man vielmehr von einer erhöhten Krebsdisposition, deren Ursachen noch ungeklärt sind. Unter bestimmten Umständen (z. B. bei langdauernder Einwirkung von Schadstoffen) entwickeln diese Personen mit höherer Wahrscheinlichkeit als andere Menschen eine bestimmte Krebserkrankung.

Ein kleiner Teil der Krebserkrankungen ist direkt erblich bedingt. Bei Personen mit diesen sogenannten erblichen Krebserkrankungen besteht zwar bereits zum Zeitpunkt der Geburt ein Gendefekt, der aber alleine noch nicht zum Ausbruch der Krebserkrankung ausreicht. Erst wenn im Laufe des Lebens weitere Gendefekte individuell erworben werden, kommt es zum klinischen Ausbruch der Krebserkrankung. Beispielsweise findet sich bei Patienten mit familiärem Brustkrebs bereits vor Ausbruch der Erkrankung ein Gendefekt, der unter dem Begriff „BRCA1" bzw. „BRCA2" bekannt geworden ist, in einer bestimmten Region der Erbsubstanz. Bei etwa 80% der Frauen mit dieser genetischen Disposition kommt es im Laufe des Lebens zur bösartigen Entartung und damit zum

Ausbruch der Erkrankung. Nur 5% aller Brustkrebserkrankungen werden heute diesen erblichen Krebserkrankungen zugerechnet.

## Ist Krebs ansteckend?

Krebs ist nicht ansteckend, da die ihm zugrundeliegende bösartige Entartung immer ein individuelles Ereignis darstellt. Selbst Krebsformen, bei denen ein Zusammenhang mit Virusinfektionen nachgewiesen ist, können nicht direkt von einer Person auf eine andere übertragen werden. Zur Übertragung dieser Viren müssen noch zusätzliche Einflüsse dazukommen, damit letztendlich eine Krebserkrankung entsteht. Besteht eine derartige Erkrankung, so finden sich dennoch im Krebsgewebe selbst keine Viruspartikel (siehe S. 18).

Papillomviren, die normalerweise gutartige Warzen an den äußeren Geschlechtsorganen verursachen, werden mit der Entstehung von Gebärmutterhalskrebs in Zusammenhang gebracht. Da diese Viren durch Geschlechtsverkehr übertragen werden, ist bei promiskuiden Frauen die Häufigkeit von Gebärmutterhalskrebs erhöht. Die Gruppe der HTLV1-Viren wird mit einer seltenen Leukämieform in Verbindung gebracht, und das Epstein-Barr-Virus ist an der Entstehung bestimmter Lymphome beteiligt. Auch bei diesen Viren sind zusätzliche Faktoren nötig, damit es tatsächlich zum Ausbruch der Krebserkrankung kommt.

## Krebserregende Umweltfaktoren

Krebserregende Schadstoffe, sogenannte „Karzinogene", sind chemische Substanzen, welche die bösartige Entartungen von Zellen fördern bzw. auslösen können. Energiereiche Strahlen und im Körper nicht abbaubare Staubpartikel (z. B. Asbest) wirken ebenfalls karzinogen. Meist ist eine langdauernde Exposition mit niedrigen Dosen schädlicher als die kurzfristige Belastung mit hohen Dosen. In der Regel dauert es viele Jahre, oft mehrere Jahrzehnte, bis es zur Manifestation der Krebserkrankung kommt. Das individuelle Risiko, nach Schadstoffexposition an Krebs zu erkranken, schwankt beträchtlich und hängt in erster Linie von genetischen Faktoren, zusätzlichen Risikofaktoren und der aktuellen Funktionsfähigkeit des Immunsystems ab. Individuelle Unterschiede bestehen auch in der Abbaurate verschiedener Karzinogene und somit in der Verweildauer des Schadstoffes im Organismus. Außerdem werden manche Schadstoffe im Körper zu noch weit stärkeren Karzinogenen umgewandelt, wobei diese Umwandlungsrate ebenfalls von Mensch zu Mensch variiert.

Ist eine Person über einen längeren Zeitraum zwei oder mehreren verschiedenen Karzinogenen ausgesetzt, so erhöht sich ihr Krebsrisiko sprunghaft. Dies trifft z. B. auf Minenarbeiter zu, die gleichzeitig starke Raucher sind oder auf starke Raucher, die gleichzeitig reichlich Alkohol konsumieren. In beiden Fällen ist das Krebsrisiko um ein Vielfaches höher als bei Menschen, die nur einer der beiden Belastungen ausgesetzt sind.

*Chemische Karzinogene*

Polyzyklische aromatische Kohlenwasserstoffe (z. B. Benzpyren, Benzol, Phenol, Naphthalin, Anilin) sind hochgradig kanzerogene Substanzen, die in Teerprodukten (z. B. Asphalt) enthalten sind und außerdem bei der Verbrennung von organischem Material entstehen. Luftverschmutzung durch Industrieanlagen, Hausbrand und ungefilterte Motorabgase, aber auch aktives und passives Rauchen sowie Rußrückstände auf geräucherten Lebensmitteln erhöhen daher das Krebsrisiko. Halogenierte Kohlenwasserstoffe und Schwermetalle (Kadmium, Blei, Quecksilber, Arsen) sind ebenfalls starke Karzinogene, die durch ungeklärte Industrieabwässer und Abgase in die Umwelt gelangen können. Daher ist Vorsicht geboten beim Verzehr von Fisch und Meeresfrüchten, die aus mit Industrieabwässern belasteten Gewässern stammen. Gemüse, das aus verkehrsreichen Gebieten kommt, sollte besonders sorgfältig gewaschen werden, um eventuelle Verunreinigungen mit Schwermetallen restlos zu entfernen.

Viele Pestizide und Herbizide entfalten ebenfalls kanzerogene Wirkung und dürfen daher weder eingeatmet werden noch mit Schleimhäuten in Kontakt kommen. Gespritzte Früchte sind vor dem Verzehr unbedingt gründlich zu waschen. Im Haushalt und Hobbybereich ist Vorsicht bei Imprägnierungsmitteln und organischen Lösungsmitteln geboten. Farbanstriche sollten heute nur mehr auf wasserlöslicher Basis erfolgen.

Überdüngung mit Stickstoff führt zur Bildung von krebserregenden Nitrosaminen in Wurzelgemüsen. Außerdem können durch Überdüngung Stickstoffverbindungen, die im menschlichen Körper eventuell zu Nitrosaminen umgewandelt werden, in das Trinkwasser gelangen.

*Radioaktive Strahlung*

Die energiereiche Strahlung radioaktiver Substanzen kann zur Schädigung des genetischen Materials und somit zu Defekten in den Steuermechanismen von Zellen führen. Als Folge kommt es zu gehäuftem Auftreten verschiedener Krebserkrankungen, insbesondere von Schilddrüsenkrebs und Leukämien. Gefährdet sind Personen, die beruflich mit radioaktiven Substanzen arbeiten, sowie Opfer von Atomkatastrophen.

Die Strahlendosen der üblichen Röntgenuntersuchungen sind sehr gering und können bei sorgfältiger medizischer Indikationsstellung als ungefährlich bzw. als das kleinere Risiko angesehen werden. Dennoch ist zu beachten, daß sich die Wirkung von Strahlenbelastungen über beträchtliche Zeiträume summiert.

Wasseradern unter Räumen oder Schlafstellen stehen in keinerlei Zusammenhang mit der Entstehung von Krebs. Es gilt heute als gesichert, daß von außen verursachte bösartige Entartungen von Zellen die direkte Einwirkung eines Karzinogens auf den Zellkern voraussetzen.

## Krebsvorsorge

Der Begriff „Krebsvorsorge" wird manchmal unpräzise auch dann verwendet, wenn Früherkennung gemeint ist (z. B. „Vorsorgeuntersuchung"). Krebsfrüherkennung ist zwar bei einigen wenigen Krebsformen (Brustkrebs, Gebärmutterhalskrebs, Melanom, Krebs im HNO-Bereich und eventuell auch Prostata- und Hodenkrebs) die wichtigste Voraussetzung für gute Heilungschancen, doch für den Großteil der insgesamt 100 verschiedenen Krebsformen gibt es noch keine Methoden zur Früherkennung. Im folgenden beschäftigen wir uns nur mit Krebsvorsorge im engeren Sinn, d. h. mit Maßnahmen, die – sei es auch nur in bescheidenem Ausmaß – zur Vorbeugung der Krebsentstehung beitragen können.

Schätzungen von Fachleuten über die Möglichkeit, durch Krebsvorsorge das Auftreten von Krebserkrankungen zu verhindern, schwanken beträchtlich. Danach sollten bei Beachtung aller Krebsvorsorgemaßnahmen mindestens 30%, maximal jedoch nur 70% aller Krebserkrankungen verhinderbar sein. Die wesentlichsten Krebsvorsorgemaßnahmen betreffen sowohl den persönlichen Lebensstil als auch Umweltfaktoren.

### *Rauchen*

Rauchen – vor allem das Rauchen von Zigaretten – ist die wichtigste bekannte Ursache für Lungenkrebs, aber auch für verschiedene andere Krebsarten, wie Kehlkopf-, Lippen-, Zungen- und Mundhöhlenkrebs. Rauchen erhöht auch das Risiko, an Speiseröhren-, Nieren- oder Harnblasenkrebs zu erkranken. Raucher, die gleichzeitig regelmäßig Alkohol konsumieren, unterliegen einem besonders hohen Risiko, an Krebs im HNO-Bereich zu erkranken. Neuere Studien zeigen, daß auch Passivraucher mit einer Erhöhung ihres Krebsrisikos, insbesondere des Risikos, an Lungenkrebs zu erkranken, rechnen müssen.

Im Tabakrauch, der ein komplexes Gemisch über 6.000 Substanzen darstellt, wurden mindestens 50 verschiedene Karzinogene nachgewiesen, darunter bekannte Gifte, wie Cyanid, Kreosol und Kohlenmonoxyd, sowie radioaktive Substanzen, wie $^{228}$Thorium, $^{226}$Radium und $^{210}$Polonium. Nikotin stellt den wichtigsten Anreiz dar, sich das Rauchen anzugewöhnen. Als Suchtmittel ist es der Hauptgrund dafür, daß das Rauchen so schwer wieder aufgegeben werden kann.

*Alkohol*

Übermäßiger Alkoholgenuß erhöht das Risiko, an Kehlkopf- oder Speiseröhrenkrebs zu erkranken. Die Kombination Alkoholkonsum und Tabakrauch ist ein besonders hoher Risikofaktor für Kehlkopfkrebs. Wenn massiver Alkoholkonsum zu einer Leberzirrhose führt, ist auch die Wahrscheinlichkeit des Auftretens eines Leberkarzinoms erhöht.

*Sonnenexposition*

Übermäßige Sonnenexposition, die – insbesondere während der Kindheit und Jugendzeit – zu Sonnenbränden führt, wird heute als größter Risikofaktor für die Entstehung des malignen Melanoms, einer besonders bösartigen Form von Hautkrebs, angesehen. Besonders gefährdet sind hellhäutige Menschen, also Personen mit hellem Hauttyp, blonden Haaren und blauen Augen. Allerdings können auch dunkelhäutige Menschen, wenn auch weitaus seltener, an einem Melanom erkranken. Die Veränderung des Lebensstils in den letzten 20 Jahren mit vermehrten Freizeitaktivitäten unter Sonneneinstrahlung und häufigerem Aufenthalt in südlichen Ländern hat zu einer starken Erhöhung der Melanomhäufigkeit geführt. Eine wesentliche Empfehlung zur Krebsvorsorge gegen Hautkrebs ist das Meiden extremer Sonnenexposition, die zur Reizung der Haut führt. Besonders Kinder, Jugendliche und Erwachsene mit gefährdetem Konstitutionstyp sollten Sonnenbrände vermeiden, nötigenfalls durch Verwendung von Sonnencreme oder -öl mit ausreichend hohem Sonnenschutzfaktor. Völliges Meiden von Sonnenstrahlen ist jedoch nicht zu empfehlen, da Sonneneinwirkung die Umwandlung von Vitamin D aus weniger aktiven Vorstufen in seine aktive Form bewirkt. Der mit ausreichendem Vitamin D verbundene hohe Kalziumspiegel wird als Schutzfaktor gegen die Entstehung von Dickdarmkrebs angesehen.

*Körperliche Betätigung und seelische Befindlichkeit*

Regelmäßige körperliche Betätigung ist eine wichtige Vorsorgemaßnahme, die nicht nur gegen Herz-Kreislauferkrankungen, sondern auch zur Vorbeugung vor Krebserkrankungen eingesetzt werden sollte. Durch die körperliche Aktivität kommt es zur Stärkung der körpereigenen Abwehrkraft und damit wahrscheinlich auch zu einer Stärkung der krebsspezifischen Abwehr. Tatsache ist, daß Personen die regelmäßig Sport betreiben bzw. sich ausreichend körperlich betätigen, seltener an gewissen Krebserkrankungen (z. B. Darmkrebs) leiden. Extremsport und körperliche Überanstrengung schwächen hingegen das Immunsystem durch die Freisetzung von Streßfaktoren.

Die seelische Befindlichkeit spielt im Rahmen der Gesundheit eine wichtige Rolle. Personen, die an einer depressiven Grundstimmung leiden bzw. unter starkem Streß stehen, weisen eine erhöhte Krankheitsanfälligkeit auf. Diese ist nicht krebsspezifisch, sondern es kommt auch zum häufigeren Auftreten anderer Erkrankungen, wie z. B. Infektionen oder Herzerkrankungen, und das Krebsrisiko ist ebenfalls geringfügig erhöht. Empfehlenswert ist ein Lebensstil, der innere Zufriedenheit und Freude am Leben fördert.

*Ernährung*

Gesundheitsbewußte Ernährung, d. h. abwechslungsreiche, ausgewogene Kost, senkt das Risiko, an Krebs zu erkranken. Dies gilt vor allem für Darmkrebs, aber auch für verschiedene andere Krebserkrankungen. Empfohlen wird eine Kost, die reich an Ballaststoffen, Vitaminen, Mineralstoffen und Spurenelementen ist und bei der weniger als 20% des Kalorienbedarfs durch Fette gedeckt werden. Außerdem empfiehlt es sich, die Kalorienzufuhr zu beschränken und vorwiegend pflanzliche Fette zu konsumieren.

Ballaststoffe beschleunigen den Transport der unverdaulichen Nahrungsrückstände durch den Darm und verkürzen dadurch die Einwirkzeit von in der Nahrung enthaltenen oder bei Zersetzungsvorgängen im Darm entstandenen krebserregenden Substanzen. Somit soll die Alltagskost größtenteils aus Gemüse, Kartoffeln und Salat, Vollkornback- und -teigwaren, Müsli und ungeschältem Obst bestehen. Von Gemüsesorten aus der Familie der Kreuzblütler ist bekannt, daß sie Schutzstoffe gegen Magen- und Darmkrebs enthalten. Daher sollten Karfiol, Brokkoli, Kraut, Kohl, Kohlsprossen, Chinakohl, Kohlrüben, Radieschen, Rettiche sowie rote Rüben häufig auf den Tisch kommen.

Besondere Bedeutung bei der Vorsorge gegen Krebserkrankungen kommt den Vitaminen C, A und E zu. Diese Vitamine bieten einen gewissen Schutz gegen die sogenannten „freien Radikale", Moleküle, die häufig für jene Defekte im Zellkern verantwortlich sind, die zur Krebsentstehung führen können.

Vitamin C ist sowohl wasserlöslich als auch hitzeempfindlich und kann nicht im Körper gespeichert werden. Daher muß es täglich mit der Nahrung aufgenommen werden. Es verhindert vor allem die Umwandlung von Nitriten zu den kanzerogenen Nitrosaminen im Magen; außerdem stärkt es das Immunsystem. Vitamin C findet sich besonders reichlich in Zitrusfrüchten, Kiwis und vielen anderen Obstsorten, Beeren, Blattgemüse, Tomaten, grünem Paprika und Kartoffeln.

Vitamin A fördert die Ausreifung verschiedener Körperzellen. Es ist besonders reichlich in Karotten, gelben Gemüse- und Obstsorten sowie in Milch, Butter und Leber enthalten.

Vitamin E hemmt Oxydationsprozesse und neutralisiert somit schädliche chemische Verbindungen. Milch, Eier, dunkelgrünes Blattgemüse, Pflanzenöle, Leinsamen und Weizenkeimlinge sind reich an diesem Vitamin.

Krebserregende Substanzen finden sich vor allem in gepökelten und gegrillten Eßwaren, die aus diesem Grund nur selten auf dem Speiseplan stehen sollten. Zum Pökeln werden Nitratsalze verwendet, die im Körper zu den karzinogenen Nitrosaminen umgewandelt werden können. Geräucherte oder über offenem Feuer gegrillte Eßwaren enthalten häufig krebserregende Substanzen (polyzyklische aromatische Kohlenwasserstoffe, z. B. Benzpyren). Daher sollten angerußte Oberflächen von Grill- und Räucherwaren entfernt werden. Außerdem sollte über der Holzkohle eine Grillplatte verwendet werden, damit sich der aufsteigende Rauch nicht direkt auf den Eßwaren absetzt und außerdem weniger Fett in die Glut tropft und verbrennt, was zusätzliche Kanzerogene erzeugen würde.

Zum Frittieren sollte frisches Öl verwendet und die Speisen nicht zu lange im heißen Öl belassen werden, denn bei langer und hoher Erhitzung von Öl entstehen in diesem kanzerogene Substanzen. Küchenhandtücher saugen einen Teil des Öles von frittierten Speisen, die als Fett- und Kalorienbomben anzusehen sind, auf.

Verschimmelte Nahrungsmittel sollten restlos weggeworfen werden, da sich im Schimmel kanzerogene Substanzen befinden können. Beispielsweise gehört das im gelben Schimmel enthaltene Aflatoxin zu den stärksten bekannten Kanzerogenen. Das Wegschneiden verschimmelter Stellen reicht nicht aus, denn mit freiem Auge unsichtbare Pilzfäden durchziehen gewöhnlich das gesamte Nahrungsmittel. Kulturschimmel auf oder in entsprechenden Käsesorten kann jedoch unbedenklich genossen werden.

Gesunde, ausgewogene Ernährung, ein aktiver, lebensbejahender Lebensstil und das Meiden von Risikoverhalten, wie z. B. Rauchen und übermäßiger Alkoholkonsum, senken die Wahrscheinlichkeit, an Krebs zu erkranken. Umweltschutz, d. h. die Vermeidung von Luft-, Boden- und Gewässerverschmutzung und das Abwenden drohender Strahlenverseuchung, betrifft die Gesundheit jedes einzelnen und ist ein wichtiger Faktor zur Senkung des persönlichen Krebsrisikos. Dennoch gibt es keinen absoluten Schutz, und niemand ist völlig gefeit vor der Gefahr, an Krebs zu erkranken.

# Was geschieht im Krankenhaus?

*Christine Scholten, Christoph Zielinski*

In Österreich wurden im Jahr 1992 etwa 30.000 Neuerkrankungen an Krebs gemeldet. Bei Männern trat am häufigsten Prostatakrebs (15,4%), Darmkrebs (15,2%) und Lungenkrebs (14,1%) auf. Bei Frauen lag Brustkrebs (22,7%) an der Spitze, zweithäufigste Krebsart war ebenfalls der Darmkrebs (13%), an dritter Stelle kam bei Frauen der Hautkrebs (10,8%).

19.800 Österreicher und Österreicherinnen starben 1992 an Krebs, und zwar in etwa gleich viele Männer wie Frauen. Krebs stellt neben den Herzkrankheiten (29.100 Verstorbene im Jahr 1992 in Österreich) die zweithäufigste Todesursache dar.

## Der Arztbesuch und die Diagnose

Jeder, der eine verdächtige Stelle an seinem Körper entdeckt, sollte rasch einen Arzt aufsuchen. Es zeigte sich, daß vom Zeitpunkt des Auftretens erster Symptome (z. B. ein tastbarer Knoten in der Brust) bis zum Aufsuchen eines Arztes durchschnittlich neun Monate vergehen. Das führt einerseits zu einer risikoreichen Verlängerung der Zeit bis zur Einleitung notwendiger therapeutischer Schritte und andererseits zu einer qualvollen Zeit für den Betroffenen, der meist aus Angst, es könnte Krebs sein, nicht zum Arzt geht.

Die meisten Menschen spüren, worum es geht, und schieben die Diagnose und die damit verbundenen Konsequenzen wie Therapie, Umgang mit der Krankheit und Konfrontation mit dem Thema Tod hinaus.

*Wie wird die Diagnose gestellt?*

Die Diagnose Krebs wird meist aus der Zusammenschau des klinischen Befundes, das heißt, was der untersuchende Arzt sieht und tastet, aus

Untersuchungen des Blutes und aus bildgebenden Verfahren, wie Röntgen, Computertomographie, Kernspintomographie u. ä. gestellt. Die entgültige Diagnosesicherung geschieht dann meist durch eine Probebiopsie, eine Gewebeentnahme, die von entsprechenden Fachleuten, den Histopathologen, untersucht wird.

*Wie wird die Reaktion auf die Diagnose sein?*

Die Diagnosemitteilung ist für Arzt und Patient eine sehr schwierige Situation. Der Patient sollte den Partner, ein Familienmitglied oder einen nahen Bekannten mitnehmen, weil man in dieser Situation so verunsichert, so verwirrt und ängstlich sein kann, daß man einfach nicht dauernd zuhören kann, vielleicht vieles vergißt. Der Arzt sollte so einfach wie möglich erklären, in auch für den medizinischen Laien verständlichen Ausdrücken sprechen und nichts aus falsch verstandener Rücksichtnahme verschweigen. Jeder Patient sollte von seinem betreuenden Arzt hören, um welche Erkrankung es sich bei ihm handelt und welche Therapie vorgeschlagen wird. Es bleibt dann dem Patienten vorbehalten, sich damit auseinanderzusetzen oder es nicht zu glauben, zu verleugnen. Da das Thema Krebs heute doch schon sehr genau und ausführlich in der Öffentlichkeit besprochen wird, gibt es kaum mehr Patienten, die sich der einmal gesicherten Diagnose nicht stellen. So ehrlich ein Arzt mit dem Patienten sein sollte, so einfühlsam sollte er auch sein. Kein Arzt hat das Recht, einem Patienten mit Zeitangaben die Hoffnung zu nehmen. Viele Patienten haben die berühmten „sechs Monate" schon lange überlebt und haben ihre kostbare Zeit durch Angst und Hoffnungslosigkeit zerstört. Kein ernsthaft arbeitender Arzt kann Zeitangaben über verbleibende Lebensdauer machen, diese ist doch für jeden Patienten und in jeder Situation unterschiedlich und nicht vorhersehbar.

In diesem Zusammenhang ist es notwendig, auf den in der Onkologie wichtigen Terminus „Fünf-Jahres-Überlebensrate" hinzuweisen. Besteht bei einer Krebserkrankung die rezidivfreie Fünf-Jahres-Überlebensrate von beispielsweise 70%, so überleben 70% der Patienten fünf Jahre tumorfrei. Diese Menschen haben eine gute Chance, auch weiter ohne Rückfall zu leben.

Die Diagnosemitteilung ist ein entscheidender Punkt in der Beziehung zwischen Arzt und Patient. Wenn es gelingt, Vertrauen zu vermitteln, kommt es zu einer tragenden Zusammenarbeit zwischen dem Erkrankten und seinem Behandlungsteam. Der verantwortungsvolle Arzt wird dem

Patienten die beste und erfolgreichste Therapie ermöglichen. Außerdem wird durch eine Vertrauensbasis die Abkehr des Patienten von mittlerweile erprobten und etablierten Therapiemethoden zu unerprobten „Wundermitteln" vermieden.

Manche der sogenannten „alternativen Therapieformen" sind sehr wohl als begleitende Maßnahmen bzw. als palliative Therapie (= lindernde Behandlung im Gegensatz zur heilenden Behandlung) zu befürworten und werden auch in diesem Buch in einem anderen Kapitel besprochen. Viele „Naturheilmittel" sind jedoch zum Wohle des Patienten abzulehnen. Die meisten dieser angeblichen Heilmittel sind sehr teuer, manche kommen in ihrer Anwendung einer Ideologie gleich, die alles andere ausschließt und daher eine mögliche Verbesserung der Krankheitssituation mit bewährten Therapiemethoden verhindert. Personen, die diese in ihrem Erfolg absolut unerprobten Methoden propagieren und sich selbst oft als „Heiler" bezeichnen, raten den Patienten von schulmedizinischen Therapien mit der Behauptung ab, daß diese erst zur wirklichen Verschlechterung der Erkrankung führen. Diese Irrwege gilt es im Interesse des Kranken durch ausführliche Aufklärung und Vertrauensbildung zu vermeiden. Da nach der Diagnose eine emotional schwierige Zeit für den Patienten beginnt, sollte rasch die Phase der Untersuchungen abgeschlossen werden und ein Behandlungsplan aufgestellt werden. Die Tatsache, daß oft geholfen werden kann und die Diagnose Krebs nicht mit Leid und Tod gleichzustellen ist, beruhigt viele Patienten und deren Angehörige.

## Die Therapie

Die Therapie eines Krebspatienten wird meist durch einen Internisten, speziell ausgebildet im Bereich der Krebserkrankungen, koordiniert. Wenn sich der Patient nicht gleich an einen Spezialisten oder an eine entsprechende Spezialklinik gewandt hat, wird der praktische Arzt ihn nach der Diagnose oder bei entsprechendem Verdacht überweisen. Die Therapie bösartiger Erkrankungen bedarf eines Planes, der mit dem Betroffenen genau besprochen werden sollte. Je genauer ein Patient informiert ist, umso weniger Angst wird er haben und desto größer wird die Compliance, die Mitarbeit mit dem Behandlungsteam, sein. Dies sichert den größten Erfolg.

Bei vielen Krebserkrankungen ist der erste Schritt in der Behandlung ein chirurgischer Eingriff. Es gilt meist als sicherste erste Maßnahme, den Tumor so komplett wie möglich zu entfernen. Über die Art und Dauer der Operation, das Aussehen des betroffenen Körperteils nach Entfernung des Tumors und ob und in welchem Ausmaß nach dem Eingriff Schmerzen zu erwarten sind sowie über eine mögliche Rehabilitation oder Nachbehandlung sollte der Patient unbedingt vor dem Eingriff aufgeklärt werden.

Nach einer chirurgischen Therapie wird meist eine Chemo- und/oder Strahlentherapie durchgeführt, um eventuell verbliebene Krebszellen zu zerstören. Auch das sollte von Anfang an mit dem Patienten besprochen sein, um Vertrauensbrüche im Arzt-Patienten-Verhältnis durch Überraschungseffekte zu vermeiden.

Die Therapie von Patienten mit malignen, d. h. bösartigen Erkrankungen hat sich in den letzten Jahren sehr verändert. Altbewährte Therapiemethoden wie die Chemotherapie wurden durch neue Substanzen in ihrem Spektrum erweitert sowie durch neue Therapiekombinationen und -dosierungen in der Wirksamkeit gesteigert.

*Adjuvante* Chemo-/Strahlentherapie wird mit dem Ziel der Heilung zu Krankheitsbeginn eingesetzt. *Neoadjuvant* heißt jene Therapie, die zur Verkleinerung eines Tumors vor einer notwendigen Operation verabreicht wird. Eine auf Schmerzlinderung, Tumorverkleinerung, aber wegen fortgeschrittener Erkrankung nicht mehr auf Heilung ausgerichtete Therapie heißt „*palliative* Therapie".

Durch neue Therapieansätze wie Biological Response Modifiers oder auch Knochenmarkwachstumsfaktoren konnten bei einigen Erkrankungen Erfolge erzielt werden. Die Gentherapie, deren erste klinische Versuche gerade durchgeführt werden, weckt sehr viel Hoffnung und Erwartungen.

Viel ist auch auf dem Gebiet der Begleittherapie geschehen. Die „antiemetische" Therapie zur Verhinderung von Übelkeit als Nebenwirkung der Chemo- und Strahlentherapie ist wesentlich effektiver geworden. Die Schmerztherapie wurde vor allem durch orale Morphiumpräparate sehr erleichtert.

Durch diese besseren supportiven Therapiemaßnahmen, aber auch durch die Verbreitung und die Akzeptanz der Psychoonkologie hat sich die Lebensqualität der an Krebs erkrankten Menschen in den letzten Jahren deutlich gebessert.

Die *Knochenmarktransplantation* hat sich in den letzten Jahren zur Therapie verschiedener bösartiger Erkrankungen durchgesetzt. Nach Entnahme von gesundem Knochenmark oder Stammzellen des Patienten, bzw. bei bereitgestelltem kompatiblem Mark eines fremden Spenders, wird eine hochdosierte Chemo- und/oder Strahlentherapie durchgeführt. Durch diese Hochdosistherapie kommt es zu einer Zerstörung des Knochenmarks des Patienten, das dann durch das vorher entnommene durch eine einfache Infusion in die Vene ersetzt wird. Der Patient muß bis zur Entwicklung neuer Abwehrkräfte durch das infundierte Mark unter komplett sterilen Bedingungen betreut und gepflegt werden. Nach durchschnittlich 14 Tagen setzt die eigene Blutbildung wieder ein. Bei Krebserkrankungen, bei denen das Knochenmark auch betroffen ist, wie bei Leukämien, muß entweder in einem krankheitsfreien Intervall Mark des Patienten entnommen werden oder ein fremder Spender mit möglichst identen Zelloberflächeneigenschaften gesucht werden. Je ähnlicher die Antigene (= Oberflächeneigenschaften) der Spenderzellen jenen der Empfängerzellen sind, umso unwahrscheinlich ist eine Abstoßungsreaktion. Wird eigenes Knochenmark vom Patienten entnommen, geschieht dies in Narkose durch mehrere Punktionen an der Beckenschaufel. Stammzellen werden nach vorherigem „Züchten" durch Chemotherapie und/oder Stammzellwachstumsfaktoren aus der Vene entnommen.

Autologe Knochenmarktransplantationen (= die Transplantation mit patienteneigenem Mark oder Stammzellen) sind weniger komplikationsreich und werden daher je nach Allgemeinzustand des Patienten und je nach Grunderkrankung bis zu einem Alter von 60 Jahren durchgeführt. Allogen (mit fremdem Mark) sollten nur jüngere Patienten transplantiert werden. Knochenmarktransplantationen werden mit gutem Erfolg bei Lymphomen (= Lymphdrüsenkrebs) und Leukämien, aber auch bei soliden Tumoren, wie prognostisch schlechten Hoden- oder Brusttumoren, durchgeführt.

## Die häufigsten Krebserkrankungen im Detail

### *Das Prostatakarzinom*

Der Krebs der Vorsteherdrüse, welche im Becken des Mannes unter der Blase liegt, ist eine typische Erkrankung der späteren Lebensabschnitte. Das durchschnittliche Alter der Patienten, die an einem Prostatakarzinom erkrankt sind, liegt bei etwa 73 Jahren.

### Ursachen und Risikofaktoren

Es gibt keine bekannte Ursache des Prostatakarzinoms. Jeder Mann ab etwa 45 Jahren kann an diesem Krebs erkranken. Manche Fachleute machen hormonale Faktoren zumindest mitverantwortlich, was plausibel erscheint, wenn man bedenkt, daß Prostatakrebs meist einer Hormontherapie zugänglich ist. Auch Ernährungsfaktoren, die in den letzten Jahren überhaupt stark in das Entstehungs- und Therapieumfeld von Krebserkrankungen gerückt sind, werden mit der Entstehung dieses Tumors der Vorsteherdrüse in Zusammenhang gebracht. Nach einigen Studien soll fettreiche Ernährung und hoher Fleischkonsum zu einer höheren Inzidenz, also Erkrankungsrate, führen. Zum Beispiel nimmt in Japan der Milchprodukte- und Fleischkonsum seit einiger Zeit stark zu; seit dieser Zeit steigt auch die Zahl der Prostatakarzinome an.

Ein Risikofaktor, der allerdings nicht sehr vielen Untersuchungen standhält, soll die sexuelle Aktivität, vor allem mit verschiedenen Partnern, sein. Man nimmt allerdings an, daß nicht die sexuelle Aktivität an sich, sondern dabei übertragene Infektionen eine gewisse Rolle spielen können.

In letzter Zeit hat sich bei Familien, in denen dieser Tumor gehäuft vorkommt, eine genetische Prädisposition gezeigt. Es wurden in molekularbiologischen Laboratorien veränderte Genabschnitte entdeckt, die in sogenannten „Krebsfamilien" weitervererbt werden. Familienmitglieder, die diesen Genabschnitt tragen, haben ein viel größeres Risiko, an bestimmten Tumoren zu erkranken, als gleichaltrige ohne entsprechende Veränderung. Prostatakarzinome zählen neben Brustkrebs und Dickdarmkrebs zu den Krebsformen, bei denen schon einzelne Gene identifiziert wurden, die zu einer Häufung der Erkrankungen führen.

## Zeichen und Diagnose des Prostatakarzinomes

An diesem Punkt sollte auf den Unterschied zwischen der gutartigen Vergrößerung der Prostata, der Prostatahypertrophie, die bei etwa der Hälfte aller Männer ab dem 50. Lebensjahr vorkommt, und dem Prostatakarzinom hingewiesen werden.

Beim Prostatakarzinom kann es auch zu einer Vergrößerung der Vorsteherdrüse kommen. Diese ist bei der rektalen Untersuchung durch den Arzt erkennbar, der mit dem Finger vom Darm her die Prostata ertastet, welche allerdings hart und meist höckerig ist und nicht weich wie bei einer gutartigen Vergrößerung. Diese Untersuchung, die kein großer Aufwand ist, sollte bei Männern über 40 Jahren einmal im Jahr durchgeführt werden. Ein Bluttest zur Erfassung eines Prostatakarzinomes ist die Bestimmung des PSA, des prostataspezifischen Antigenes. Zeichen einer Vergrößerung der Prostata können Beschwerden beim Urinieren wie Brennen, Unterbrechungen, Schmerzen, Blutbeimengungen u.ä. sein, aber auch chronische Rückenschmerzen. Diese Beschwerden kommen aber auch bei der Prostatahypertrophie vor und sind daher nur ein Zeichen der Vergrößerung und nicht unbedingt für ein Karzinom. Die Mehrzahl der Männer mit Prostatakarzinom hat keinerlei Beschwerden, was deutlich zeigt, wie wichtig Vorsorgeuntersuchungen sind. Etwa die Hälfte aller durch digitale Untersuchung entdeckten Knoten in der Prostata sind tatsächlich ein Karzinom. Es können nicht alle Karzinome durch die rektale Untersuchung entdeckt werden, sie stellt allerdings zum heutigen Zeitpunkt die kosteneffektivste Vorsorgeuntersuchung dar.

Ein von einem Arzt getasteter Knoten wird dann mittels einer Biopsie weiter untersucht. Dazu wird mit einer Nadel durch den Enddarm oder durch den Damm (Brücke zwischen Hoden und After) in den verdächtigen Knoten gestochen und Material gewonnen, das zur histologischen Untersuchung eingeschickt wird. Wenn so die Diagnose Krebs gesichert wurde, werden weitere Untersuchungen zur Bestimmung der Ausdehnung des Karzinomes durchgeführt, um anschließend mit einer entsprechenden Therapie zu beginnen.

## Stadieneinteilung des Prostatakarzinomes

Je nach Ausdehnung des Tumors wird das Prostatakarzinom in vier verschiedene Stadien (A, B, C, D) eingeteilt, die jeweils wieder in zwei Kategorien (A1, A2 usw.) unterteilt werden.

Ein Tumor im *Stadium A* läßt sich vom Darm her nicht tasten. Stadium *A1* bedeutet einen Befall von nur ein bis zwei Läppchen der Vorsteherdrüse mit hohem Differenzierungsgrad der Zellen (das heißt, die Zellen sind dem gesunden Prostatagewebe sehr ähnlich). Bei Stadium *A2* ist weniger differenziertes Gewebe über die ganze Vorsteherdrüse verteilt.

*Stadium B* bedeutet immer noch die Begrenzung des Tumors auf die Prostata, er ist jedoch durch Verhärtung und Knotenbildung bei der rektalen Untersuchung tastbar. Stadium *B1* bedeutet einen einzelnen Tumorknoten von weniger als 1,5 cm Durchmesser. Bei Stadium *B2* finden sich entweder mehrere kleine Knoten oder ein Knoten, der größer als 1,5 cm ist.

Symptome wie Schwierigkeiten beim Urinieren oder Rückenschmerzen treten meist erst bei Patienten mit einem Karzinom des *Stadium C* auf. Stadium C bedeutet, daß der Tumor nicht mehr auf die Vorsteherdrüse beschränkt ist, sondern in die anliegenden Samenbläschen oder in die Wand der Harnblase eingedrungen ist, der Befall ist aber auf die unmittelbare Umgebung der Prostata begrenzt. *C1* ist ein kleiner Tumor ohne Infiltration der Samenbläschen, ein Tumor der Größe *C2* hat die Samenbläschen schon infiltriert.

*Stadium D* heißt schließlich, daß das Karzinom nicht mehr nur in unmittelbarer Nähe der Vorsteherdrüse liegt, sondern bei Stadium *D1* in den Beckenlymphknoten, bei Stadium *D2* bereits Fernmetastasen in weiter entfernt liegenden Lymphknoten, Knochen, Lunge oder Gehirn gebildet hat.

Diese Stadieneinteilung, mittels der die Krankheit bei Diagnose und nach allen einleitenden Untersuchungen klassifiziert wird, ist ausschlaggebend für die Wahl der Therapie und für die Prognose. Prognostisch bedeutsam ist die Größe und der Differenzierungsgrad des Tumors; je differenzierter, also je ähnlicher das Tumorgewebe dem gesunden Prostatagewebe ist, desto günstiger ist die Prognose.

## Therapie und Prognose des Prostatakarzinomes

Je nach Stadium des Karzinomes erfolgt die Wahl der Therapie, wobei man betonen muß, daß die Therapie des Tumors der Vorsteherdrüse keineswegs einheitlich ist. Im Stadium A ist nach einigen Studien keine Therapie notwendig, weil die Lebenserwartung durch diese Erkrankung verglichen mit gleichalten gesunden Männern nicht beeinträchtigt ist, jedoch sind häufigere Untersuchungen empfehlenswert. Es wird aber auch oft eine operative Therapie, die radikale Entfernung der Vorsteherdrüse, durchgeführt. Diese Operation führt meist zu einer bleibenden Impotenz des Patienten, manche Männer leiden nach dem Eingriff auch unter Harninkontinenz (= unkontrolliertes Urinieren).

Eine Alternative zur Operation: die Bestrahlung der Prostata und der Beckenlymphknoten entweder von außen oder durch ein radioaktives Implantat in die Prostata. Ein Implantat ist eine radioaktive Nadel, die für eine bestimmte Zeit das umliegende Gewebe bestrahlt. Nach der Bestrahlung ist die Impotenzrate weit geringer als nach der Operation. Alle Therapieverfahren der Stadien A und B zeigen sehr gute Heilungsraten, die Fünf-Jahres-Überlebensraten liegen bei 78% bzw. bei 68%.

Leider ist die Prognose in fortgeschritteneren Stadien schlechter. Neben Operation und Strahlentherapie kommt auch Hormontherapie und später Chemotherapie zum Einsatz. Die Fünf-Jahres-Überlebensrate liegt bei Patienten mit Karzinom des Stadium C bei etwa 58%.

Auch im Stadium D kommt die Hormontherapie zum Einsatz. Früher wurden, um die Produktion des tumorwachstumsfördernden männlichen Geschlechtshormons zu unterbinden, die Hoden der Patienten entfernt. Heute wird durch eine einmal monatlich mit einer Injektion applizierten medikamentösen Therapie (LHRH-Analoga) das selbe Ziel erreicht. Zusätzlich wird eine Anti-Testosteron-Therapie angewandt. Nebenwirkungen dieser Hormontherapie sind die Schwellung der Brustdrüsen, Impotenz und eine Beschleunigung der Arterioskleroseentwicklung. Um das Tumorwachstum zu stoppen und die Schmerzen zu verringern, wird im fortgeschrittenen Stadium D auch oft eine Chemotherapie empfohlen.

### *Brustkrebs*

Der Tumor der Brustdrüse ist bei Frauen der häufigste bösartige Tumor. Auch Männer können Brustkrebs bekommen, allerdings sehr selten. Die Erkrankungsrate bei Frauen ist in den letzten Jahrzehnten gestiegen, heute erkrankt in Mitteleuropa etwa jede neunte Frau an einem Mammakarzinom. Die Häufigkeit dieses Tumors führte zu vielen Studien über Risiko, Entstehung und Therapie dieser Erkrankung.

### Ursachen und Risikofaktoren

Die Ursache des Tumors kennt man nicht. Man kennt jedoch einige bereits als solche erwiesene Risikofaktoren sowie manche, die noch nicht durch genügend Studien belegt sind.

Zu den sicheren Risikofaktoren gehören:

1) Das Alter: Zwei Drittel aller Brustkrebspatientinnen sind über 50 Jahre. Unter einem Lebensalter von 30 Jahren ist diese Erkrankung selten, ab 40 steigt die Häufigkeit dann stark an.

2) Familiäre Häufung: Wenn die Mutter oder eine Schwester einer Frau dieses Karzinom hat, ist das Risiko für diese Frau, auch Brustkrebs zu bekommen, zwei- bis dreifach erhöht. Noch höher ist das Risiko, wenn Verwandte vor dem fünfzigsten Lebensjahr erkrankt sind oder Frauen beider Linien ein Mammakarzinom hatten.

3) Frühere maligne (bösartige) Erkrankung einer Brust: Das Risiko, in der zweiten Brust auch ein Karzinom zu bekommen, ist etwa 10 bis 20% größer.

4) Schwangerschaft und Stillgewohneiten: Mütter, die viele Kinder gestillt haben, haben ein niedrigeres Risiko, an Brustkrebs zu erkranken. Kinderlose Frauen sowie Frauen, die das erste Kind nach dem 30. Lebensjahr bekamen, haben ein erhöhtes Risiko.

5) Dauer der reproduktiven Phase: je früher die erste Regelblutung und je später der Wechsel, desto höher das Brustkrebsrisiko.

6) Genetische Prädisposition: „Krebsfamilien", das sind Familien, in denen das Auftreten von Tumoren gehäuft beobachtet wird, wurden auf gemeinsame genetische Merkmale untersucht. Dabei wurde ein Gen entdeckt, das in diesen Familien weitervererbt wird. Familienmitglieder, die diesen Genabschnitt tragen, haben ein viel größeres Risiko, an bestimmten Tumoren, wie zum Beispiel Brustkrebs, zu erkranken als gleichaltrige „Nichtträger" dieses Genabschnittes.

Noch nicht ausreichend untersuchte Risikofaktoren sind:

7) Der Fettkonsum: Ein hoher Fettanteil in der Nahrung und Übergewicht stehen vermutlich in Zusammenhang mit einem höheren Erkrankungsrisiko.

8) Allgemeine Ernährungsgewohnheiten: Japanische Frauen haben eine wesentlich geringere Brustkrebshäufigkeit. Japanische Frauen der ersten Generation in San Francisco beispielsweise haben gleich ein doppelt so hohes Risiko wie ihre gleichaltrigen „Landsfrauen" in Japan. Dieses Phänomen wird mit dem geringeren Anteil tierischer Fette in japanischer Kost erklärt.

Frauen höherer sozialer Schichten erkranken häufiger an Brustkrebs als sozial schlechter gestellte Frauen. Auch das soll an der unterschiedlichen Ernährung liegen.

9) Erhöhter Alkohol- und Nikotinkonsum soll auch mit einem erhöhtem Mammakarzinomrisiko einhergehen.

Viele dieser Risikofaktoren kann keine Frau vermeiden. Außer einem kontrollierten Fettkonsum und dem Vermeiden von Überernährung kann niemand durch Veränderung des Lebensstiles das Risiko, an diesem Tumor zu erkranken, herabsetzen. Wichtig ist jedoch, daß Frauen mit einem erhöhten Risiko, an Brustkrebs zu erkranken, alle heute gängigen Vorsorgeuntersuchungen gewissenhaft und regelmäßig nutzen, um eine frühe Diagnose zu ermöglichen. Dies ist besonders bei genetischer Disposition wichtig.

## Kennzeichen und Diagnose von Brustkrebs

Brustkrebs macht sich meist durch einen nicht schmerzhaften Knoten in der Brust bemerkbar. Wenn man die Brust durch eine senkrechte und eine waagrechte Linie in vier Teile teilt, wachsen die Hälfte aller Tumoren im äußeren oberen Viertel, 18% zentral, 15% im inneren oberen Viertel, 11% im äußeren unteren und 6% im inneren unteren Viertel. Ab einer

Größe von 1 cm kann man, je nach Lage des Knotens und je nach Größe der Brust, den Tumor tasten. Manchmal ist die Haut darüber hart oder gerötet, bei zentralen Tumoren ist oft die Mamille – die Brustwarze – eingezogen, manchmal sondert die Mamille eine fleischfarbene oder blutige Flüssigkeit ab. Bei manchen Tumoren ist die Brust durch einen tiefsitzenden Knoten, der mit dem darunter liegenden Muskel verwachsen ist, an der Brustwand fixiert und nicht mehr so gut verschieblich.

Da die meisten Brusttumoren langsam wachsen, sind sie zum Zeitpunkt der Diagnose meist schon mehrere Jahre alt. Es ist klar, daß ein Tumor in diesem Zeitraum oft schon die Gelegenheit hat, in Lymph- oder Blutgefäße einzubrechen und so eine Absiedelung an anderen Stellen des Körpers beginnen kann.

Ein wichtiges Kriterium für eine beginnende Metastasierung (= Absiedelungen des Tumors in andere Organe) ist, ob und wieviele der ca. 15 bis 25 Lymphknoten der gleichseitigen Axilla (= Achsel) befallen sind. Bei jeder Operation eines Mammakarzinoms werden die in der Achsel gelegenen Lymphknoten untersucht. Je weniger dieser Lymphknoten befallen sind, desto besser ist gewöhnlich die Prognose bezüglich Heilung oder krankheitsfreiem Intervall.

Aus dem Tumor und von befallenen Lymphknotenstationen der Umgebung der Brust können sich die Tumorzellen über den ganzen Körper verteilen. Die häufigsten Metastasierungslokalisationen für Brustkrebs sind ein Wiederkehren des Tumors an der selben Stelle (= Lokalrezidiv), die andere Brust, Leber, Lunge, Knochen und Gehirn.

Vor einer Operation und zur Nachsorge von Brustkrebspatientinnen werden diese Organe regelmäßig untersucht.

Eine weitere wichtige Untersuchung, der Test auf Hormonrezeptoren, wird nach der Probebiopsie oder nach der Operation aus dem gewonnenen Tumorgewebe gemacht. Ungefähr 50% der Tumoren haben Östrogenrezeptoren. Diese Tumore werden in ihrem Wachstum durch Östrogen gefördert und durch dessen Entzug gehemmt. Durch Antiöstrogene oder Blockade der östrogenbildenden Organe – die Ovarien (= Eierstöcke) – kann das Tumorwachstum zum Stillstand gebracht werden.

*Das wichtigste und das einzig wirklich prognoseverbessernde Kriterium ist eine frühe Diagnose.* Dafür sind die Selbstuntersuchung durch die Frau sowie regelmäßige ärztliche Kontrollen besonders bedeutend. Jede Frau sollte einmal monatlich ihre Brust nach eventuellen Veränderungen untersuchen und nach Knoten tasten. Frauen vor dem Wechsel (= Menopause) sollten dies eine Woche nach Beginn der Regelblutung tun, weil die Brust zu diesem Zeitpunkt weich und locker ist. Frauen nach der Menopause sollten sich ein fixes Datum im Monat für die Untersuchung vormerken. Den Stellenwert der Selbstuntersuchung kann man leicht daran ersehen, daß 90% aller Mammakarzinome von den Patientinnen selbst entdeckt werden. Obwohl vier von fünf getasteten Knoten gutartig sind, sollte man unbedingt bei jeder Veränderung einen Arzt aufsuchen. Wie bei jedem Tumor gilt auch bei Brustkrebs: je früher die Diagnose, desto besser die Heilungschancen.

Auf die Notwendigkeit von regelmäßigen Arztbesuchen zur Früherkennung eines Mammakarzinoms wurde schon hingewiesen. Ein drittes „Standbein" der Vorsorgeuntersuchungen ist die Mammographie. Diese Röntgenuntersuchung der Brust sollte zwischen 35 und 40 Jahren zum ersten Mal erfolgen, ab einem Alter von 40 Jahren alle ein bis zwei Jahre und ab 50 Jahren jährlich.

Ein Mammogramm zeigt Tumore oft schon zu einem Zeitpunkt, zu dem sie noch zu klein sind, um von einem Finger ertastet zu werden. Nach einer Mammographie läßt sich mit einiger Wahrscheinlichkeit sagen, ob eine Veränderung gutartig oder bösartig ist. Die endgültige Diagnose wird aber durch eine Biopsie, einer Gewebeentnahme, gestellt. Eine weitere Diagnosemöglichkeit wird durch die Magnetresonanz-Tomographie eröffnet.

## Klassifizierung und Therapie des Mammakarzinoms

Die Therapie des Brustkrebses hat sich in den letzten Jahren sehr verändert. Zu neuen Operationstechniken kamen neue Formen der Chemotherapie und der Hormontherapie. Außerdem wurde begonnen, jüngeren Patientinnen mit relativ schlechter Prognose eine Knochenmarktransplantation anzubieten.

Die Wahl der richtigen Therapie bzw. der Reihenfolge der verschiedenen Therapiemaßnahmen richtet sich einerseits nach dem Alter der Patientin und andererseits nach der Klassifizierung, dem Staging, des Brusttumors. Diese Einteilung, die auch prognostischen Wert hat, umfaßt vier Tumorstadien (Stadium I bis IV) und beschreibt den Tumor, den Lymphknotenbefall (Nodal involvement) und Metastasen (*TNM*-Klassifizierung).

In den frühesten Stadien ist der Tumor noch auf die Drüsenläppchen beschränkt, er heißt *Carcinoma in situ*. So ein Carcinoma in situ kann noch keine Metastasen verursachen, eine chirurgische Therapie in diesem Stadium führt zu einer 100%igen Heilungsrate. Manche Carcinomata in situ würden wahrscheinlich nie in ein späteres Tumorstadium übergehen. Dies ohne entsprechender Therapie zu beobachten wäre jedoch zu risikoreich.

*Stadium I* bedeutet, daß der Tumor kleiner als 2 cm im Durchmesser ist und noch keine Lymphknoten in der Umgebung der Brust oder andere Organe befallen sind.

Ein Tumor des *Stadiums II* ist kleiner als 5 cm und zeigt entweder einen negativen (Stadium *IIa*) oder einen positiven (Stadium *IIb*) Lymphknotenbefall, aber noch keine Fernmetastasen.

*Stadium III* heißt, daß der Tumor größer als 5 cm ist und oft an der Brustwand mit dem Brustmuskel fest verwachsen ist und auch einen Lymphknotenbefall der Achselhöhle oder auch der Schlüsselbeinregion aufweist.

In *Stadium IV* sind bereits Fernmetastasen nachweisbar. Die TNM-Klassifikation, die gemeinsam mit der Stadieneinteilung zur Beschreibung eines Mammakarzinoms verwendet wird, läßt sich am besten durch eine Tabelle anschaulich machen (Tabelle 1).

**Tabelle 1.** TNM-Klassifikation

*T-Klassifizierung*

| | |
|---|---|
| Tx | Primärtumor vorhanden, aber nicht beurteilbar |
| TIS | Carcinoma in situ |
| T1 | Primärtumor < 2 cm |
| T2 | Primärtumor 2–5 cm |
| T3 | Primärtumor > 5 cm |
| T4 | Primärtumor infiltriert die Brustwand oder die Haut |

*N-Klassifizierung*

| | |
|---|---|
| Nx | Lymphknotenstatus kann nicht erhoben werden |
| N0 | Keine regionären Lymphknotenmetastasen |
| N1 | Metastasen in verschieblichen Lymphknoten der gleichseitigen Achselhöhle |
| N1a | Mikrometastasen bis 0,2 cm |
| N1b | Metastasen größer als 0,2 cm |
| N2 | Metastasen in miteinander oder mit der Umgebung fixierten Lymphknoten |
| N3 | Metastasen in Lymphknoten neben dem Brustbein, parasternal |

*M-Klassifizierung*

| | |
|---|---|
| Mx | Fernmetastasen nicht beurteilbar |
| M0 | Keine Fernmetastasen |
| M1 | Fernmetastasen vorhanden |

*Die Therapie* des Mammakarzinoms umfaßt die chirurgische Therapie, die medikamentöse Therapie und die Strahlentherapie. Die Reihenfolge dieser Therapieformen bzw., ob alle drei Therapiearme oder nur einzelne davon eingesetzt werden, richtet sich nach dem Hormonstatus und Gesamtzustand der Patientin und nach dem Stadium der Tumorerkrankung.

Die *chirurgische Therapie* steht meist am Anfang der Behandlungszeit. Manchmal wird jedoch vor der Operation eine Chemotherapie zur präoperativen Verkleinerung des Tumors eingesetzt und anschließend erst operiert. Man nennt dies eine „neoadjuvante" Chemotherapie. Durch diese Therapie werden in 80–90% beeindruckende Tumorreduktionen erzielt, wodurch oft eine brusterhaltende Operation möglich wird. Früher wurde meist die ganze Brust und im Glauben an ein besseres Ergebnis auch die darunter liegende Brustmuskulatur entfernt. Diese Operationstechniken führten zur Beeinträchtigung des Armes an der operierten Seite und damit zu einer wesentlichen Einschränkung der Lebensqualität der Patientinnen. Bei etwa 30–40% der Patientinnen wird heute die „modifiziert radikale Mastektomie", die Entfernung der ganzen Brust ohne Muskulatur, durchgeführt. Manche Tumorlokalisationen und einige Tumortypen machen diesen Eingriff notwendig. Durch die Erhaltung der Brustmuskulatur ist das ästhetische Ergebnis jedoch wesentlich besser, außerdem ist fast immer eine plastisch-chirurgische Rekonstruktion der Brust möglich geworden. Eine Folge dieser Operationstechnik kann, insbesondere nach Entfernung der axillären Lymphknoten und nachfolgender Strahlentherapie, eine Schwellung des gleichseitigen Arms – ein Lymphödem – sein. Nach einer Brustoperation sollte jede Frau darauf achten, den Arm der Operationsseite möglichst zu schonen. Impfungen und Blutabnahmen sowie Blutdruckmessungen sollten am Arm der gesunden Seite vorgenommen werden. Schwere Arbeit mit den Händen und Verrichtungen, die zu Schnittwunden oder sonstigen Verletzungen führen können, sollten vermieden werden. So kann die Flüssigkeitsproduktion in diesem Arm gering gehalten werden, da der Abtransport durch die Vorbehandlung nicht mehr so gut funktioniert.

Ungefähr 50% der brustkrebskranken Frauen können heute, nach strengen Selektionskriterien zur Minimierung des Risikos für ein Lokalrezidiv (= Wiederkehren des Tumors in der operierten Brust), brusterhaltend operiert werden. Für die psychische Situation der Patientin nach der Operation ist dieses Vorgehen natürlich wesentlich günstiger. Durch frühere Diagnosestellung unter Ausnutzung der derzeit möglichen Früherkennungsmethoden ließe sich die Zahl der brusterhaltenden Eingriffe wahrscheinlich auf etwa 70% der Mammakarzinompatientinnen erhöhen.

Die *Strahlentherapie* des Mammakarzinoms wird nach der Operation durchgeführt. Bei der Mastektomie hat sich die Bestrahlung zur Senkung der Lokalrezidivrate durchgesetzt.

Brusterhaltende Operationen werden immer mit einer postoperativen Strahlentherapie kombiniert. Die Bestrahlung wird, wenn keine Chemotherapie durchgeführt wird, 3–6 Wochen nach der Operation über 5–6 Wochen durchgeführt. Es wird mit 45 Gray auf die Brustwand bestrahlt und anschließend 10–15 Gy als Boost oder Spickung auf das Tumorbett durchgeführt. Wenn auch eine Chemotherapie verabreicht wird, erfolgt die Strahlentherapie meist nach dem 2. oder 3. Chemotherapiezyklus. Dies gilt für die adjuvant (= nach der Operation) durchgeführte Strahlentherapie. Auch im Rahmen der palliativen Therapie wird die Bestrahlung vor allem zur Verbesserung der Schmerzsituation bei Knochenmetastasen mit sehr gutem Erfolg eingesetzt.

Nebenwirkungen der Strahlentherapie sind bei den heutigen Techniken eigentlich nur noch lokale Hautrötungen, die durch entsprechende Behandlung jedoch meist kein großes Problem darstellen.

Die *medikamentöse Therapie* des Mammakarzinoms besteht aus der Chemotherapie und der Hormontherapie, beide Therapieformen haben zu einer deutlichen Verlängerung der Lebenserwartung sowie zu einer Verbesserung der Lebensqualität für Brustkrebspatientinnen geführt. Der Einsatz von Chemo- und/oder Hormontherapie nach dem chirurgischen Eingriff hängt von mehreren sowohl patienten- als auch tumorbezogenen Faktoren ab. Die Entscheidung, ob und welche Chemotherapie, ob vor (= neoadjuvant) oder nach der Operation (= adjuvant) behandelt wird, muß in jedem einzelnen Fall genau auf die gegebene Situation abgestimmt werden. Auch der Einsatz von Hormontherapeutika ist je nach Hormonrezeptorstatus und Alter der Patientin zu entscheiden. Nur die genau kontrollierte Gabe medikamentöser Antitumortherapie, wenn möglich im Rahmen kontrollierter klinischer Studien, sichert den maximalen Erfolg. Beim metastasierten Mammakarzinom kann für die Patientinnen durch palliative Chemo- oder vorzugsweise Hormontherapie meist eine Verbesserung der Lebensqualität und bei etwa 50% der Patientinnen auch eine Lebensverlängerung erzielt werden.

Die Nebenwirkungen der medikamentösen zytostatischen Therapie können durch die verbesserte Begleitmedikation zum Großteil aufgehalten werden. Nur der nach manchen Chemotherapien gefürchtete Haarausfall kann leider noch nicht verhindert werden. Die früher sehr oft beobachtete Übelkeit im Rahmen der Chemotherapie kann jetzt meist völlig vermieden werden. Knochenmark-Wachstumsfaktoren werden oft zur Verhinderung des starken Leukozytenabfalles nach der Chemotherapie gegeben, um die Infektneigung zu vermindern. Durch diese koloniestimulierenden Faktoren, die zu einem Wachstum der weißen Blutkörperchen durch Anregung der Vorläuferzellen im Knochenmark führen, ist auch die Gabe höher dosierter oder in geringeren Abständen verabreichter Chemotherapie möglich geworden. Dies erlaubt eine effektivere Behandlung prognostisch als schlechter eingestufter Patientinnen.

Patientinnen mit mehr als zehn positiven Lymphknoten bei Diagnose werden nach der Operation heute oft mit einer Hochdosistherapie behandelt und mit vorher entnommenen Stammzellen „stammzelltransplantiert". Die Prognose dieser Patientinnen hat sich dadurch in den letzten Jahren wesentlich verbessert.

Durch die heute eingesetzten Therapiemethoden, die gemeinsam mit einem internistischen Onkologen für jede Patientin in einem Plan zusammengefaßt werden müssen, ist es möglich, etwa zwei Drittel der Brustkrebspatientinnen mit Langzeiterfolg zu behandeln. Diese Zahl könnte jedoch weit größer sein, wenn alle gängigen Vorsorgeuntersuchungen regelmäßig angewandt würden.

### *Krebs der Gebärmutter und der Eierstöcke*

Durch stark verbesserte Früherkennungsmethoden und Vorsorgeuntersuchungen ist die Prognose der Karzinome des weiblichen Genitaltraktes wesentlich besser geworden. Dies gilt vor allem für den Gebärmutterhalskrebs. Am Beginn unseres Jahrhunderts starben um etwa 70 % mehr Frauen als heute an diesem Tumor. Wird Gebärmutterhalskrebs rechtzeitig entdeckt, kann er beinahe immer geheilt werden. Der Eierstockkrebs (= Ovarialkarzinom) widersetzt sich hingegen oft einer Früherkennung.

### Ursachen und Risikofaktoren

Mit der Entstehung von Gebärmutterhalskrebs, dem Cervixkarzinom, werden verschiedene Viruserkrankungen sowie früher Beginn des Geschlechtsverkehrs und häufiger Partnerwechsel in Zusammenhang gebracht. Krebs der Gebärmutterschleimhaut, das Endometriumkarzinom, kommt meist erst nach dem Wechsel und bei hormontherapierten Patientinnen gehäuft vor. Das Ovarialkarzinom soll bei Frauen, die eine sehr unregelmäßige Menstruation hatten, vermehrt vorkommen.

## Vorsorgeuntersuchungen

Bei Tumoren der Gebärmutter haben Vorsorgeuntersuchungen einen sehr hohen Stellenwert erhalten. Dies ist durch die einfache Durchführbarkeit und den großen Erfolg der durch die frühe Diagnose früh einsetzenden Therapie zu begründen. Beim Ovarialkarzinom hingegen ist die frühe Diagnose schwieriger.

Abgesehen von einem Tastbefund der Organe, die im Becken liegen, wird bei einer gynäkologischen Untersuchung ein zytologischer Abstrich gemacht. Dieser wird vom Gebärmutterhals als Probe der obersten Zellschichte entnommen und anschließend in einem Labor untersucht. Diese Untersuchung ist schmerzfrei, liefert zu 90 % ein richtiges Ergebnis und hat die Sterblichkeit der Patientinnen mit einem Cervixkarzinom drastisch gesenkt. Zeigt die Untersuchung des Abstrichs verdächtige Zellen, kann zur genaueren Untersuchung eine Gewebeprobe des Gebärmutterhalses entnommen werden.

## Kennzeichen und Diagnose

Die ersten Symptome gynäkologischer Tumoren sind vermehrte und/oder unregelmäßige Blutungen oder ein nicht blutiger Ausfluß. Eierstockkrebs verursacht nur in etwa 25 % vaginale Blutungen, meist macht sich ein Tumor der Ovarien durch eine unklare Bauchsymptomatik (Blähungen, Völlegefühl …) bemerkbar. Schmerzen im Unterbauch sind meist schon ein Spätsymptom. Die Diagnose wird aus einer Gewebeprobe gestellt, die histologisch untersucht wird. Beim Cervixkarzinom und beim Korpuskarzinom der Gebärmutter kann das Gewebe durch die Scheide entnommen werden.

Ein Tumor an den Eierstöcken wird zunächst mittels bildgebender Verfahren dargestellt. Vier Fünftel aller Eierstocktumore sind gutartig. Für die Diagnose eines Ovarialkarzinoms muß eine Bauchspiegelung durchgeführt werden, damit der betroffene Eierstock für eine Biopsie (= Gewebeentnahme) zugänglich ist. Dabei wird ein mit einer Optik versehenes dünnes Rohr nach einem kleinen Schnitt durch die Bauchdecke eingeführt. Der Arzt kann so einerseits die Gewebeprobe entnehmen und andererseits auch die Ausdehnung des Tumors feststellen.

## Therapie und Prognose

Die Therapie und die Prognose des *Gebärmutterhalskrebses* ist von seinem langsamen Tumorwachstum geprägt. Im *Stadium 0*, in dem der Tumor als

Carcinoma in situ auf die oberflächlichen Zellschichten des Gebärmutterhalses beschränkt ist, ist die chirurgische Entfernung (Konisation) mit einer nahezu 100%igen Heilungsrate verbunden. Die meisten Fälle werden durch die heute üblichen effektiven Vorsorgeprogramme in diesem Stadium entdeckt.

Im *Stadium I* ist das Karzinom auf den Gebärmutterhals beschränkt (Fünf-Jahres-Überlebensrate 85%), im *Stadium II* auf das obere Drittel der Scheide oder die unmittelbare Umgebung der Gebärmutter ausgedehnt (Fünf-Jahres-Überlebensrate 50–60%). Im *Stadium III* hat das Karzinom auch die Beckenwand oder das untere Drittel der Scheide infiltriert. Im *Stadium IV* lassen sich bereits Fernmetastasen nachweisen.

Die *Therapie* ist ab dem Stadium I meist eine Hysterektomie – die Entfernung der Gebärmutter. Anschließend wird eine Bestrahlung durchgeführt. Chemotherapie wird nur bei ausgedehnteren Tumoren oder bei Metastasierung angewandt.

Das *Endometriumkarzinom* (Krebs des Gebärmutterkörpers) ist seltener als das Cervixkarzinom. Zu den Risikofaktoren für diesen Tumor zählen Übergewichtigkeit, Diabetes mellitus (= Zuckerkrankheit) und Hypertonie (= Bluthochdruck), besonders wenn diese Faktoren kombiniert vorkommen. Auch eine lange Ovarialfunktion (= früher Regelbeginn, später Wechsel) und Kinderlosigkeit steigern das Risiko, an diesem Tumor zu erkranken.

Auch bei diesem Tumor ist im *Stadium 0* durch Ausschabung der Schleimhaut (Curettage) eine 100%ige Heilung möglich, weil noch kein Tumoreinbruch in tiefere Schichten der Gebärmutter stattgefunden hat. Dazu ist jedoch eine frühe Diagnose notwendig.

Im *Stadium I* ist der Tumor auf die Gebärmutter begrenzt, die Hysterektomie ist eine ausreichende Therapie und führt zu einer Fünf-Jahres-Überlebensrate von 90%. 80% aller Endometriumkarzinome werden im Stadium 0 oder Stadium I diagnostiziert.

*Stadium II* bedeutet, daß das Karzinom auf den Gebärmutterhals übergegriffen hat und mit einem kombinierten chirurgischen und strahlentherapeutischen Vorgehen eine Fünf-Jahres-Überlebensrate von 60–70% erreicht werden kann.

In *Stadium III und IV* sind Beckenwand oder entfernte Organe auch betroffen. In diesen Fällen wird manchmal schon vor der Operation bestrahlt, um den Tumor zu verkleinern. Meistens wird Operation, Bestrahlung, Chemotherapie und auch eine Hormontherapie bei positiven Progesteronrezeptoren kombiniert.

Der *Eierstockkrebs* wird meist später diagnostiziert und hat deshalb eine schlechtere Prognose wie die Tumore der Gebärmutter. Nur 25% der

Ovarialkarzinome werden in Stadium I diagnostiziert. Im *Stadium I* ist der Tumor auf einen Eierstock begrenzt. Es sollte jedoch die Gebärmutter mit beiden Eierstöcken entfernt werden, um eine, nicht immer nachweisbare, mikroskopische Ausbreitung der Tumorzellen auf den anderen Eierstock nicht als Risikoherd im Körper zu belassen. Nur bei ausdrücklichem Kinderwunsch ist eine alleinige Entfernung eines Eierstockes nach Probebiopsie der anderen Teile während der Operation möglich. Es gibt zahlreiche verschiedene Gewebetypen im Eierstock und demnach eine Vielzahl verschiedenster Tumorarten, die ein unterschiedliches Verhalten zeigen und jeweils abgestimmter Behandlung bedürfen. Zusätzlich zur Operation wird meist eine Chemotherapie durchgeführt, um die zurückgebliebenen Krebszellen zu zerstören. Die Wertigkeit der Strahlentherapie bei Ovarialkarzinomen wird wegen der schweren und zum Teil nicht mehr rückgängig zu machenden Nebenwirkungen an den Bauchorganen (Darm, Blase, Leber, Nieren) sehr kontrovers diskutiert, umso mehr, als eine hochwirksame Chemotherapie zur Verfügung steht.

Die Fünf-Jahres-Überlebensrate beträgt im *Stadium I* ca. 80%. Im *Stadium II* hat das Karzinom benachbarte Strukturen wie die Gebärmutter miterfaßt. Nach der chirurgischen Entfernung aller betroffenen Organe wird eine Chemotherapie durchgeführt. Die Fünf-Jahres-Überlebensrate beträgt im Stadium II etwa 70%. Im *Stadium III* hat der Tumor auch andere Organe der Bauchhöhle befallen, im *Stadium IV* liegen Metastasen in Organen außerhalb der Bauchhöhle vor. In beiden Fällen wird so radikal wie möglich operiert und eine Chemotherapie durchgeführt. Die Fünf-Jahres-Überlebensrate hängt von der Ausdehnung des Tumors ab.

*Dickdarmkrebs*

Für Frauen und Männer gemeinsam ist die häufigste Krebslokalisation der Dickdarm. Der Dickdarm besteht aus dem ca. 100 bis 150 cm langen Kolon (= Dickdarm) und dem 10–20 cm langen Rektum (= Mastdarm). Das Kolon führt vom Blinddarm im rechten Unterbauch als aufsteigendes Kolon hinauf unter den rechten Rippenbogen, als Querkolon hinüber unter den linken Rippenbogen und als absteigendes Kolon in den linken Unterbauch. Dort bildet das Sigmoid den Übergang zum Rektum. Das Rektum (= Mastdarm) ist die Verbindung vom Kolon zum After. Die meisten Dickdarmkarzinome (= 60%) treten im unteren Abschnitt des Kolons am Übergang zum Rektum auf.

## Ursachen und Risikofaktoren

Obwohl die Ursache des Dickdarmkarzinoms noch weitgehend unklar ist, ist ein Zusammenhang zwischen Ernährungsgewohnheiten und dem Dickdarmkrebs eindeutig feststellbar. In Japan tritt dieser Tumor wesentlich seltener auf, in Amerika eingebürgerte Japaner haben jedoch schon in der nächsten Generation das gleiche Risiko, an diesem Tumor zu erkranken, wie Amerikaner.

Die Häufigkeit des Kolonkarzinoms wird mit dem Konsum fett- und proteinreicher sowie faserarmer Ernährung in Zusammenhang gebracht. Es konnte bewiesen werden, daß die im Darm natürlich vorkommende Bakterienflora bestimmte Fette zu Karzinogenen (= krebserregenden Substanzen) umwandelt. Diese Substanzen könnten nach Meinung der Forscher zunächst Reizungen der Darmschleimhaut und im weiteren Verlauf Polypen, später auch Tumore verursachen.

Je schneller der Darminhalt ausgeschieden wird – und dieser Vorgang wird durch faserreiche, ballaststoffreiche Kost beschleunigt –, desto kürzer ist die Zeit, in der die Karzinogene wirken können.

Nahezu alle Dickdarmkarzinome entstehen aus Adenomen. Adenome sind gutartige Darmtumore, die entarten können. Wird bei einer Darmuntersuchung ein Adenom entdeckt, wird es im Hinblick auf die potentielle Bösartigkeit auf jeden Fall entfernt. In manchen Familien treten Adenome gehäuft als sogenannte familiäre adenomatöse Polyposis des Dickdarmes auf. Diese Erkrankung des Dickdarmes, die sich durch das Auftreten von über 100 Polypen im kolorektalen Bereich meist um das 20. Lebensjahr manifestiert, führt unbehandelt zum Karzinom. Eine operative Entfernung des gesamten Dickdarmes unter Erhaltung des Mastdarmes ist bei der familiären Polyposis die Therapie der Wahl.

Eine andere Krankheit, die gehäuft mit Dickdarmkarzinomen einhergeht, ist die Colitis ulcerosa, eine entzündliche Erkrankung des Darmes. Das erhöhte Krebsrisiko besteht, wenn die Colitis ulcerosa bereits im Jugendalter beginnt und den gesamten Dickdarm befallen hat. Sowohl die familiäre Polyposis als auch die Colitis ulcerosa treten in der Vorgeschichte jedes ungefähr hundertsten Patienten mit Dickdarmkrebs auf.

## Kennzeichen und Diagnose

Länger bestehende Verdauungsprobleme sollten in jedem Fall medizinisch abgeklärt werden. Sowohl eine länger andauernde Verstopfung als auch anhaltende Durchfälle können Zeichen für Darmkrebs sein. Diese Symptome können natürlich auch andere Grundlagen haben. In höherem Alter ist die Divertikulitis eine sehr häufige Ursache für wechselnde Stuhlgewohnheiten und Blutbeimengung zum Stuhl. Als Divertikulitis bezeichnet man entzündete kleine Wandausstülpungen, meist im Sigmaabschnitt des Kolons (= Darmabschnitt zwischen Kolon und Rektum). Dabei kommt es auch hin und wieder zu Beschwerden im linken Unterbauch.

Sichtbare hellrote Blutbeimengung beim Stuhlgang ist meist Zeichen für Hämorrhoiden, kann aber auch ein Hinweis für Colon-, Sigma-, oder Rektumkarzinom sein. Nicht jede Blutbeimengung muß auf ein Karzinom hinweisen, sollte aber Anlaß zur Abklärung sein.

Etwa einer von sieben Rektumtumoren läßt sich durch die digitale rektale Untersuchung ertasten. Dabei führt der Untersucher den Finger in den Anus des sich in Seitenlage befindenden Patienten und tastet rundherum die gesamte Wand des untersten Darmabschnittes ab. Bei Auffälligkeiten wird der Patient zu einer Rektoskopie, der Untersuchung des Rektums mit einem mit einer Optik versehenem Rohr, zugewiesen.

Eine weitere Basisuntersuchung ist der Test auf Blut im Stuhl, der Hämoccullttest. Es ist ein einfaches, zu Hause durchführbares Verfahren, bei dem eine Stuhlprobe auf ein Kärtchen aufgetragen wird. Schon geringste Mengen von Blut können dabei entdeckt werden. Ein positiver Hämoccullttest kann auf ein Karzinom hinweisen, aber mit falsch positiven Reaktionen nach Fleischspeisen, bestimmten Medikamenten oder bei Vorliegen von Hämorrhoiden muß gerechnet werden. Da der Hämoccullttest einfach und billig ist, wird er neben der digitalen Untersuchung als regelmäßige Vorsorgemaßnahme bei Gesundenuntersuchungen ab etwa 40 Jahren empfohlen. Ein negatives Ergebnis schließt ein Karzinom jedoch nicht aus, nur etwa 60% aller Kolonkarzinome können mit dieser Methode entdeckt werden. Patienten mit erhöhtem Erkrankungsrisiko sollten schon früher regelmäßig und eingehend auf das Vorliegen eines Karzinoms untersucht werden. Dazu gehören Patienten mit einer familiären Vorbelastung durch Darmkrebs.

Risikopersonen in sogenannten Krebsfamilien mit gehäuftem Vorkommen von Dickdarm-, Brust- oder Prostatakrebs können heute schon durch genetische Untersuchungen aus dem Blut identifiziert werden. Zu den Risikopatienten gehören weiters Patienten mit Colitis ulcerosa des gesamten Dickdarms und Polyposispatienten.

Bei Auffälligkeiten der einfachen Untersuchungsmethoden wird der Patient zu einer Untersuchung des gesamten Dickdarmes mit dem Darmrohr – der Colonoskopie – oder zur Röntgendarstellung des Darmes – der Irrigoskopie – zugewiesen. Bei Risikopatienten können diese Verfahren regelmäßig zum Screening angewandt werden.

Die Colonoskopie wird durch Einführen eines langen, beweglichen Rohres in den Darm durchgeführt. Der Arzt, meist ein Gastroenterologe oder Chirurg, kann dabei nicht nur den gesamten Dickdarm eingehend untersuchen, sondern auch an allen auffälligen Stellen Probebiopsien entnehmen und sogar therapeutische Schritte setzen, wie einzelne Polypen entfernen. Die kürzere Fassung des Koloskopes ist das flexible Sigmoidoskop, das mit einer Länge von 35 bis 65 cm die Untersuchung des Rektums und des Sigmoids erlaubt.

Mit Hilfe der Irrigoskopie wird eine hervorragende röntgenologische Darstellung des Dickdarmes möglich. Vor dem Röntgen wird der Dickdarm mit einem Kontrastmittel gefüllt. Nach Ablassen des Kontrastmittels wird der Darm für eine zweite Aufnahme mit Luft gefüllt, dadurch entsteht das Doppelkontrastbild.

Zur Vorbereitung dieser Darmuntersuchungen ist die Entleerung des Darmes und verschiedene Einschränkungen der Nahrungsaufnahme am Tag vor der Untersuchung notwendig.

Das wichtigste Kriterium für die Prognose ist die Ausbreitung des Tumors bei Diagnose und der histologische Differenzierungsgrad. Im allgemeinen sind weniger differenzierte Karzinome invasiver und metastasieren schneller als gut differenzierte Tumore. Dickdarmkarzinome werden je nach lokaler Ausbreitung nach folgender Klassifikation eingeteilt:

Ist der Tumor auf die Schleimhaut und die direkt darunterliegende Submukosa (*Stadium I*) oder auf die Dickdarmwand (*Stadium II*) beschränkt, besteht mit den derzeit gängigen Therapiemethoden eine ausgezeichnete Heilungschance. Im *Stadium III* sind die dem Dickdarm unmittelbar benachbarten Lymphknoten befallen, im *Stadium* IV sind bereits Fernmetastasen nachweisbar.

## Therapie des Kolorektalen Karzinoms

Die Behandlung des Kolorektalen Karzinoms ist in erster Linie die chirurgische Sanierung. Bei der Operation werden der Tumor und die beidseits daran anschließenden Darmmanschetten so entfernt, daß gesunde Schnittränder verbleiben. Meist kann im selben Operationsschritt die Darmkontinuität durch die Anastomose – eine Verbindung der angeschnittenen Darmteile – wieder hergestellt werden. Manchmal muß vorübergehend eine Kolostomie – ein künstlicher Darmausgang – angelegt werden. In einer Zweitoperation Monate später kann dann in der Regel der normale Darmverlauf wieder rekonstruiert werden.

In den Stadien I und II, in denen der Tumor auf die Darmwand beschränkt ist, führt diese Operation in fast allen Fällen zur Heilung, der Verlust des Darmabschnittes ist für die Funktion gleichgültig.

Wenn der Tumor im Mastdarm liegt, muß je nach Abstand vom Anus bei etwa einem von sieben Patienten eine Dauerkolostomie angelegt werden. Die zusätzliche Bestrahlung des Rektumkarzinoms nach der Operation mit einer begleitenden milden Chemotherapie hat sich als therapeutisch hilfreich erwiesen, vor allem, wenn vom Chirurgen ein lokaler Lymphdrüsenbefall durch den Tumor festgestellt worden ist. Bei sehr tiefsitzenden Tumoren des Mastdarmes kann die Durchführung einer Strahlen-/Chemotherapie schon vor der Operation erwogen werden, um durch eine konsekutive Verkleinerung des Tumors idealerweise unter Erhaltung des Schließmuskels operieren zu können.

Zur Konsolidierung des operativen Eingriffes wird also beim Rektumkarzinom je nach Ausdehnung des Tumors eine kombinierte Strahlen- und Chemotherapie mit 5-FU (= Fluorouracil) empfohlen. Beim Kolonkarzinom im Stadium III hat sich die Kombination von 5-FU und Levamisol oder aber 5-FU und Leukovorin als prognoseverbessernd bewährt. Auch bei einem metastasierten Kolon- oder Rektumkarzinom (Metastasierungslokalisationen sind meist Leber oder Lunge) kann die Chemotherapie als effektive Palliationsmöglichkeit eingesetzt werden. Einzelne Metastasen in der Leber oder Lunge können auch operativ entfernt werden.

Im Durchschnitt werden heute mehr als 50% aller Dickdarmkarzinompatienten geheilt. Diese Zahl ließe sich natürlich wesentlich erhöhen, wenn alle heute zur Verfügung stehenden Früherkennungsmaßnahmen rechtzeitig und regelmäßig in Anspruch genommen würden.

### *Lungenkrebs*

Das Bronchuskarzinom (= Lungenkrebs) ist die häufigste Todesursache unter allen Krebserkrankungen bei Männern und die vierthäufigste Krebstodesursache bei Frauen.

Die Inzidenz des Lungenkarzinoms ist mit der Zunahme des Tabakkonsums in den letzten Jahrzehnten dramatisch gestiegen. Der Nichtraucheranteil unter den Lungenkrebspatienten liegt weit unter 10%. Leider steigen die Erkrankungszahlen an Lungenkrebs vor allem bei Frauen ständig weiter an. Das vorrangige Problem bei der Behandlung des Lungenkarzinoms bleiben die Schwierigkeiten der Frühdiagnose. Da ein Großteil der Patienten zum Zeitpunkt der Diagnose schon einen Tumor in fortgeschrittenem Stadium aufweisen, ist eine kurative Therapie sehr selten möglich. Umso wichtiger wäre eine weitreichende Prävention durch größtmögliche Einschränkung des Nikotinkonsums.

## Ursachen und Risikofaktoren

Auf den Risikofaktor Nummer 1, das Rauchen, wurde schon hingewiesen. Die Exposition mit verschiedenen Chemikalien meist in industriellen Betrieben sowie verschiedene Umweltgifte (wie zum Beispiel Asbest) scheint die Erkrankungsrate ebenfalls zu erhöhen. Auch ein chronischer Mangel an Vitamin A wird mit erhöhtem Lungenkrebsrisiko in Verbindung gebracht. Schließlich gibt es Familien, in denen dieser Tumor gehäuft auftritt. Das Krebsrisiko ist in diesen Familien genetisch determiniert und läßt sich in vielen Fällen mit molekularbiologischen Untersuchungen schon nachweisen.

## Kennzeichen und Diagnose

Es gibt keine Symptome, die für Lungenkrebs typisch sind. In frühen Stadien treten meist keine Beschwerden auf, später kann es zu Husten, Lungenentzündungen, blutigem Auswurf, Schwäche, Gewichtsverlust oder Vergrößerung der Lymphknoten im Nacken-Schulter-Bereich kommen. Jede chronische Bronchitis oder rezidivierende (= immer wiederkehrende) Lungenentzündung bei Patienten über 40 sollte an ein Lungenkarzinom denken lassen.

Nur etwa 10% aller Lungentumore werden zufällig bei Gesundenuntersuchungen oder bei einem Lungenröntgen im Rahmen anderer Beschwerden in einem sehr frühen Stadium entdeckt. Alle anderen Patienten zeigen bereits Symptome eines fortgeschrittenen Tumors oder haben bereits Beschwerden durch Fernmetastasen und sind daher bereits zum Zeitpunkt der Diagnose in einem prognostisch ungünstigen Stadium. Die Prognose hängt im wesentlichen von der Ausbreitung des Tumors sowie vom histologischen Tumortyp und dem Differenzierungsgrad ab.

Die *Klassifikation* von Lungenkrebs erfolgt nach verschiedenen Kriterien. Histologisch gibt es vier Karzinomtypen. Die überwiegende Hälfte der Tumore sind Plattenepithel- oder Adenokarzinome. Etwa 20% sind undifferenziert kleinzellige und zehn bis 15% undifferenziert großzellige Karzinome. Plattenepithelkarzinome haben üblicherweise die beste Prognose. Sie sind der chirurgischen und strahlentherapeutischen Behandlung besser zugänglich als die anderen und scheinen zudem nicht so rasch zu metatasieren.

**Tabelle 2.** Stadieneinteilung des Lungenkarzinoms

| | |
|---|---|
| Stadium I | T1/2, N0, M0 |
| Stadium II | T1/2, N1, M0 |
| Stadium IIIA | T1/2, N2, M0; T3, N0/1/2, M0 |
| Stadium IIIB | jedes T, N3, M0; T4, jedes N, M0 |
| Stadium IV | jedes T, jedes N, M1 |

Adenokarzinome stammen vom Drüsengewebe ab, sie entstehen im Gegensatz zum eher zentral in den größeren Bronchien wachsenden Plattenepithelkarzinomen in den kleineren, peripheren Lungenabschnitten. Wenn ein Adenokarzinom nicht in sehr frühem, auf die Lunge beschränktem Stadium diagnostiziert wird, hat es eine schlechtere Prognose als das Plattenepithelkarzinom.

Der aggressivste Lungentumor ist das kleinzellige undifferenzierte „oat-cell"-Karzinom. Auch wenn der Tumor bei Diagnose noch sehr klein ist, bestehen oft schon Fernmetastasen. Durch moderne Formen der Chemotherapie und durch Strahlentherapie läßt sich die sehr schlechte Prognose von Patienten mit diesem Tumor etwas verbessern. Das großzellige undifferenzierte Karzinom läßt sich in seinem Verhalten und auch prognostisch mit dem Adenokarzinom vergleichen.

Neben der histologischen Klassifikation gibt es noch die anatomische Einteilung nach Tumorgröße, Lymphknotenbefall (lymph node involvement) und Metastasierung, die *TNM*-Klassifikation. Je nach Tumorgröße wird der Tumor mit T1 bis T4 beschrieben, je nach Befall der verschiedenen Lymphknotenregionen N0 bis N3 und das Vorhandensein von Fernmetastasen mit M1, keine Fernmetastasen mit M0. Die Stadieneinteilung (Stadium I–IV) erfolgt anhand dieser TNM-Klassifizierung, wobei Patienten mit einem Tumor im Stadium I eine wesentlich bessere Prognose haben als in Stadium II, III oder IV.

Zur *Stadieneinteilung* des Lungenkarzinoms siehe Tabelle 2.

### Untersuchungen zur Frühdiagnose

Wird die Verdachtsdiagnose Lungenkarzinom durch ein Röntgenbild gestellt, werden weitere Untersuchungen angeschlossen. Zum einen gibt es heute hochentwickelte technische Verfahren zur bildgebenden Diagnostik, wie zum Beispiel die Computertomographie oder die Magnetresonanztomographie. Zum anderen wird die Diagnose jetzt mehr und mehr durch zytologische Untersuchungen gestellt. Wenn aus dem Sputum (= Speichel) nicht genug Material gewonnen werden kann, ist die diagnostische Untersuchung der Wahl die Bronchoskopie. Bei dieser Untersuchung wird ein biegsames Rohr über die Luftröhre in die Bronchien eingeführt. Über eine eingebaute Optik läßt sich so ein großer Teil des Bronchialbaumes begutachten. Außerdem kann durch das Bronchoskop auch eine Auswaschung – eine Bronchiallavage – oder eine Biopsie durchgeführt werden, die eine genaue zytologische oder histologische Beurteilung zulassen.

## Therapie des Bronchuskarzinoms

Die Behandlung dieser Erkrankung besteht aus der chirurgischen Therapie, der Strahlentherapie und der medikamentösen Therapie. Je nach Stadium des Tumors, nach histologischem Typ, Alter und Allgemeinzustand des Patienten wird ein spezifischer Therapieplan erstellt. Lungentumore bis zu einer Ausdehnung von T3N1 werden meist zuerst einer chirurgischen Therapie unterzogen. Hat der Tumor auf die Brustwand oder auf Lymphknoten der anderen Seite der Lunge übergegriffen oder sind bereits Fernmetastasen vorhanden, nimmt man Abstand von einer Operation. Tumore der Lungenspitze, die in die Schlüsselbeingrube durchgebrochen sind – Pancoast-Tumore – werden präoperativ bestrahlt, um eine Verkleinerung zu erreichen.

Nichtkleinzellige Tumore haben im Stadium I durch die chirurgische Therapie sehr gute Heilungschancen. Die besten langfristigen Überlebensraten zeigen sich bei Patienten mit Plattenepithelkarzinomen. Bei der chirurgischen Therapie des Bronchuskarzinomes wird durch eine „Thorakotomie" der Brustkorb eröffnet und je nach Ausbreitung des Tumors ein Lungenlappen (= Lobektomie), zwei Lungenlappen (= Bilobektomie) oder eine ganze Lungenseite (= Pneumektomie) entfernt. Gleichzeitig werden aus den regionalen Lymphknoten Gewebeproben entnommen. Obwohl diese Operation naturgemäß einen großen Eingriff darstellt, können die meisten Patienten nach der Nahtentfernung (das ist nach zehn Tagen) das Krankenhaus wieder verlassen. Auch wenn nach einer Pneumektomie nur ein Lungenflügel im Brustkorb verbleibt, ist nach einer anfänglichen Gewöhnungsphase wieder ein normales Leben ohne wesentliche Leistungseinschränkung möglich.

Die Strahlentherapie wird bei allen Tumoren mit Erfolg angewandt. Bei gutem Allgemeinzustand des Patienten wird bei nichtkleinzelligen Tumoren auch manchmal eine Kombination aus Chemo- und Strahlentherapie eingesetzt. Patienten mit nichtkleinzelligem Tumor, die wegen ihres schlechten Allgemeinzustandes nicht operiert werden können, werden einer Strahlentherapie zugeführt. Auch in diesen Fällen werden oft gute Erfolge erzielt. Die palliative Strahlentherapie wird bei fortgeschrittenen Lungenkarzinomen zur Linderung der Symptome eingesetzt.

Das kleinzellige Bronchuskarzinom hat unter allen histologischen Typen die schlechteste Prognose. Nach einer chirurgischen Therapie des Stadium I oder II wird heute mit gutem Erfolg eine Chemotherapie eingesetzt. Das kleinzellige Karzinom ist gut chemotherapie- und strahlensensibel, neigt aber zu früher Generalisierung und zu Lokalrezidiven.

Zu den *Nebenwirkungen* der Strahlentherapie gehören vorübergehende Schluckbeschwerden oder Mundtrockenheit. Die früher meist beobachtete Übelkeit im Rahmen der Chemotherapie läßt sich durch heute übliche moderne Begleitmedikationen sehr gut unterbinden.

### *Hautkrebs*

Hautkrebs ist die häufigste Krebserkrankung. Mit der steigenden Belastung durch die UV-Strahlung durch Schwinden der schützenden Ozonschicht gewinnt dieser Tumor immer mehr an Bedeutung.

Die häufigste Form von Hautkrebs ist das Basaliom, gefolgt vom Spinaliom oder Plattenepithelkarzinom. Nach Diagnose dieser beiden Tumortypen kann in den meisten Fällen sehr schnell und erfolgreich therapiert werden. Am seltensten tritt der bösartigste der Hauttumore auf, das Melanom, obwohl diese Krebsart in den letzten zehn Jahren ungefähr um das Fünffache zugenommen hat. 1992 erkrankten in Österreich 286 Männer und 373 Frauen an einem malignen Melanom.

### Ursachen und Risikofaktoren

Der UV-Anteil der Sonnenstrahlung ist ein gesicherter Risikofaktor für die Entstehung von Hautkrebs. Während das Basaliom und das Spinaliom meist ältere Menschen mit heller Haut befällt, die die meiste Zeit ihres Lebens an der frischen Luft verbracht haben, entsteht das maligne Melanom eher an periodisch stark der Sonne ausgesetzten. Hautarealen von in geschlossenen Räumen arbeitenden „Sonnenanbetern". Menschen mit heller Haut und großer Neigung zu Sonnenbrand haben ein viel größeres Krebsrisiko als dunklere Hauttypen. In der schwarzen Bevölkerung tritt Hautkrebs durch den Schutz der dunklen Haut sehr selten auf.

Die Ultraviolettstrahlung des Sonnenlichtes ist in der Mittagszeit besonders intensiv. Durch Reflektion des Wassers wird sie am Strand noch um 20% gesteigert, im Schnee sogar um 100%. Auch bei bewölktem Wetter erreichen die unsichtbaren ultravioletten Strahlen die Erde. Das Risiko, an Hautkrebs zu erkranken, erhöht sich mit jedem Sonnenbrand. Die wichtigste Maßnahme zur Vorbeugung von Hautkrebs ist der Schutz der Haut vor UV-Strahlung und somit die Prävention des Sonnenbrandes durch entsprechende Sonnenschutzmittel.

Das *Basaliom* entsteht aus der untersten Hautzellschichte, den Basalzellen. Dieser Tumor wächst sehr langsam und tritt bevorzugt bei älteren Menschen auf. Neben der Sonneneinstrahlung ist auch Arsen ein Risiko für die Entstehung des Basalioms. Da es früher arsenhältige Medikamente gab, kommt es heute zu einem gehäuften Auftreten bei älteren Menschen, die früher diese Arzneimittel einnahmen.

Bei einem sehr langsamen Wachstum erscheint das Basaliom nach Jahren meist als runder oder ovale harter Knoten von perlmutterfarbenem Aussehen. Auch nichtheilende kleine Wunden sind verdächtig auf das Vorliegen eines Basalioms. Dieser Tumor metastasiert praktisch nie in andere Organe. Bei rechtzeitiger Diagnose kann das Basaliom durch Kryochirurgie oder Laser leicht entfernt, und durch Nachbestrahlung eine nahezu 100%ige Heilung erreicht werden. Wird der Tumor nicht entfernt, hat er jedoch die Tendenz, sich lokal auszubreiten, oft tief in Knorpel oder Knochen mit Zerstörung dieser Strukturen. Manchmal kommt es zu einem Rezidiv, zu einem Wiederauftreten des Basalioms. Da diese Form meist bösartiger als der Ersttumor ist, sollte jeder Basaliompatient zu regelmäßigen Nachsorgeuntersuchungen gehen, um das Auftreten eines Rezidivs rechtzeitig zu erkennen.

Das *Spinaliom* entsteht aus den Stachelzellen der obersten Hautschichte. Auch diese zweithäufigste Form von Hautkrebs befällt eher ältere Menschen mit heller Haut, die viel im Freien gearbeitet haben. Außerdem vermutet man, daß Verbrennungen, chronische Geschwüre und bestimmte Chemikalien das Risiko für diesen Tumortyp erhöhen. Das Spinaliom wächst schneller als das Basaliom und metastasiert in ca. 2% der Fälle in andere Organe. Im Frühstadium erscheint es als kleiner, verkrusteter harter Fleck oder als nichtheilende Wunde meist an den sonnenexponierten Stellen wie Gesicht oder Handrücken. Eine rechtzeitige Entfernung und anschließende Strahlentherapie sichert eine Fünf-Jahres-Heilungsrate von 90%.

Das *maligne Melanom* entsteht in den Pigmentzellen der Haut, den Melanozyten. Die meisten Melanome entstehen an den Hautarealen, die am meisten der Sonnenstrahlung ausgesetzt sind. Manche finden sich aber auch in Hautgebieten, die nie ein UV-Strahl erreicht hat, wie zum Beispiel die Nasenschleimhaut.

20 bis 30 % aller Melanome entstehen aus den Pigmentzellen eines gutartigen Muttermales – eines Nävus. Hautärzte unterscheiden harmlose von potentiell börartigen Nävi. Verändert ein Muttermal seine Größe, seine Farbe, seine Kontur oder wird es knotig, sollte in jedem Falle ein Hautarzt aufgesucht werden. Bei rechtzeitiger Diagnose eines malignen Melanomes ist die Heilung in vielen Fällen möglich. Wenn es aber nur einen Millimeter in die tieferen Hautschichten eingedrungen ist, ist die Prognose viel schlechter. Die Therapie des Melanomes ist eine radikale chirurgische Entfernung. Sollten sich am Rand des entfernten Gewebestückes noch Melanomzellen finden, wird in einer Zweitoperation noch ein Teil entnommen. Nach Metastasierung ist die Prognose sehr ungünstig. Weder Chemo- noch Strahlentherapie haben dauerhafte Erfolge gezeigt. Manchmal läßt sich durch die Kombination von Chemotherapie mit Interferon eine Verlängerung der Lebenserwartung erreichen. Obwohl Hautkrebs bei rechtzeitiger Diagnose sehr gute Heilungsraten hat, ließen sich durch bessere Prävention durch geringere Sonnenexposition viele Todesfälle vermeiden.

*Magenkrebs, Krebs des Dünndarmes und Speiseröhrenkrebs*

Magenkrebs war einmal einer der häufigsten Tumore. Die Häufigkeit des Magenkarzinoms konnte durch Einführung moderner Lebensmittelvorratshaltung, wie der Kühlung, deutlich reduziert werden.

### Ursachen und Risikofaktoren

Das Magenkarzinom ist eine Erkrankung der unteren sozialen Schichten. In Ländern mit häufigem Vorkommen dieser Krebserkrankung sind die Schichten mit höherem Lebensstandard wesentlich seltener betroffen. Dies läßt den Schluß zu, daß Ernährungs- oder andere Umweltfaktoren einen großen Einfluß auf die Entstehung dieses Tumors haben. Nitrate, die als Konservierungsmittel für Nahrung eingesetzt werden und sich im Magen zu kanzerogenen Nitriten umwandeln, erhöhen das Risiko, an Magenkrebs zu erkranken.

Auch manche gutartige Erkrankungen, wie die perniziöse Anämie, die verminderte Säureproduktion bei atrophischer Gastritis und gutartige Geschwüre oder Polypen der Magenschleimhaut, sind mit einem erhöhten Magenkrebsrisiko verbunden.

Das Ösophaguskarzinom (= Krebs der Speiseröhre) ist ursächlich eindeutig mit erhöhtem Alkohol- und Zigarettenkonsum verbunden.

## Diagnose und Therapie

Da das Magenkarzinom in seinem Frühstadium kaum Symptome macht, wird es oft erst sehr spät diagnostiziert.

Die anfangs oft bemerkte diffuse Magensymptomatik wie Völlegefühl oder leichte Schmerzen werden vom Patienten als Gastritis selbst behandelt, und erst stärkere Beschwerden oder Gewichtsabnahme führen zum Arzt.

Zur *Diagnose* eines Magenkarzinomes wird eine Gastroskopie (= Magenspiegelung) durchgeführt und eine Gewebeprobe entnommen. Dabei schluckt der Patient ein biegsames Rohr, das mit einer Optik ausgestattet ist und durch das die Speiseröhre, der Magen und der Zwölffingerdarm begutachtet werden können. Durch das Gastroskop kann auch eine Biopsie von verdächtigen Stellen entnommen werden. 90% der Magenkarzinome gehen von den Drüsenzellen des Magens aus, es sind daher Adenokarzinome, die restlichen 10% sind Lymphome oder verschiedene Formen von Weichteiltumoren.

Da dieser Tumor sehr früh beginnt, Absiedelungen zu setzen, ist eine frühzeitige Diagnose besonders wichtig. Oft ist das Karzinom schon zum Zeitpunkt der Erstdiagnose in umliegende Lymphknoten oder Organe metastasiert.

Der Speiseröhrentumor verursacht durch Einengung der Speiseröhre Schluckbeschwerden. Die Diagnose wird durch ein Röntgenbild und durch die Ösophagoskopie mit Biopsie des verdächtigen Areales gestellt. Bei der Ösophagoskopie wird ein biegsames Rohr, das mit einer Optik versehen ist, in die Speiseröhre eingeführt. Durch dieses Rohr kann man auch Gewebe zur Untersuchung entnehmen.

Die *Therapie* des Magenkrebs ist in erster Linie chirurgisch. Je nach Lokalisation und Ausdehnung des Tumors wird ein Teil oder der ganze Magen, manchmal auch mit einem Teil der Speiseröhre oder des Dünndarmes, entfernt. Ist der Tumor nur auf die Magenschleimhaut begrenzt, ist eine Heilung durch Operation in etwa 75% möglich. Eine Verlängerung des rezidivfreien Intervalles, des Zeitraumes bis zum Auftreten von Fernmetastasen, konnte durch eine adjuvante Chemotherapie nach der chirurgischen Sanierung bisher nicht bewiesen werden. Die Strahlentherapie spielt in der Behandlung dieses Tumors keine wesentliche Rolle. In den letzten Jahren gelang es jedoch, in einigen Fällen (etwa 30%)

primär nicht operable Tumore durch eine neoadjuvante – also vor der Operation eingesetzte – Chemotherapie deutlich zu verkleinern und im Rahmen eines darauffolgenden Eingriffs kurativ (= heilend) zu entfernen.

Zur Vermeidung von *Spätfolgen* nach der chirurgischen Entfernung des Magens müssen die Ernährungsgewohnheiten umgestellt werden. Größere Mahlzeiten verursachen das „Dumping-Syndrom" (Krämpfe, Schmerzen und Übelkeit). Die Nahrungsaufnahme muß daher auf viele kleine Mahlzeiten umgestellt werden.

Die Therapie des Ösophaguskarzinomes besteht meist aus chirurgischer Therapie und Strahlentherapie. Dieser Tumor spricht leider auf die Chemo- und Strahlentherapie oft schlecht an.

*Dünndarmkrebs* ist sehr selten und tritt in drei verschiedenen Formen auf. Das Adenokarzinom geht von den Drüsenzellen aus. Es wird meist sehr spät diagnostiziert und hat nach der chirurgischen Therapie eine relativ schlechte Prognose.

Das Lymphom wird chirurgisch, chemotherapeutisch und strahlentherapeutisch behandelt und hat eine wesentlich bessere Prognose. Eine andere Form von Dünndarmkrebs ist das Karzinoid, ein hormonproduzierendes Karzinom, das verschiedene Kreislauf- und Verdauungsschwierigkeiten, wie schwere Durchfälle, hervorrufen kann. Es ist ein sehr langsam wachsender Tumor und hat daher eine relativ gute Prognose.

*Tumore von Lippe, Mundhöhle, Rachen und Kehlkopf*

Für diese Tumortypen sind Risikofaktoren eindeutig gesichert. Starke Raucher sind am meisten gefährdet, eines dieser Karzinome zu entwickeln. Auch hoher Alkoholkonsum stellt einen gesicherten Risikofaktor dar. Da Männer in diesen Risikogruppen doch häufiger zu finden sind, ist die Verteilung zwischen den Geschlechtern so ungleich (1992 starben 14 Frauen und 171 Männer an Kehlkopfkrebs, 65 Frauen und 313 Männer an den anderen oben erwähnten Tumoren).

Die Tumore dieser Gruppe entstehen fast alle in den obersten Haut- oder Schleimhautschichten, sie sind daher Plattenepithelkarzinome.

Die *Prognose* hängt im wesentlichen von der Ausbreitung des Tumors und vom Differenzierungsgrad ab. Je höher differenziert – je ähnlicher die Tumorzellen normalen Zellen sind –, desto langsamer ist das Wachstum und die Metastasierung und desto besser daher die Prognose. In frühen Stadien ohne Lymphknotenbefall beträgt die Heilungsrate je nach Tumorgröße 70 bis 90%. Sind bereits Lymphknoten befallen oder Fernmetastasen vorhanden, sinkt die Fünf-Jahres-Überlebensrate drastisch ab.

Die *Therapie* dieser Karzinome besteht meist aus chirurgischer Therapie und Strahlentherapie. In fortgeschritteneren Stadien wird diese Therapie mit einer Polychemotherapie (= eine Kombination verschiedener Chemotherapeutika) kombiniert. Wesentlich bei diesen Tumoren ist eine gute Zusammenarbeit der verschiedenen Fachärzte. Oft muß nach ausgedehnteren Resektionen eine plastische Rekonstruktion des verletzten Gesichtsbereiches erfolgen.

Große Tumore im Kopf- und Halsbereich, die nur durch einen verstümmelnden Eingriff geheilt werden könnten, werden seit einigen Jahren erfolgreich einer neoadjuvanten, also vor der Operation verabreichten kombinierten Chemo- und Strahlentherapie zugeführt. Dadurch können beispielsweise bis zu 60% aller an Kehlkopfkarzinom erkrankten Patienten „organerhaltend" operiert werden.

Kleine Kehlkopfkarzinome werden heute oft durch schmerzlose Lasertherapie behandelt. Lebenseinschränkende Spätfolgen müssen nach einer Entfernung des gesamten Kehlkopfes bei ausgedehnteren Tumoren in Kauf genommen werden. Diese Operation geht mit dem Verlust der Stimme einher. Verständliches Sprechen über die Speiseröhre oder Apparate muß langsam erlernt werden und stellt sicherlich eine grobe Einschränkung der Lebensqualität dar. Wichtig ist bei diesen Tumoren eindeutig einerseits die Prävention durch Vermeiden übermäßigen Tabak- und Alkoholkonsumes und andererseits die rechtzeitige Diagnose durch engmaschige Kontrollen der Risikogruppen, um gute Heilungschancen zu wahren.

*Krebs der Niere und der Harnblase, des Harnleiters und der Harnröhre*

Die Einheit aus Niere, Harnleiter (= Ureter), Harnblase und Harnröhre (= Urethra) nennt man das Urogenitalsystem. Der Ureter führt den von der Niere produzierten Harn zur Harnblase, von dort wird der Urin über die Harnröhre ausgeschieden.

Männer sind von diesen Tumoren häufiger betroffen als Frauen.

Als *Risikofaktoren* für diese Erkrankungen gelten verschiedene chemische Substanzen, der in Schmerzmitteln vorhandene Stoff Phenacetin und Tabakrauch.

*Kennzeichen* für ein Karzinom des unteren Urogenitaltraktes können Schmerzen beim Urinieren oder Blut im Harn zu Beginn des Harnlassens sein. Ein Nierenkarzinom in fortgeschrittenerem Stadium kann in den

Rücken oder in den Bauch ausstrahlende Schmerzen verursachen, auch dabei kann, am Ende des Urinierens, Blut im Harn auffallen.

Der häufigste Nierentumor ist das *Nierenzellkarzinom oder Hypernephrom*. Es ist ein langsam wachsender Tumor und macht daher meist erst in fortgeschrittenen Stadien Beschwerden. Ca. ein Drittel aller Patienten weist bei der Diagnose bereits Fernmetastasen auf. Durch bildgebende Untersuchungsverfahren (Ultraschall, Computertomographie) kann in der Regel zwischen gutartigen und bösartigen Neubildungen der Niere unterschieden werden. Mittels IVP (intravenösem Pyelogramm) können die ableitenden Harnwege nach einer Kontrastmittelinjektion dargestellt werden. Eine Angiographie, bei der auch mit einem Kontrastmittel die Blutversorgung des Tumors sichtbar gemacht werden kann, kann die Diagnose spezifizieren. Erst die Biopsie (= Gewebsentnahme) sichert jedoch die Diagnose.

Die *Therapie* des Hypernephroms ist in erster Linie eine chirurgische Therapie. Da meist nur eine Niere betroffen ist, kann die gesamte betroffene Niere entfernt werden. Manchmal wird nach der Operation mit Chemotherapie, Strahlentherapie oder seit einiger Zeit mit Immuntherapie (= Stimulation der körpereigenen Abwehrzellen) weiterbehandelt. In einigen Fällen läßt sich dadurch eine Verbesserung der Prognose erreichen. Die Prognose hängt von der Ausbreitung und der Größe des Tumors ab. Ein Patient mit einem kleinen, auf die Niere beschränkten Tumor hat eine Fünf-Jahres-Überlebensrate von 70 bis 90%.

*Tumore des Nierenbeckens und des Ureter* sind sehr selten. Sie machen sich meist durch Koliken und blutigen Harn bemerkbar und werden operativ behandelt. Andere Therapiemaßnahmen haben bei diesen Tumoren keine großen Erfolge in der Verbesserung der Überlebensrate und werden als palliative Maßnahmen bei Schmerzen durchgeführt.

Das *Harnblasenkarzinom* ist das häufigste Karzinom dieser Gruppe. Es befällt wesentlich mehr Männer als Frauen, wahrscheinlich auch, weil mehr Männer den oben genannten Risikofaktoren ausgesetzt sind.

Erste Symptome sind meist Blut im Harn sowie Schmerzen beim Urinieren. Diese Symptome sind in den meisten Fällen durch harmlose Infekte (Blasenkatarrh) hervorgerufen, sollten aber bei längerer Dauer unbedingt Anlaß für eine ärztliche Untersuchung sein. Durch eine Blasenspiegelung, eine Cystoskopie, bei der ein biegsames Rohr durch die Harnröhre eingebracht wird, lassen sich genauere Untersuchungen und auch eine Biopsie des verdächtigen Areales vornehmen.

Etwa zwei Drittel aller Harnblasenkarzinome sind auf die obersten Schleimhautschichten beschränkt, die *Therapie* ist nicht sehr beschwerlich und die *Prognose* meist gut. Diese Tumore der Stadien I oder II werden meist transurethral, also durch das Cystoskop, entfernt. Meist wird durch eine lokale – direkt in die Harnblase eingebrachte – Chemotherapie nachbehandelt. Die Fünf-Jahres-Überlebensrate beträgt ca. 70%. Ausgedehntere Tumore machen eine teilweise oder sogar totale Entfernung der Blasenwand notwendig, wobei bei einer Totalentfernung die Umleitung des Harnausganges durch die Bauchwand erfolgen muß. Bei fortgeschrittenen und metastasierten Blasenkarzinomen wird eine Kombination aus chirurgischer Therapie, Strahlen- und Chemotherapie eingesetzt. Auch ausgedehntere Tumore der Blase ohne Fernmetastasen haben noch eine Fünf-Jahres-Überlebensrate von 40–50%.

*Harnröhrenkarzinome* sind sehr selten, sie kommen als einziger Tumor des Urogenitaltraktes bei Frauen öfter vor als bei Männern. Wahrscheinlich spielen häufige Infektionen eine prädisponierende Rolle. Symptome sind Schmerzen beim Urinieren und Blut im Harn. Die Therapie ist in erster Linie chirurgisch. Anschließend wird meist eine Strahlentherapie durchgeführt. Bei größeren Karzinomen wird vor der Operation mit gutem Erfolg zur Verkleinerung des Tumors eine Bestrahlung durchgeführt. Die Fünf-Jahres-Überlebensrate ist bei oberflächlicheren und körperausgangsnäheren Karzinomen etwa 50%.

*Krebs der Leber, der Gallenblase und der Bauchspeicheldrüse*

Die Karzinome dieser Gruppe sind nicht sehr häufig. Das *primäre Leberzellkarzinom* ist wesentlich seltener als Sekundärtumore, das sind Metastasen anderer Karzinome in der Leber. Die Leberzirrhose, gleichgültig ob alkohol- oder entzündungsbedingt, stellt den Hauptrisikofaktor für dieses Karzinom dar. In Asien und Afrika ist die Hepatitis viel häufiger als bei uns, auch das Leberzellkarzinom tritt dort als mögliche Folgeerscheinung der Hepatitis häufiger auf. Orale Antikonzeptiva sollen wegbereitend für gutartige Lebertumore sein, die Entartung in ein Karzinom stellt ein sehr geringes Risiko dar.

Die *Prognose* dieses Tumors ist durch die meist späte Diagnose nicht sehr gut. Viele Patienten haben zum Zeitpunkt der Diagnose entweder einen sehr ausgedehnten Tumor mit weitgehender Zerstörung der Leber, oder sie weisen schon Fernmetastasen auf. Spätsymptome, die meist zum Arzt führen, sind Gewichtsverlust, Ikterus (dabei kommt es zur Gelbfärbung der Haut), Fieber oder Aszites (Wasser im Bauchraum).

Die *Diagnose* wird durch bildgebende Untersuchungsmethoden und einer anschließenden Probebiopsie gestellt. Es ist wichtig, durch ausgiebige Untersuchungen festzustellen, ob es sich um ein primäres Leberzellkarzinom oder um eine viel häufigere Sekundärabsiedelung anderer Tumore in der Leber handelt.

Die *Therapie* ist bei kleinen, auf einen Leberlappen beschränkten Karzinomen vorerst eine chirurgische Resektion, in manchen Fällen erfolgt auch eine Lebertransplantation.

Eine Embolisation der Leberarterie – die Einbringung einer Chemotherapie direkt in die zum Tumor führenden Gefäße – wird manchmal, bei ausgedehnten Tumoren, durchgeführt.

Auch Tumore des Gallengangsystems sind selten, die häufigsten davon sind *Gallenblasenkarzinome*. Frauen sind davon dreimal so häufig betroffen wie Männer, es betrifft eher ältere Menschen. Die Haupt*risikofaktoren* dürften hier Gallensteine sein. Das erste Symptom eines Gallenblasenkarzinomes ist meist ein Ikterus, dabei tritt eine Gelbfärbung der Haut und der Augenbindehaut auf. Mit der Zeit wird der Harn durch Ausscheidung verschiedener Gallesubstanzen dunkel, der Stuhl wiederum entfärbt sich durch mangelnde Gallefarbstoffe im Darm und wird hell.

Ein Ikterus tritt allerdings viel häufiger wegen gutartigen Geschehen wie Entzündungen oder Gallensteinen auf.

Die *Prognose* dieses Karzinomes hängt wie immer vom Zeitpunkt der Diagnose ab. Bei vielen Patienten wird ein Karzinom im Rahmen einer Gallensteinoperation entdeckt und entfernt. In diesen Fällen ist der Tumor meist auf die obersten Schichten der Schleimhaut beschränkt, und 90% dieser Patienten sind danach vollständig geheilt.

Die *Diagnose* wird durch bildgebende Verfahren wie Ultraschall oder Computertomographie gestellt und durch eine Gewebeprobe bestätigt.

Die *Therapie* ist vorerst chirurgisch. Liegt eine Blockade des Galleflusses von der Leber in den Darm mit dadurch entstehendem Ikterus vor, muß manchmal eine künstliche Umleitung – ein Stent – gelegt werden, um den Gallefluß in den Darm zu ermöglichen. Die Chemotherapie wird nur palliativ eingesetzt.

Das *Pankreaskarzinom* oder der Bauchspeicheldrüsenkrebs ist häufiger als die anderen beiden Tumore. Er macht sich leider erst meist sehr spät durch Schmerzen, Verdauungsprobleme oder einen Ikterus bemerkbar.

Die *Diagnose* wird auch hier durch bildgebende Verfahren gestellt, die *Prognose* ist bei diesem Karzinom nicht sehr gut. Die Ursache für das Pankreaskarzinom ist unbekannt, es gibt auch keine gesicherten *Risikofaktoren*. Die chirurgische *Therapie* ist für kleinere Karzinome die Therapie der Wahl, Chemo- und Strahlentherapie werden als Stabilisierung nach der Operation und palliativ zur Linderung der Symptomatik eingesetzt. Neue Daten zeigen, daß primär nicht operable Tumore der Bauchspeicheldrüse durch den kombinierten Einsatz von Strahlen- und Chemotherapie nach dieser Therapie in einer darauffolgenden Operation zu 30 % im Gesunden (= ohne Tumorgewebe an den Schnitträndern) entfernt werden können.

*Hodenkrebs*

Das Hodenkarzinom ist ein relativ seltener Tumor, in der Altersgruppe von 15- bis 34jährigen Männern ist es allerdings der häufigste bösartige Tumor. Es ist eine Erkrankung, die meist recht früh diagnostiziert wird und die (besonders in ihrem Frühstadium) sehr gut behandelbar und heilbar ist. Die meisten Hodenkarzinome entstehen in den spermienproduzierenden Zellen. Es sind Keimzellentumore, die man je nach Histologie in seminomatöse und nichtseminomatöse Tumore einteilen kann. Seminome machen etwa 40 % aller Hodentumore aus und sind nicht so aggressiv wie die verschiedenen nichtseminomatösen Karzinome. Nichtseminomatöse Tumore sind bei Diagnose oft schon in die Lymphknoten des Bauches metastasiert.

Ursachen, Symptome und Diagnose

Der „Maldescensus testis" – das verzögerte Herauswandern des Hodens aus der Bauchhöhle in den Hodensack während der Kindheit – ist ein Risikofaktor für ein Hodenkarzinom. Das Risiko dieser jungen Männer, an einem Karzinom des Hodens zu erkranken, ist ungefähr 5x größer als bei der Normalbevölkerung. Bei vor dem sechsten Lebensjahr chirurgisch in den Hodensack verlagerten Hoden ist das Risiko nicht mehr erhöht. Das erste Symptom eines Hodenkarzinomes ist meist ein mehr oder weniger schmerzhafter Knoten, meist an der Vorderseite des Hodens. Durch regelmäßige Selbstkontrolle 1× monatlich sollte jeder Mann seine Hoden nach Veränderungen abtasten. Oft führt leider Unwissenheit und falsche Scham erst nach langer Zeit und dadurch bereits erfolgter Metastasierung zum Arzt. Durch eine einfache Ultraschalluntersuchung läßt sich die *Diagnose* erhärten, die erst durch eine Biopsie gesichert wird. Ist die Biopsie positiv, wird meist in einem Schritt der ganze befallene Hoden entfernt. Durch diese Operation wird der Patient nicht impotent und in den seltensten Fällen infertil. Dies stellt natürlich bei den meisten Männern eine große Sorge dar und verzögert oft den Arztbesuch. Eine gewisse Schädigung der Spermien im verbleibenden Hoden kann auch durch die nachfolgende Chemotherapie eintreten, Infertilität ist jedoch sehr selten. Für Männer mit Kinderwunsch ist es ratsam, wenn sie vor Therapiebeginn ihren Samen in einer sogenannten Samenbank einfrieren lassen.

## Prognose und Therapie

Das Hodenkarzinom wird einerseits je nach Histologie in Seminome und nichtseminomatöse Tumore eingeteilt und andererseits je nach Ausbreitung in drei Stadien unterteilt. *Stadium I* bedeutet, daß der Tumor auf den Hoden begrenzt ist. Im *Stadium II* sind bis zu Lymphknoten in Becken oder Bauchraum befallen, aber noch kein Übergreifen auf die andere Seite des Zwerchfelles. Im *Stadium III* sind Metastasen (meistens in der Lunge) vorhanden oder Lymphknoten über dem Zwerchfell befallen.

Die chirurgische Entfernung des befallenen Hodens ist der erste Schritt in der *Therapie* des Hodenkarzinomes. Nichtseminomatöse Tumore sind sehr chemotherapiesensitiv, während Seminome auch sehr strahlensensitiv sind und daher in frühen Stadien oft nur bestrahlt werden. Patienten im Stadium I mit sehr guter Prognose werden oft nach der Operation ohne weitere Therapie beobachtet, erst falls es zu einem Wiederauftreten der Erkrankung in Lymphknoten oder anderen Organen kommt, wird eine Chemotherapie oder Strahlentherapie durchgeführt. Bei Metastasierung zum Zeitpunkt der Diagnose wird bei Seminomen eine Strahlentherapie oder Chemotherapie, bei Patienten mit nichtseminomatösen Tumoren auf jeden Fall eine Chemotherapie durchgeführt.

Die *Prognose* hängt natürlich entscheidend vom Tumorstadium zum Zeitpunkt der Diagnose ab, allerdings sind aufgrund der bei dieser Patientengruppe sehr wirksamen Chemotherapie auch Patienten in fortgeschrittenen Stadien der Erkrankung heilbar. Etwa 80% aller Patienten mit Hodentumoren können heute geheilt werden.

## *Leukämien*

Als Leukämie bezeichnet man bösartige Erkrankungen der blutbildenden Organe, also des Knochenmarks. Im Knochenmark werden die roten (Erythrozyten) und die weißen (Leukozyten) Blutkörperchen und die Blutplättchen (Thrombozyten) gebildet. Bei der Leukämie bildet eine dieser Gruppen meist einen bösartigen Klon (= eine sich unkontrolliert teilende Zelle), der mehr oder minder differenziert ist, schneller als die gesunden Blutzellen wächst und diese oft nach einiger Zeit verdrängt.

## Verschiedene Formen der Leukämie

Etwa die Hälfte aller Leukämien sind durch schnelles Zellwachstum ausgezeichnete akute Leukämien, die andere Hälfte sind chronische Leukosen.

Beim Wachstum der Blutzellen im Knochenmark werden aus Stammzellen durch unterschiedliche Differenzierungswege weiße Blutkörperchen, rote Blutkörperchen und Thrombozyten gebildet. Je nachdem, welche Reifungsstufe der Zellen bösartig entartet, kommt es zu unterschiedlichen Blutkrebsarten. Die wichtigste Form der Leukämie betrifft die Leukozyten. Es gibt aber auch eine Entartung der roten Vorstufen (Erythroleukämie, Polyzytämia vera). Die Megakaryozytenleukämie betrifft die Vorstufe der Thrombozyten.

Die Leukämien werden in weitere Untergruppen unterteilt. Zunächst wird beurteilt, ob ein Befall der lymphatischen oder der myeloischen Zellreihe vorliegt und diese beiden Gruppen (lymphatisch/myeloisch) je nach Reifungsgrad der leukämischen Zellen noch weiter spezifiziert. In diesem Zusammenhang muß auch das myelodysplastische Syndrom erwähnt werden. Das MDS ist gewöhnlich durch eine Verminderung der roten und weißen Blutkörperchen und der Blutplättchen im Blut gemeinsam mit einem reifungsgestörten Knochenmark gekennzeichnet. Einige dieser Patienten entwickeln nach längerem Verlauf eine akute myeloische Leukämie.

Bei den chronischen Leukosen handelt es sich bei etwa ein Drittel um chronisch myeloische Leukämien, in den anderen zwei Drittel der Fälle um chronisch lymphatische Leukämien. Die chronischen Leukosen haben eine viel langsamere Verlaufsform, vor allem die CML kann aber in späteren Stadien in eine akute Verlaufsform (Blastenschub) übergehen und ist dann wie eine akute myeloische Leukämie zu werten.

## Ursachen und Risikofaktoren

Obwohl Entwicklung und Verlauf von Leukämien recht gut aufgeklärt sind, bleibt die eigentliche Ursache in den meisten Fällen unklar. Risikofaktoren für die Entstehung von Blutkrebs sind u. a. Strahlenbelastung und bestimmte Chemikalien. Nach einem Atomunfall ist die Erkrankungsrate an Leukämie in diesem Gebiet eindeutig erhöht. Die Strahlenbelastung durch routinemäßig durchgeführte Röntgenuntersuchungen stellen dagegen kein erhöhtes Risiko für diese Erkrankung dar. Das durch Chemikalien oder Medikamente ausgelöste myelodysplastische Syndrom (MDS) macht nur einen sehr geringen Anteil an allen Erkrankungsfällen aus. Genetische Defekte und verschiedene Viren kommen ebenfalls als Auslöser in Betracht. Die heutige Forschung widmet sich vor allem diesen Gebieten.

Bei einer Untergruppe der myeloischen Leukämie ist der Nachweis des genetischen Defektes bereits gelungen, die darauf aufbauende Therapie mit ATRA (ein Vitamin-A-Derivat) vor der Chemotherapie hat zu einer wesentlichen Verbesserung der Prognose dieser Leukämieform geführt.

Medikamente, die zu einem erhöhten Leukämierisiko führen, sind Chemotherapeutika, die zur Behandlung anderer Krebsformen eingesetzt werden. Durch die Schädigung des Knochenmarkes kommt es bei diesen Patienten öfter zum Auftreten einer Leukämie. Die Vorteile der antikanzerösen Chemotherapie wiegen das Leukämierisiko jedoch sicherlich auf.

## Kennzeichen und Diagnose

Symptome einer Leukämie werden meist nicht durch die kranken Blutzellen, sondern durch Verdrängung oder Funktionsstörung der verbleibenden gesunden Zellen verursacht. So steht am Anfang einer akuten Leukämie häufig eine Infektionsneigung, manchmal schlecht heilende Abszesse oder Fieber. Erhöhte Blutungsneigung und allgemeine Schwäche (durch Blutarmut) führen dann meist zum Arzt. Durch eine Biopsie des Knochenmarkes und dessen Untersuchung kann dann die Diagnose gestellt werden. Die Knochenmarkgewinnung erfolgt nach lokaler Vereisung durch Einbringen einer etwa 2 mm dicken Nadel entweder in den Beckenkamm oder in das Brustbein. Es ist dies eine meist nicht sehr schmerzhafte und kurze Untersuchungsmethode.

Die chronisch lymphatische Leukämie (CLL) hat oft einen jahrelangen „stummen" Verlauf, sie wird oft erst in höherem Alter oder als Zufallsdiagnose bei Gesundenuntersuchungen entdeckt. Die chronisch myeloische Leukämie verläuft oft lange ohne Symptome, bis sie meist in späterem Stadium in einen sogenannten Blastenschub, ähnlich der akuten myeloischen Form der Leukämie (AML), übergeht. Typisch für chronische Leukosen sind vergrößerte Lymphknoten oder eine vergrößerte Milz. Die Diagnose einer Leukämie wird durch Analyse des Blutes und des Knochenmarkes gestellt. Das Knochenmark wird durch eine schon weiter oben beschriebene Punktion aus Beckenkamm oder Brustbein gewonnen.

## Therapie und Prognose

Die *akute lymphatische Leukämie* (ALL) ist die häufigste bösartige Erkrankung im Kindesalter. Sie hat unter den Leukämien die beste Prognose, bei Kindern besser als bei Erwachsenen, die Fünf-Jahres-Heilungsrate liegt bei den Erwachsenen bei 40%.

Die Therapie besteht aus einer Kombination verschiedener Chemotherapeutika – einer Polychemotherapie. Das Gehirn ist einer Chemotherapie nicht gut zugänglich und wird zur Prophylaxe bestrahlt. Durch die Injektion des Chemotherapeutikums Methotrexat in den Rückenmarkskanal soll gemeinsam mit der Strahlentherapie eine Absiedelung der Leukämiezellen ins Gehirn – eine früher häufige Komplikation – verhindert werden. Die Knochenmarktransplantation hat die Prognose dieser Erkrankung für Kinder noch verbessert.

Die *akute myeloische Leukämie* (AML) ist seltener als die ALL und hat eine schlechtere Prognose, die Fünf-Jahres-Heilungsrate liegt bei 25 %. Die Therapie besteht aus einer Polychemotherapie. Nachdem die Remissionsdauer (= krankheitsfreies Intervall) bei dieser Erkrankung oft nicht sehr lange ist, werden vor allem jüngere Patienten meist durch eine Knochenmarktransplantation behandelt. Diese Behandlung verbessert auch die Prognose der erwachsenen Patienten unter 50 Jahre.

Die *chronisch lymphatische Leukämie* (CLL) ist eine Erkrankung des höheren Lebensalters. Sie verläuft oft über Jahre ohne jegliche Symptomatik und wird oft bei Gesundenuntersuchungen durch Zufall entdeckt. Bei zu hohem Anstieg der weißen Blutkörperchen oder bei störenden Lymphknotenvergrößerungen wird eine orale Chemotherapie durchgeführt. Eine echte Heilung gibt es von dieser sehr langsam verlaufenden Krankheit nicht, obwohl in letzter Zeit Medikamente verwendet werden, die die Erkrankung für einige Zeit zum Verschwinden bringen können.

Die *chronisch myeloische Leukämie* (CML) hat meist auch einen schleichenden Beginn. Durch rechtzeitige Behandlung mit Interferon oder Zytostatika kann die Erkrankung bei vielen Patienten lange Zeit unter Kontrolle gehalten werden. Allerdings kann die CML trotz Therapie schließlich nach einigen Jahren in einen sogenannten Blastenschub übergehen, der meist schlecht behandelbar ist. Die Prognose der durch alleinige Chemotherapie nicht heilbaren CML wird mit jedem Blastenschub schlechter. Die Knochenmarktransplantation hat bei Patienten unter 50 Jahren zu einer Fünf-Jahres-Überlebensrate von 50 % geführt. Durch diese Therapie ist erstmals eine Heilung dieser Erkrankung möglich geworden.

## Hodgkin-Lymphome und Non-Hodgkin-Lymphome

Ein Lymphom ist eine bösartige Neubildung des Lymphsystems. Das Lymphsystem durchzieht mit feinen Gefäßen den ganzen Körper. Lymphknoten, Milz und Knochenmark stellen die lymphatischen Organe dar. Die Lymphozyten, die Zellen des Lymphsystems, bestehen aus Antikörperbildenden B-Lymphozyten und aus den verschiedenen Untergruppen der T-Lymphozyten, die für ihre Abwehrtätigkeit keine löslichen Antikörper bilden.

Meist beginnt diese Erkrankung mit einer über sechs Wochen anhaltenden Vergrößerung von Lymphknoten im Halsbereich, der Achselhöhle oder der Leistengegend. Auch ein einfacher Virusinfekt kann zu vergrößerten Lymphknoten führen. Ein Infekt ist aber durch Blutuntersuchungen nachweisbar, und die Lymphknotenvergrößerung bildet sich wieder zurück. Nach eingehender Untersuchung muß für die Diagnose ein Lymphknoten in Lokalanästhesie (= Vereisung) entfernt werden, er wird histologisch untersucht.

Typisch für das Vorliegen eines Lymphomes ist die sogenannte B-Symptomatik. Darunter versteht man Fieber, nächtliches Schwitzen und Gewichtsverlust. Die B-Symptomatik wird von einer schlechteren Prognose begleitet.

## Morbus Hodgkin

Etwa 40 % aller Lymphome sind Hodgkin-Lymphome, die als histologisches Merkmal die Sternberg-Reed-Zellen haben. Wird ein Hodgkin-Lymphom diagnostiziert, kann es je nach der Zell-Zusammensetzung des Gewebes noch in vier Untergruppen eingeteilt werden. Nach der histologischen Diagnose aus einem Lymphknoten wird durch bildgebende Untersuchungen wie Röntgen, Computertomographie und Ultraschall untersucht, die Ausdehnung des Befalls des Lymphsystems untersucht.

Die einzelnen Stadien werden dann weiter in A (ohne B-Symptomatik) und B (mit B-Symptomatik) eingeteilt (Tabelle 3).

**Tabelle 3.** Stadieneinteilung des M. Hodgkin

| | |
|---|---|
| Stadium I: | Ein Lymphknoten oder eine Lymphknotenregion befallen |
| Stadium II: | Zwei Lymphknotenregionen entweder unter- oder oberhalb des Zwerchfelles befallen |
| Stadium III: | Lymphknotenregionen auf beiden Seiten des Zwerchfelles befallen |
| Stadium IV: | Zusätzlicher Befall von Lunge, Leber oder Knochenmark |

### Therapie

Die Prognose des Morbus Hodgkin hat sich in den letzten Jahrzehnten wesentlich verbessert. Heute beträgt die Fünf-Jahres-Überlebensrate etwa 90%. Die Therapie setzt sich je nach Stadium und Lokalisation der Erkrankung aus Chemotherapie und/oder Strahlentherapie zusammen. Während Patienten des Stadium I oft eine alleinige Strahlentherapie erhalten, die sich jedoch nicht auf die offensichtlich befallenen Areale beschränkt, werden Patienten in den Stadien II, III und IV mit einer Chemotherapie mit oder ohne zusätzliche Bestrahlung behandelt.

## Non-Hodgkin-Lymphome

Non-Hodgkin-Lymphome sind häufiger als der Morbus Hodgkin. Man unterscheidet hochmaligne (akut gefährliche) und niedrig maligne (weniger gefährliche) Lymphome. Je nach Ursprung aus B- oder T-Zellen werden B-Zell-Lymphome oder T-Zell-Lymphome unterschieden. Diese werden nach histologischen Kriterien noch in weitere Untergruppen unterteilt. Die Ausbreitung des Lymphoms im Körper wird durch bildgebende Untersuchungsverfahren festgestellt, danach wird die Stadieneinteilung wie bei einem Hodgkin-Lymphom vorgenommen, die für die Auswahl der Therapie und für die Prognose bedeutsam ist.

### Therapie

Die Gruppe der niedrig malignen (= nicht sehr aggressiven) Lymphome beobachtet man ohne Therapie und beginnt erst bei störenden Lymphknotenvergrößerungen mit einer Therapie. Diese Lymphome haben zunächst eine gute Prognose über mehrere Jahre, sind aber meist nicht heilbar. Die Behandlung besteht aus einer Strahlen- und/oder Chemotherapie. Hochmaligne Non-Hodgkin-Lymphome sind zwar akut gefährlich, sprechen aber in vielen Fällen gut auf Chemotherapie an. Ca. 40 bis 50% aller Patienten können dadurch sogar geheilt werden.

Junge Patienten mit schlechter Prognose unterziehen sich heute oft einer Knochenmarktransplantation, die Prognose wurde dadurch erheblich verbessert.

# Psychotherapie und Krebs

*Reinhold Schwarz*

### Krebs und Kultur – Regressionsphänomene

Bei aller Vielfalt der malignen Tumorerkrankungen hat sich eine allgemeine Vorstellung von „Krebs" gebildet, die umschrieben wird mit „Krankheit zum Tode", „Geißel der Menschheit", „Aussatz unserer Zeit" (Dornheim 1983), und die mehr an mittelalterliche Seuchenzüge denken läßt, mit der Angstvision einer Zerstörung im eigenen Körper, als an ein naturwissenschaftlich faßbares Phänomen. Der unvermeidlich erscheinende Krebstod gilt nicht als ein natürlicher Tod, sondern als vorzeitig und gewaltsam – aber auch als ein sich lange hinziehendes, qualvolles Geschehen in totaler Ohnmacht gegenüber der Willkür zerstörerischer Kräfte.

Die Sonderstellung der onkologischen Leiden macht schon die für eine naturwissenschaftliche Einteilung ungewöhnliche Benennung „Krebs" deutlich, die mehr dem Gefühlskontext als einer wissenschaftlichen Beschreibung entspricht. Nur noch *ein* anderes, ebenfalls als gefährlich erachtetes Tier, der Wolf, gibt einer Krankheit seinen Namen – lupus vulgaris – eine Erscheinungsform der Tuberkulose, deren Mythos zumindest in einigen Aspekten auf die Krebserkrankungen übergegangen ist (vgl. Sontag, 1978). Man mag hier eine Art gesellschaftlichen Bewältigungsversuch im Sinne einer kulturellen Regression erkennen, eines Rückfalls auf die Ebene des Animismus, nämlich der Vorstellung einer Beseeltheit der Natur, auch der sächlichen. Dieser Animismus gibt zugleich den Hintergrund ab für regressive Prozesse des Einzelnen als Reaktion auf eine undefinierbare und dennoch als absichtvoll und gezielt erlebte Lebensbedrohung. Gern benutzt als Repräsentant allen Übels und ausgestattet mit den Kräften einer gezielten Zerstörungskraft wird „Krebs" personalisiert und pauschal Bösartigkeit, Heimtücke, Mordlust, Hinterlist u.a.m. unterstellt, was in Einklang steht mit der allgemeinen Erwartung, daß Krebs eine Krankheit darstellt mit langwierigem, schmerzvollem Verlauf, die in entwürdigender Weise abhängig macht, gemieden, entmündigt, ohne eigene Einflußnahme, die unausweichlich zu Tode führt, in steriler Isolation und technischer Unpersönlichkeit. Abgewehrt wird schließlich auch die Realität der individuellen Bedrohung durch eine onkologische Krankheit – die jedem mit der durchschnittlichen (statistischen) Wahrscheinlichkeit von 33% droht, oder mit anderen Worten, jeder Dritte erkrankt an Krebs.

Wenn eine Krankheit als Verkörperung des Bösen angesehen wird, dann ist damit gleichzeitig die Ausgrenzung der von ihr Befallenen verbunden. Auf der individuellen Ebene wird dieser Prozeß der Isolation konsequent fortgesetzt, z. B. durch die alte – und mancherorts noch immer befolgte – Regel, man dürfe Krebspatienten ihre Diagnose nicht mitteilen, stattdessen seien die Angehörigen aufzuklären, oder durch die Zuschreibung einer bestimmten „Krebspersönlichkeit", die die (noch) Gesunden zu schützen scheint, während sie die Erkrankten absondert im Sinne eines Selbstverschuldens. Schuldzuschreibungen werden nicht selten vom krankheitsbedingt regredierten Patienten geteilt. Krankheit als Strafe und Schuld interpretiert, im Sinne einer strafenden Selbstkritik und als ein, die Selbstkontrolle erhaltender Sinnstiftungsversuch.

Die technisierte Onkologie fördert den Prozeß der Vereinsamung. Technisierung führt neben einer sicher hoch zu bewertenden, verbesserten Behandelbarkeit zu einer Reihe von onkologischen Erkrankungen – eine sichere Prognose auf den Einzelfall ist gleichwohl nicht möglich – zu einer zunehmenden Spezialisierung und damit gleichzeitig zu einer wachsenden Distanz zum Kranken. Zusätzliche Distanz entsteht, wenn eine vereinfachende Modellbildung des Krebsgeschehens auf der Ebene der Organe oder gar der Moleküle verharrt und nicht zum kranken Menschen rückgekoppelt ist. Auf diese Weise weitet sich zugleich die Kluft sowohl zwischen Körper und Seele als auch zwischen Arzt und Patient.

Nahezu unwillkürlich wandelt sich im Erleben des Kranken die Auflehnung gegen die Krankheit zu einer Gegnerschaft zwischen Patienten und Ärzten. Von der Medizin, die mit der Diagnosestellung „das Todesurteil" zu sprechen scheint, fühlen sich viele Patienten mit Stahl, Strahl und chemischen Waffen verfolgt. Die Diagnose „Krebs" wird somit – mehr als prognostisch ähnlich einzustufende andere Erkrankungen – über deren reale Bedrohlichkeit hinaus durch den metaphorischen Überbau und die persönlichen Unheilserwartungen zu einer persönlichen Katastrophe von massiver psycho-traumatischer Wirkung. Nicht von ungefähr werden deshalb Forderungen nach einer „ganzheitlichen Medizin", die psychische, soziale und biologische Aspekte gleichgewichtig einbezieht, mit besonderem Nachdruck in der Onkologie erhoben als Hinweis auf die besonderen Belastungen, denen Krebskranke und deren Angehörige ausgesetzt sind und die die Arbeit mit Krebspatienten für Pflegende und onkologisch tätige Ärzte bedeutet (vgl. Herschbach, 1991).

## Allgemeine Psychotherapeutische Ansatzpunkte

Selbst wenn Psychotherapie sich prinzipiell an Einzelpersonen oder an Gruppen von Personen richtet, die eine solche Behandlung suchen, hat sie dennoch auch übergreifende Vorgänge im Blick – wie die Entstehungsbedingungen, die Wirkungsweise und die individuellen und gesellschaftlichen Folgen der Vorstellungen (Metapher „Krebs"), die sich Gesunde, Kranke, Behandelnde und Pflegende von onkologischen Erkrankungen machen. Es geht um Ent-Stigmatisierung und Ent-Mythologisierung des Krankheitsgeschehens, um die Wiedereingliederung des Krebskranken – und um eine Vorbeugung oder Minderung des Krankheits- und Behandlungs-Traumas.

Auf der Gruppenebene richtet sich das Augenmerk auf das Beziehungsgeschehen und das Zusammenwirken im onkologischen Behandlungsprozeß wie auch im Erleben und der Auseinandersetzung mit Krankheits- und Behandlungsfolgen.

Fragen der Art und Angemessenheit verschiedener psychotherapeutischer bzw. psychosozialer Interventionen sind von zunehmender Bedeutung – auch hinsichtlich deren Wirksamkeit bezüglich der Krankheitsanpassung und Lebensqualität der Patienten.

Sowohl als Gegenstand von Psychotherapie aber auch als eines ihrer Mittel spielt das Umfeld von Krankheits-, Behandlungs- und Betreuungsgeschehen in den verschiedenen Krankheitsstadien eine wichtige Rolle. So sind verschiedene Betreuungsmodelle entstanden, seien es Liaison- oder Konsiliardienste im stationären Kontext, ambulante psychosoziale Krebsberatungsstellen oder die Praxen niedergelassener Onkologen oder Psychotherapeuten.

Antworten auf die Frage, inwieweit sich Psychotherapie auch auf körperliche Vorgänge auswirkt wie z. B. auf das Immunsystem und schließlich sogar auf die Überlebenszeit, müssen noch wissenschaftlich eindeutigen Bestätigungen aus dem Bereich der Psycho-Neuro-Immunologie vorbehalten bleiben.

### Psycho-Onkologie

Unter dem Begriff Psycho-Onkologie oder besser „Psychosoziale Onkologie", die den psychotherapeutischen Zugang einschließt, hat sich eine Disziplin konstituiert, die sozialwissenschaftliches, psychologisches, psychosomatisches und auch psychiatrisches Wissen zum Gesamtverständnis und zur Linderung des Krankheitsgeschehens bei Krebs zusammenträgt. Eine umfassende Darstellungen selbst von Teilbereichen muß entsprechenden Büchern vorbehalten bleiben (z. B. Meerwein, 1981; Holland und Rowland, 1989; Spiegel-Rösing und Petzold,1984; Schwarz und Zettl, 1991, 1993; Schwarz, 1994).

## Art und Häufigkeit seelischer Belastungen und Störungen

Die Beurteilung der psychotraumatischen Phänomene im Zusammenhang mit Krebs erfordert eine Differenzierung zwischen Belastungen durch die Erkrankung und deren Behandlung als äußere Realität, der spezifischen, individuellen Bedeutsamkeit bzw. Bedeutungserteilung des Traumas als innere Realität und im späteren Verlauf die Auswirkungen des sog. Damokles-Syndroms der Überlebenden. Auch nach einer inzwischen als zu kurz gegriffen anzusehenden „Fünf-Jahres-Heilung" sind Krankheitsrückfälle nicht sicher auszuschließen; dazu wird zunehmend die Gefahr von Zweitmalignomen – bei einigen Erkrankungen bis zu 20% deutlich, die durch manche Krebstherapien induziert werden.

Angesichts des chronischen Verlaufs und der Beeinträchtigungen und Behinderungen durch Krankheit und Therapie muß vor allem bei schwerer körperlicher Versehrtheit und bei fortgeschrittenem Krankheitsstadium mit einer beträchtlichen Zahl psychosozial beeinträchtigter und erkrankter Menschen gerechnet werden.

Bei 40 bis 50% der Krebskranken werden gleichzeitig psychische Leiden diagnostiziert. Im amerikanischen Schrifttum werden im Einzelnen: 32% „Anpassungsstörungen", 6% „schwere Depression" genannt; der Rest verteilt sich auf Persönlichkeits- und Angststörungen sowie hirnorganische Erkrankungen. 90% dieser Erkrankungen gingen auf das Krankheitsgeschehen oder dessen Behandlung zurück. Eine über eine Beratung hinausgehende psychosoziale Betreuungs- und Behandlungsbedürftigkeit wird übereinstimmend in 33% aller Krebskranken angegeben (vgl. Holland und Rowlands, 1989).

Überlebende kindlicher Krebserkrankungen müssen sich vielfach mit medizinischen Folgeproblemen wie Infertilität, Wachstumsstörungen, Hormonmangelerkrankungen etc. auseinandersetzen. Gemeinsam mit posttraumatischen seelischen Beeinträchtigungen sind Verhaltensstörungen gegenüber dem Durchschnitt dreimal so hoch. Körperliche und seelische Beschwerden bei den Eltern onkologisch erkrankter Kinder erreichen ein Ausmaß, das mit dem psychiatrisch Kranker vergleichbar ist.

Belastungsreaktionen von Krankheitswert bei Partnern, oft verbunden mit Beziehungsproblemen, werden in 25–50 % angegeben (eine detaillierte Zusammenfassung der Literatur findet sich bei Keller et al., 1995).

## Hypothesen zu psychosozialen Krebsursachen

Aus der (inzwischen als widerlegt zu geltenden) Vorstellung heraus, onkologische Erkrankungen hätten einen seelischen Grund, leiten immer noch einige Psychotherapeuten ihre Forderung nach vorsorglicher Psychotherapie ab oder erklären prinzipiell alle Krebskranke als psychotherapiebedürftig. Die Krebserkrankung sei als Symptom einer primär seelischen Krankheit, nämlich einer Persönlichkeitsstörung zu deuten, lautet die These. Mit einer solchen „Krebspersönlichkeit", kurz „Typ C" genannt, werden folgende Merkmalen verbunden: Depressiv geprägte Antriebsgehemmtheit bei eingeschränkter emotionaler Schwingungsfähigkeit, Übergepaßtheit und kindlich-abhängiger Beziehungscharakteristik. (Eine kritische Betrachtung dieser Thesen findet sich bei bei Schwarz, 1994.) Nun suchen aber auch viele Krebspatienten selbst Zuflucht bei seelischen Erklärungsansätzen, allerdings mit dem bemerkenswerten Unterschied zur der wissenschaftlichen Diskussion, daß es sich bei den Laienvorstellungen meist um Überlastungs- und nicht um Persönlichkeitstheorien handelt; letztere werden eher als diskriminierend erlebt (vgl. Sontag, 1978).

Bei den Überlegungen über Thesen einer psychosomatischen Ursachenerklärung onkologischer Erkrankungen ist klar zu unterscheiden, ob sie im Kontext eines psychotherapeutischen Gesprächs mit dem einzelnen Patienten geäußert werden, u.a. mit dem Ziel, dessen Krankheitserleben aus einer persönlichen Erlebenswelt heraus zu begreifen, oder ob es um die wissenschaftlichen Überprüfung einer Theorie geht. Letzteres kann bei Anspruch auf Verallgemeinerbarkeit nicht auf dem Hintergrund z. B. aus *einer* Behandlung oder von Erfahrungen mit Patienten, die von sich aus um eine Psychotherapie ansuchen, geschehen, auch wenn es immer wieder von psychoonkologisch interessierten PsychotherapeutInnen in freier Praxis oder mit Einzelfall-Erfahrung versucht wird. Die der psychoanalytischen Praxis eigene Neigung, assoziative Äußerungen mit biographischem Material ursächlich zu verknüpfen, birgt die Gefahr ätiologischer Fehlschlüsse.

## Verhaltensbedingte Krebsrisiken

In der wissenschaftlichen Auseinandersetzung mit Hypothesen über psychosoziale Krebsursachen sollten neben dem Konstrukt „Krebspersönlichkeit" auch andere Faktoren berücksichtigt werden, wie klar definierte Risikofaktoren mit psychosozialem Hintergrund; und hier lassen sich in der Tat einige Ansatzpunkte finden: Hier wären z. B. verhaltensbedingte Risiken zu nennen, die die Wahrscheinlichkeit einer Krebserkrankung erhöhen wie Tabak-, Alkoholkonsum, übermäßige UV-Lichtbestrahlung, ungünstige Ernährungsgewohnheiten und bewußte Vernachlässigung von Schutzmaßnahmen vor berufsbedingten Schädigungen. Daß risikoträchtige Lebensgewohnheiten, vor allem wenn sie Suchtcharakter haben, seelisch mitbedingt sind, steht außer Frage.

## Psychotherapeutische Interventionen

Der primäre Zugang zum Krebskranken muß bestimmt sein von der Anerkennung der Realität des Traumas, das Krankheit und Behandlung für den Einzelnen bedeuten können – auch bei Berücksichtigung der Tatsache, daß sich das Erleben der aktuellen Situation zusammensetzt aus Einflüssen der jeweilig einzigartigen Persönlichkeit der Kranken mit ihren Verwundbarkeiten und Konflikten, die deren „innere" Welt ausgestalten, und durch die Umstände des aktuellen Krankheitsgeschehens selber.

## Diagnostische Überlegungen

Auch Psychotherapie basiert auf einer diagnostischen Beschreibung und Einordnung des jeweiligen Leidenszustandes. Im Falle einer Krebserkrankung ist somit die onkologische Diagnostik durch eine psychosoziale zu ergänzen. Während grundsätzlich jeder Krebspatient einer gründlichen Beratung bedarf, die auch psychosoziale Aspekte einschließt, müssen spezielle psychotherapeutische Interventionen auf die individuellen Gegebenheiten abgestimmt sein.

Im weiteren sind bei Krebs die Belastungsreaktionen, Bedeutungserteilungen und Bewältigungsversuche des Einzelnen betreuungsrelevant, ohne daß wir uns auf allzu weit gehende psychotherapeutische Krebsuniversalien berufen könnten; *den Krebspatienten* gibt es nicht.

### *Psychische Störungen bei Krebskranken*

Folgende Einteilung kann als Übersicht über die psychischen Störungen bei Krebskranken gelten:

1. Psychische Vorerkrankungen:
   - Latente psychische Erkrankungen (im Sinne spezifischer Konfliktlabilität, Persönlichkeitseigenheiten) können durch das Krebsleiden, bzw. dessen Folgen manifest werden.
   - Manifeste psychische Erkrankungen – bestanden zeitlich vor dem Krebsleiden und haben Einfluß auf die Anpassung an die Krankheitssituation und deren traumatisierende Wirkung.
2. Psychische Begleiterkrankungen, ausgelöst durch ein Krebsleiden bzw. dessen Therapie bei vorbestehender (unspezifischer) Vulnerabilität.
3. Psychische Folgeerkrankungen; diese Krankheitsbilder wären ohne Belastung nicht entstanden, sie sind durch diese verursacht, nicht nur ausgelöst.
   a) Psycho-vegetative Begleiteffekte bzw. Nebenwirkungen z. B. bei Chemotherapie und Strahlenbehandlung.
   b) Unspezifische Reaktionen auf schwere Belastungen als Anpassungsstörungen,
      - akute Belastungsreaktion (Krisenreaktion, psychischer Schock),
      - posttraumatische Belastungsstörung (traumatische Neurose),
      - Anpassungsstörungen (individuelle Disposition oder Vulnerabilität spielen eine größere Rolle),
      - (posttraumatische) Persönlichkeitsstörung nach Extrembelastung.
   c) Bei speziellen Tumorlokalisationen zu erwartende psychosoziale Beeinträchtigungen und Störungen:
      - beeinträchtigte Sexualität besonders bei Mamma-Ca., Prostata-Ca., Hodentumoren etc.;
      - soziale Isolation bei Gesichts- und Kehlkopftumoren etc.
4. Störungen in der Primär-Gruppe (Familie).

*Differentialdignose*

Differentialdiagnostisch müssen regressive Phänomene, die durch eine traumatische und gleichzeitig infantilisierende Krankheits- und Behandlungssituation hervorgerufen werden oder Prozesse im Zusammenhang mit der Krankheitsauseinandersetzung von Zeichen einer vorbestehenden psychischen Erkrankung unterschieden werden. So finden wir fast regelmäßig im Zuge einer fortschreitenden malignen Erkrankung zumindest vorübergehend „frühe", das heißt: kindliche Abwehrformationen („Ich-Regression") mit extremer Spaltung von gut und böse, Verleugnung, Idealisierung, Entwertung, z. B. als Form der Angstregulation und Depressionsabwehr,

Spaltung darüber hinaus aber auch als wichtige Anpassungsleistung, die ein von Affekten weitgehend unbehelligtes Funktionieren erlaubt.

Die regressiven Phänomene bei vielen Schwerkranken resultieren aus zwei sich überlagernden Entwicklungen; zumindest theoretisch lassen sich unterscheiden eine „kollektive Regression", an der auch der Einzelne teil hat, mit Wiederbelebung des Animismus als eine „Beseeltheit" des Krebs und mit Zuschreibung eines Selbstverschuldens des Kranken – und eine „individuelle Regression" auf die Ebene eines frühkindlichen seelischen Funktionierens mit den beschriebenen Abwehrverhalten.

## Überlegungen zur Psychodynamik der Arzt-Patienten-Beziehung bei Krebskranken

Ärztliches Handeln enthält immer auch real traumatisierende Momente, juristisch gesprochen stellen auch medizinisch motivierte Eingriffe „Körperverletzungen" dar, die ohne eine rechtswirksame Einwilligung des Patienten einen Straftatbestand erfüllen. Überlegungen über die Bedingungen einer psychischen Wirksamkeit und Verbindlichkeit der Einwilligung können hier nicht weiter vertieft werden – wobei der Patient korrekt gesagt nicht einwilligen, sondern einen Auftrag geben muß; psychisch gesehen ist die einmal gegebene Einwilligung des Patienten nur begrenzt gültig; Ärzte müssen sich kontinuierlich der Zustimmung versichern – im Gegensatz zu der gängigen Praxis, daß sich die Medizin de facto ihre Aufträge selber gibt.

Das Krankheitsgefühl durch die Therapie übersteigt oft die durch das Krebsleiden selbst verursachten Beschwerden. Auf die Gespaltenheit im Bild des Arztes, von dem bei guter Absicht gleichzeitig eine subjektiv unmittelbar gespürte, oft schmerzhafte Verletzung ausgeht, reagiert der Patient mit Spaltung. Diese hilft dabei, den Arzt, von dem sich der Schwerkranke abhängig fühlt, als gutes „Objekt" zu erhalten und dient als Grundlage für die vom Arzt vermittelte Überzeugung, daß die realistische Hoffnung auf einen langfristigen Gewinn den momentanen Schmerz rechtfertige. Das geht oft soweit, daß nur schmerzhafte medizinische Aktionen als hilfreich erachtet werden – entsprechend der Volksweisheit: „Gute Medizin ist bitter".

### *Traumatisierung durch ärztliches Handeln*

Vor allem dann, wenn dieses labile Gleichgewicht durch ein Überschreiten des Behandlungsauftrages oder durch eine oft verborgene Aggressivität im medizinischen Kontext gestört ist, so daß ärztliches Handeln als Gewaltanwendung unter dem Vorwand eines Heilungsversuchs erlebt wird, oder wenn Patienten nicht in der Lage sind, eine solche Objektspaltung zu leisten, unbewußt also in der Haltung verharren, der Arzt wolle ihnen böse, weil er ihnen Schmerzen zufügt, kommt es zu einer Freund-Feind Konfusion. Die Notwendigkeit aber, die Beziehung zum lebenserhaltenden Arzt erhalten zu müssen, kann zu einer Wendung des Hasses gegen die eigenen Person führen. Erst dann erhält die Krankheitserfahrung ihre nachhaltige psycho-traumatische Wirkung.

Das Traumatische liegt also schwerpunktmäßig in der Beziehungsgestalt und nicht ausschließlich im somatischen Geschehen; und es lassen sich in der Arzt-Patienten-Beziehung Elemente der Dynamik des Geschehens zwischen Gewaltopfer und Täter wiederfinden, eine Parallele, die Patienten auch selber ziehen.

*Psychotherapeutische Traumatisierung*

Bei derartigen Verstrickungen handelt es sich nicht um ein Exklusivproblem der Mediziner; auch Psychotherapeuten können den traumatischen Prozeß aufrecht erhalten. Das wäre dann der Fall, wenn ihnen entginge, daß Abwehrformen wie Verdrängen oder Verleugnen bei Krebskranken als eine existenzerhaltende Anpassungsleistung zu werten sind, die keinesfalls von vornherein als Zeichen einer psychischen Erkrankung zu gelten haben und schon gar nicht krebserzeugend sind. Diese seelischen Schutzformen müssen somit auch nicht psychotherapeutisch „attackiert" werden, gleichsam legitimiert durch eine psychotherapeutische Heilungsvision.

**Psychotherapeutische Basis**

Das primäre Beziehungsangebot des Betreuers beruht auf einer psychotherapeutischen Grundhaltung, die der elementaren Erschütterung des Sicherheitsgefühls und des Werterlebens des Kranken Rechnung trägt: Der Therapeut geht in akzeptierender Weise und einfühlsam auf die Verletztheiten, die Bedürfnisse und die Konflikte des Patienten ein. Oft ist das Beziehungsgeschehen seitens des Patienten durch Scham und Selbstabwertung geprägt und der Therapeut mag versucht sein, haltungsmäßig durch Bagatellisieren oder Beschwichtigen gegenzusteuern, anstatt die Hintergründe einer solchen „Selbstbestrafung" zu ergründen. Selbstaggression ist manchmal ein Versuch der Sinnstiftung.

*Psychotherapeutische Grundeinstellung*

Die psychotherapeutische Grundeinstellungen des Aufnehmens und Haltens begegnen einem versehrten Selbst, das im Wesentlichen durch das Unlustprinzip reguliert wird und durch verzweifeltes Abwehren der traumatischen Situation, deren innerseelisches Abbild von tief verwurzelten Ängsten geprägt ist. Es geht nun darum, in der immer wieder neu auflebenden Krise „Container", d.h. Behälter oder so etwas wie „Klagemauer" zu sein, also aufzunehmen und zu entgiften, nicht einzudringen oder rasch zu reagieren, sondern im Sinne des mütterlichen Prinzips eine „Halte-Funktion" zu übernehmen und das Stille, Unauffällige, Kontinuierliche zu verkörpern.

Damit die onkologische, meist stationäre Behandlungssituation auch in diesem Sinne Haltefunktion für die Patienten gewinnen kann, ist die Verfügbarkeit des krebsbezogenen Wissens in kooperativer Zusammenarbeit aller beteiligten Berufsgruppen Voraussetzung. Auch wenn aus der Sicht des Kranken, wegen seines vorwiegend körperlichen Krankheitsgefühls, die psychosoziale Betreuung in der Rangreihe des Notwendigen hinter der onkologischen Behandlung rangiert, gilt es, ein simultanes Angebot anzustreben, mit Einbettung psychosozial-betreuerischer Elemente in den medizinischen Kontext.

## Problembereiche und Interventionsebenen

Entsprechend der Vielfalt der seelischen, körperlichen und mitmenschlichen Notlagen in der Onkologie können sich Behandlungsentscheidungen nicht auf Vorgaben beschränken, die aus der Psychiatrie und Psychotherapie entlehnt sind. Vielmehr müssen im Behandlungskonzept neben den individuellen Notlagen und Bedürfnissen auch Merkmale aus dem weiteren Kontext der Erkrankung beachtet werden.

*Betreuungsziele*

„Therapeutisch" genannte psychoonkologische Betreuungsansätze wollen die Patienten auf die neue Situation „Leben mit einer Krebserkrankung" vorbereiten, ohne gleich von einer Störung im psychiatrisch-psychotherapeutischen Sinne auszugehen. Vielmehr geht es darum, Verlorenes zu erkennen und die Trauer auf das Verlorene zu beschränken, und gleichzeitig zu versuchen, eine neue Haltung, neue zukunftsgerichtete Perspektiven und Möglichkeiten zu gewinnen und Verhaltensweisen kennen zu lernen und zu erproben, die einer Adaptation und psychosozialen Wiedereingliederung förderlich sind. Als Betreuungsziele gelten: Bewältigung psychischer und sozialer Probleme, Verbesserung des psychischen Wohlbefindens (Lebensqualität), Prävention weiterer psychischer, emotionaler und physischer Störungen, Abbau von Risikoverhalten und die Lösung von adaptationshinderlichen Konflikten.

*Ebenen psychosozialer Hilfen*

Psychosoziale Interventionen bei körperlich Schwerkranken setzten auf verschiedenen Ebenen an. In der Zeit der akuten Krise haben soziale und soziotherapeutische Unterstützung als Strukturhilfen Vorrang vor konfliktbezogener Arbeit zur Lösung von Lebensproblemen mit neurotischem Hintergrund. Der Patient soll ausreichende und sachlich richtige Informationen über sein Krankheitsbild, dessen Implikationen und Konsequenzen erhalten, als Prävention bzw. Korrektur irrationaler Vorstellungen und als Voraussetzung für seine Mitbeteiligung an Entscheidungen; gleichzeitig wird somit Selbstverantwortung gefördert und ein Gefühl von Kontrolle und Bewußtsein der Wirksamkeit des eigene Handelns. Im Einzelnen haben sich als nützlich – aber nicht immer durchsetzbar – erwiesen: Strukturgebende Hilfen wie Informationen und Instruktionen zur Krankheit, Therapie, Pflege, Rehabilitation und (sekundärer) Prävention, ggf. Einwirkung auf das medizinische Setting (höflicher Umgang, keine Wartezeiten, klare Therapieabsprachen, Kommunikation mit den Behandlungspartnern etc.), die Förderung der psychosozialen Kompetenz und Konstanz im onkologischen Team und schließlich Unterstützung der Primärgruppe des Patienten zur Verhinderung oder Behandlung eines Überforderungs- oder Erschöpfungssyndroms.

Zur Symptomkontrolle dienen Entspannungsübungen ggf. kombiniert mit Imaginationsverfahren und körpertherapeutischen Elementen; auch der gezielte Einsatz von Psychopharmaka können angezeigt sein, z. B. zur Angstverminderung und Linderung von behandlungsbedingten Nebenwirkungen so wie zur Unterstützung der medikamentösen Schmerztherapie. Dazu gehört auch die seelische Symptomatik, die sich durch eine dosierte Förderung des emotionalen Ausdrucks im Sinne einer Katharsis auflösen oder lindern lassen kann.

Die gesprächsweise oder mit gestalterischen Therapieverfahren geförderte Bearbeitung des Krebs-Traumas dient der Integration der zurückliegenden Erfahrung durch eine (dosierte) Wiederbelebung dieses Ereignisses, um zumindest nachträglich das Gefühl von Kontrolle oder Steuerungsfähigkeit zu gewinnen. Dadurch wird eine neue Problemsicht ermöglicht, mit Differenzierung und Neubewertung der sich verändernden Situation, mit Hoffnung auf realistische Ziele und Neuordnung von Prioritäten.

Darüber hinaus müssen Patienten neue „Aufgaben" lösen in Anpassung an veränderte oder behinderte Organfunktionen, in der Einstellung auf Befangenheit, Gehemmtheit und die Bewältigung vermeintlicher und tatsächlicher Benachteiligungen im Alltagsleben.

Letztlich schließt auch eine fortschreitende Erkrankung ein weiteres emotionale Wachstum nicht aus. Im Gegenteil: es eröffnen auch krankheitsbedingte Lebenskrisen oft persönliche Entwicklungsmöglichkeiten, die für einige Patienten mit Hilfe einer Psychotherapie besser genutzt werden können.

## Psychotherapeutische Zugänge

Den verschiedenen Ebenen entsprechen jeweils typische Interventionsformen:

Beratung und Instruktion in bezug auf ein geeignetes Krankheits- bzw. Gesundheitsverhalten mit Förderung der sozialen Unterstützungsmöglichkeiten sollte allen Patienten angeboten werden.

Ein übungs- und verhaltensbezogener Zugang z. B. zur Minderung von Therapienebenwirkungen, z. B. durch Entspannungsverfahren bei Chemotherapie oder Schmerzen und das Erarbeiten und Einüben von Bewältigungsfertigkeiten ist bei ca. einem Drittel der Kranken indiziert. Für ein personen- und konfliktorientiertes Vorgehen wird der Bedarf auf ca. 5% der Krebskranken geschätzt.

### Programm-gesteuerte psychosoziale Interventionen

Die meisten auch wissenschaftlich überprüften psychotherapeutischen Modelle kombinieren beratende, unterstützende und Gefühlsentlastung vermittelnde Verfahren und wählen dafür ein Gruppen-Setting mit einem festgelegten Programm:

So nennt D. Spiegel sein Psychotherapieangebot an Frauen mit metastasierendem Mammakarzinom „supportiv-expressive Gruppentherapie" und F. I. Fawzy spricht von einer „strukturierten psychoedukativen Intervention", die er an Melanompatienten wissenschaftlich erprobt hat. Eine „zeitlimitierte, thematische Gruppentherapie" bietet L. Baider Gruppen von Post-Mastektomie-Patientinnen an und A. Cunningham hat ein

Gruppenprogramm für Krebspatienten entworfen mit den Zielen „Unterstützung, Coping und Meisterung". Mit Außnahme des Ansatzes von D. Spiegel wird auf die Nutzung der Gruppendynamik verzichtet; d. h. Interventionen dienen ausschließlich der Förderung eines durchgängig positiven Gruppenklimas und negative Übertragungsentwicklungen werden unterdrückt (persönliche Mitteilung der jeweiligen Autoren).

Von einem kognitiv-behavioralen Ansatz her gestaltet St. Greer seine „adjuvante psychologische Therapie für Krebskranke", die sich vor allem gegen das depressive Erleben richtet und mit Hilfe derer eine prognostisch als günstig erachtete kämpferische Haltung („fighting spirit") induziert werden soll (die genannten Interventionsansätze sind beschrieben in „Supportive Care in Cancer" 1995, Vol. 3, No. 4).

## Psychodynamisch-psychoanalytische Therapie

Therapeutische Initiativen auf tiefenpsychologischer Grundlage konfrontieren den Wissenschaftler mit zahlreichen Schwierigkeiten, einen schlüssigen Nachweis des Nutzens der Behandlung zu führen, der über den Einzelfall hinausgeht, der generalisierbar und quantifizierbar ist. Dennoch sind die vorhandenen Einzelfalldarstellungen bezüglich der dargestellten therapeutischen Techniken sehr hilfreich und lassen übereinstimmende Prinzipien im Umgang mit Patienten erkennen, die unter einer lebensbedrohlichen Krankheit leiden.

Die vorliegenden Kasuistiken beziehen sich meist auf Patienten während des aktiven Krankheitsgeschehens oder auf solche mit ungünstigen Verläufen, sodaß die aktuelle Auseinandersetzung mit der Existenzbedrohung im Zentrum der Psychotherapie steht. Die Behandlung von Patienten mit einer Krebserkrankung in der Vorgeschichte nimmt – wenn es sich nicht um posttraumatische Anpassungsstörungen handelt – meist von anderen Lebensproblemen ihren Ausgang und ist in ihrem Prozeß mehr von diesem Konfliktgeschehen bestimmt; die Bedeutung der malignen Erkrankung verschiebt sich von der traumatischen äußeren auf die Ebene einer persönlichen Bedeutungserteilung.

Vielfach kontrovers diskutiert wird die Frage, ob ein drohendes chronisch-fortschreitendes Leiden das psychische Geschehen zu sehr in Anspruch nähme und ob psychische Strukturveränderungen im Sinne eines Persönlichkeitswachstums in einer solchen Situation überhaupt möglich seien und angestrebt werden sollten – abgesehen von den praktischen Schwierigkeiten, ein psychotherapeutisches Setting parallel zur körperlichen Behandlung z. B. in Kliniken aufrecht zu erhalten.

Immer mehr Psychotherapeuten und Psychoanalytiker machen indessen die Erfahrung, daß auch im fortgeschrittenen Krankheitsstadium eine Stabilisierung der Lebensqualität und persönliche Weiterentwicklungen möglich sind. Interessante Einblicke in ihre therapeutische Praxis, die beidem – dem traumatische Geschehen und der spezifischen auch konflikthaften Psychodynamik – Rechnung tragen, vermitteln u. a. K. R. Eissler (1978) und Fritz Meerwein (1989).

Bei Eissler stehen mehr die Aspekte der Schonung der Patienten und die Linderung der Symptome im Vordergrund. Als besonders wichtig betont er die Etablierung einer ambivalenzfreien, positiven Übertragung, und die Heilsamkeit der Übertragungsliebe. Überlegungen über die theoretische Basis dieser Position lassen an das Konzept des „Holding" im Kontext einer „primären Beziehung" denken. Für die Entwicklung und Stabilisierung dieser Übertragung gibt er eine Reihe von konkreten Regeln an, die er anhand von Fallbeispielen begründet: So dürfe man von solchen Patienten kein Honorar verlangen, man müsse statt dessen von Zeit zu Zeit Geschenke machen, die einen zukufstsweisenden Aspekt hätten (z. B. ein Zeitschriften-Abonnement) und schließlich dürfe der Therapeut in seiner Überzeugung, daß der Patient letztlich überleben werde, nicht schwanken.

Fritz Meerwein dagegen verhält sich gemäßigter und „abstinenter"; er verzichtet auf suggestive Elemente und vorausahnende Bedürfnisbefriedigungen, unterstreicht aber ebenfalls die Bedeutung der positiven Übertragung: dann könne „durch Identifizierung mit dem Analytiker die Wiederaufrichtung stabiler, guter, haltender innerer Objekte" – im Sinne einer Versöhnung – erreicht werden. Auch Meerwein sieht die Notwendigkeit, den Überlebensglauben mit dem Wissen um eine hohe akute Todeswahrscheinlichkeit vereinbar zu machen, welches sich entwickeln könne in einem „intermediären" oder „Übergangs-Raum" (nach Winnicott), der zeitlos sei und der nicht durch Realitätsprüfung in Frage gestellt werde. Meerwein verwendet in diesem Zusammenhang kreative und künstlerische Therapieformen, die Trauerreaktionen dosiert ermöglichen und gleichzeitig neue Befriedigungs- und Wachstumsmöglichkeiten eröffnen.

Eine Verbindung zwischen den psychotherapeutischen Basistechniken und der Entfaltung eines „intermediären Raums" stellt M. Kahn (1993) her durch den analogen Entwurf eines „Möglichkeitsraumes"; darin gewinnen Patient und Therapeut die Freiheit, sich zumindest partiell von der (schlechten) Prognose zu lösen und Widersprüche zwischen äußerer Realität und innerer Welt psychisch außer Kraft zu setzen. Diesen Zustand bezeichnet Khan als „Brachliegen" – ein Zustand, der nur für das versorgte (also das gehaltene) Individuum erreichbar sei; kein Mensch, der in bitterer Armut, in Isolation und Vernachlässigung lebe, könne brachliegen.

## Die Gegenübertragung in der Arbeit mit Krebskranken

Meerwein und Eissler bringen übereinstimmend zum Ausdruck, daß die Gegenübertragungsgefahr in der Arbeit mit Krebskranken darin läge, durch das „Halten" („holding") in den Sterbeprozeß (Bedrohung des eigenen Selbst) hineingezogen zu werden und depressiv zu reagieren oder Todeswünsche gegen die Patienten zu entwickeln.

Das geschieht meiner Erfahrung nach immer dann, und hier liegt ein wesentliches Gegenübertragungsproblem, wenn es nicht gelingt, einen Möglichkeits- oder intermediären Raum in der eigenen Seele aufrecht zu erhalten. Dieser geht dann verloren, wenn sich der Psychotherapeut als Adressat von Heilungswünschen der Patienten und für deren Erfüllung verantwortlich erlebt, anstatt als jemand, der die Wünsche teilt, der Genesung nicht prinzipiell als aussichtslos betrachtet, der seine Funktion eher als schützender Begleiter gegen Angst und Depression versteht und nicht als „Heiler" – ein Problem im übrigen, das in der Onkologie Ausgangspunkt für zahlreiche Verstrickungen darstellt, vor allem dann, wenn eine ursprüngliche Idealisierung des Behandlers duch den Kranken auf dessen therapeutische Größenvorstellungen trifft.

Ein weiteres Gefährdungsmoment, das eine heilsame Beziehung zu einer unheiligen Allianz werden lassen kann, liegt in der Gefahr oder der Tendenz, daß sich aus der beruflichen Beziehung mit dem Schwerkranken eine persönliche entwickelt, daß es zu einem „Freundschaftspakt" kommt – wie mancherorts ausdrücklich propagiert. Unter den verschiedenen Aspekten eines solchen „Paktes" sei nur der folgende herausgegriffen: Beziehungen mit Schwerkranken, die die eigene Nähe-Toleranz dauerhaft unterschreiten, basieren oft auf der (unbewußten) Voraussetzung des nahen Endes des Patienten, werden also genaugenommen unter der Bedingung dessen Todes eingegangen; stirbt der Patient nicht „rechzeitig", d. h. im Rahmen dieses Zeitlimits, wird die Beziehung konflikthaft, indem andrängende Todeswünsche mit dem Willen zu helfen in Widerspruch geraten.

## Psychoonkologische Zuständigkeiten

Die primäre Zuständigkeit für eine „ganzheitliche" Therapie Krebskranker liegt beim onkologischen Team, also den behandelnden Ärzten und der Gruppe der Pflegenden. Eine kompetente Betreuung schließt psychosoziale Basistechniken und Grundlagenkenntnisse sowohl des Sozialrechts als auch der Psychotherapie ein, um entsprechende Notlagen erkennen und Indikationsbereiche abklären zu können. Wünschenswert wäre und mancher Orts auch realisiert, ist eine kontinuierliche Supervision oder Balintgruppenarbeit, um persönlichen Belastungen durch die tägliche Konfrontation mit ungünstigen Krankheitsverläufen handhabbar zu machen und um Verstehenshilfen in schwierigen Beziehungskonstellationen zu erhalten, auch zur Prävention zusätzlicher interaktionsbedingter Traumatisierungen der Kranken.

Neben der Betreuung einzelner Patienten, die tiefergehende psychosoziale und psychotherapeutische Hilfen benötigen, und der Arbeit mit Angehörigen und Familien, sowohl in ambulanten psychosozialen Krebsberatungsstellen, in Rehabilitationskliniken, aber auch in Akutkrankenhäusern, stellen Teambetreuung und Supervision wichtige Tätigkeitsbereiche psychoonkologischer Fachkräfte dar.

Im selben Maße aber, wie zu einer umfassenden onkologischen Kompetenz psychosoziales Grundlagenwissen gehört, benötigen Psychoonkologen Kenntnisse aus den Bereichen der onkologischen Medizin und Pflege. Entsprechend dem interdisziplinären Aufgabengebiet ist eine angemessene Behandlung Krebskranker an ein kooperatives Behandlungskonzept gebunden, das Wissen und Fertigkeiten aus naturwissenschaftlicher Medizin, Sozialmedizin und Psychosomatik zusammenführt.

Onkologische Forschung und Behandlung kann auf den Beitrag keiner Disziplin verzichten, die in der Lage ist, bei der Lösung des Krebsproblems mitzuwirken.

## Literatur

Eissler KR (1978) Der sterbende Patient. Zur Psychologie des Todes. Frommann-Holzboog. Stuttgart Bad Cannstatt

Fischer G (1990) Die Fähigkeit zur Objektspaltung. Forum Psychoanal 6: 199–212

Holland JC, Rowland JH (eds) (1989) Handbook of Psychooncology. Oxford University Press, New York Oxford

Keller M, Sellschopp A, Beutel M (1995) Spouses between distress and support. In: Cooper CL, Baider L, Caplan DeNour A (eds) Cancer and the family. Wiley, Chichester (in press)

Khan MMR (1993) Erfahrungen im Möglichkeitsraum. Suhrkamp, Frankfurt

Kropiunigg U (1990) Psyche und Immunsystem. Springer, Wien New York

Meerwein F (Hrsg) (1981) Einführung in die Psychoonkologie. Huber, Bern

Meerwein F (1989) „Spute dich, Kronos, fort den rasselnden Trott ..." Überlegungen zum Zeiterleben im psychoanalytischen Prozeß und in der Lebens-Endzeit. Z Psychosom Med 35: 156–174

Schwarz R (1994) Die Krebspersönlichkeit. Mythos und klinische Realität. Schattauer, Stuttgart New York

Schwarz R, Zettl S (Hrsg)(1991) Psychosoziale Krebsnachsorge in Deutschland. Eine Standortbestimmung. Verlag für Medizin Fischer, Heidelberg
Schwarz R, Zettl S (Hrsg)(1993) Praxis der Psychosozialen Onkologie. Versorgungsangebote für Klinik, Praxis und häusliche Pflege. Verlag für Medizin Fischer, Heidelberg
Sontag S (1978) Krankheit als Metapher. Hanser, München
Supportive Care in Cancer 3 (4): 215–274 (1995)

# Ergänzende Therapiemaßnahmen

*Jutta Hellan*

Komplementäre Therapie ist nicht als Alternative zur etablierten Medizin zu verstehen, sondern dient als additive Maßnahme, die besonders oft dann angewendet wird, wenn andere Therapien abgeschlossen oder wirkungslos geblieben sind.

Manchmal aber sind komplementäre Therapien eine notwendige Erweiterung oder auch Ergänzung zu den üblichen onkologischen Therapien, wie Operation, Hormon- und Strahlentherapie, da die Auswirkungen des naturwissenschaftlichen Denkansatzes auf den Arzt im 20. Jahrhundert mitverantwortlich sind für einen Teil des Dilemmas der „modernen Medizin".

Die Auswirkungen von Ökologie und Technologie auf den Arztberuf und schließlich auch auf den Patienten selbst sind nicht zu unterschätzen, sind doch Diagnostik und Therapie, welche vom Patienten zeitweise als bedrohliche Übertechnisierung, Überdiagnostik und Übermedikation empfunden werden, schon sehr weit in die Technologie abgedriftet. Das wachsende Unbehagen an der Apparatemedizin, die Patienten im Bedarfsfall meistens selbst in Anspruch nehmen, führt einige dazu, alternative Diagnostik, Irisdiagnostik, Pendel etc. zu suchen.

Aufgrund der Vielfältigkeit der Tumorerkrankung – vielfältig bezüglich Entstehung, Biologie, klinischer Manifestation und Therapiebeeinflußbarkeit – ist es unvorstellbar, daß in nächster Zeit im Bereich von Präventation und Therapie der schon seit langem von der Wissenschaft gewünschte Durchbruch erzielt werden kann. Mit dem heutigen Wissensstand wird etwa ein Drittel aller Krebspatienten mit den üblichen Therapiemaßnahmen geheilt: Operation, Chemo-, Hormon- und Strahlentherapie. Trotzdem ist unbestritten, daß die Schulmedizin echte kurative Chancen bietet. Gerade deshalb ist es nicht statthaft, anstelle einer erprobten Therapie eine Behandlung mit Medikamenten unbewiesener Wirksamkeit durchzuführen.

Da, wie gesagt, ein Drittel der Tumorpatienten geheilt werden kann, verstirbt der Rest nach einem mehr oder weniger langen Leidensweg. Dieses Leiden so weit wie möglich zu verhindern oder zu erleichtern ist genauso wichtig, wie das Behandeln von Krankheiten.

Krebskranke sind daher in der Regel Langzeitpatienten, also chronisch Kranke, und somit auch sehr erfahrene (sogenannte mündige) Patienten. Der Austausch ihrer Erfahrungen erfolgt nicht selten in Selbsthilfegruppen. Hier werden unter anderem Informationen über Zusatztherapie ausgetauscht, da mehr als die Hälfte aller Tumorpatienten zu ihrer schulmedizinischen Therapie sogenannte Außenseitermethoden anwenden. Diese geben dem Patienten das Gefühl, *mehr* für sich zu tun, und sind Ausdruck dafür, auch für ihre Gesundung etwas beizutragen. Keinesfalls beruht die Anwendung alternativer Therapien auf einem gestörten Vertrauensverhältnis zwischen Arzt und Patienten!

Die „*Krebszusatztherapien*" sind meist sogenannte Naturheilmittel, häufig pflanzlicher oder tierischer Herkunft, über die die Meinung besteht, daß sie malignes Wachstum hemmen oder durch Stimulation von körpereigenen Abwehrkräften zur Tumorzellvernichtung führen.

Dem liegt die Vorstellung zugrunde, daß Immundefizenz Ursache dafür ist, daß Tumorzellen nicht vernichtet werden. Leider ist dieser „angenommene Immundefekt" nicht immer nachweisbar.

Die eingesetzten Mittel sind größtenteils pflanzlicher Natur. Ein kleiner Teil der Präparate ist tierischer Herkunft und besteht aus Organen und Organbestandteilen. Sie werden häufig aus Thymus, Milz, lymphatischem Gewebe und Schleimhäuten junger Tiere, wie Kälber und Lämmer, gewonnen. Bei der parenteralen Verabreichung kommt es manchmal zu allergischen Reaktionen. Zu diesen Präparaten gehören: Faktor AF 2, Vitorgan, Neytumorin, Polyerga, Thymusextrakte etc. Für diese Präparate gibt es keine klinisch anerkannte Studien.

Dasselbe gilt für die in der Onkologie verwendeten Homöopathica, wie *Echinacea*, *Arnica* und *Aconitum*.

Von den pflanzlichen Therapeutica werden hauptsächlich wässrige Auszüge aus Mistel angeboten. Diese werden ausschließlich parenteral verwendet.

Mit den Präparaten *Iscador* und *Helixor* wurden und werden zwar seit vielen Jahren klinische Studien durchgeführt und auch publiziert, aber leider nicht anerkannt.

Einfacher als in der Krebsbehandlung ist der Nachweis der Wirksamkeit von Mistelextrakten an Zellkulturen, Tierexperimenten und in bezug auf bestimmte immunmodulatorische Eigenschaften beim Menschen.

Gabius et al. konnten nachweisen, daß bestimmte Mistellektine stimulierend auf die Sekretion von Tumornekrosefaktor (TNF), Interleukin 1 (IL-1) oder Interleukin 6 (IL-6) wirken.

*Ob und wie* diese vermehrte Sekretion auf den Immunstatus des Tumorpatienten Einfluß nimmt, ist zur Zeit Gegenstand aktueller Untersuchungen und kann noch nicht beantwortet werden.

Um einiges schwieriger ist die Beurteilung anderer pflanzlicher Therapien, wie Rote Bete, Hefezellen, Weizenkeime etc., da auch für diese Präparate keinerlei klinische Daten vorliegen.

Zu den komplementären Begleitmaßnahmen gehören auch die *Vitamine* (A, E, C, D) und die *Spurenelemente* (Selen, Zink, Kalium, Magnesium, Eisen etc.).

Natürlich spielen auch die *psychosoziale Betreuung, physikalische* und *künstlerische Therapie* sowie die Umstellung der *Ernährung* eine wichtige Rolle.

Die Tumorkrankheit selbst, aber auch die Behandlung (Chemo- und Strahlentherapie) führen zu Inappetenz und Übelkeit. Der Immunstatus verschlechtert sich durch die Mangelernährung, was sich auch durch eine Infektanfälligkeit und Einbuße der Lebensqualität äußert. Deshalb wird eine ausgewogene Ernährung, die reich an Vitaminen, Spurenelementen und Mineralien ist, gerade während einer Chemo- oder Strahlentherapie besonders wichtig und sollte sich der physischen und psychischen Situation des Patienten anpassen. Die Freude an Essen und Trinken sollte nicht durch eine unbewiesene Diät verdorben werden!

Anders sollte sich die Ernährung des geheilten Krebspatienten und des Gesunden verhalten. Hier dient eine „gesunde Ernährung" (lactovegetabile Ernährung) wie Einschränken von Alkoholika, Vermeiden von Nikotin, Essen von frischem Obst und Gemüse sowie Getreideprodukten mit hohem Fasergehalt, Einschränken von geräucherten und gepökelten Speisen sowie Vermeiden von Übergewicht durch Reduktion von Fett und Zucker als echte Krebsprävention.

Das Gebiet der alternativen – besser komplementären – Medizin ist sehr groß und heterogen. Die Bewertung von Therapieerfolgen ist daher schwierig, da eine Verlängerung der Überlebenszeit nicht allein das Maß für den Erfolg darstellt. Die mit Zusatztherapien betreuten Patienten berichten, daß sich das subjektive Wohlbefinden bessere. Der Tumorkranke ist ein Mensch in Not, er erwartet Hilfe, und er erwartet eine Medikation. Ein Medikament, das vielleicht eine Besserung verspricht, und eine gute ärztliche Führung sind wertvolle Hilfen, die vielleicht auch über die Psyche die Tumorabwehr steigern.

## Literatur

Dold U et al (1991) Krebszusatztherapien beim fortgeschrittenen nicht kleinzelligen Bronchialcarcinom. Thieme, Stuttgart

Hajto T, Hostanska K, Gabius HJ (1989) Modulatory potency of β-galactoside lectin from mistletoe extract (Iscador) on the host defense system in vivo in rabbits and patients. Cancer Res 49: 4803

Jork K (1993) Alternativen in der Medizin. Hippokrates, Stuttgart

# Alternativmedizin versus Schulmedizin – eine Qualitätsfrage

*Walter König*

Jährlich werden etwa 10.000 der 30.000 in Österreich an Krebs neu erkrankten Personen vollständig durch die herkömmlichen „schulmedizinischen" Methoden geheilt. Deshalb kann nicht oft genug betont werden, daß sämtliche Heilerfolge ausschließlich durch Operation, Chemo- und Strahlentherapie beziehungsweise durch Hormone erfolgen.

Dennoch kann die Mehrheit der Patienten, die beispielsweise an Tumoren der Lunge, des Dickdarms oder der Niere in fortgeschrittenem Stadium erkrankt sind, heute noch nicht erfolgreich behandelt werden. Die beschränkten Erfolge der sogenannten „Schulmedizin" sind nur zum Teil begründbar. Sie sind eine Ursache für die Hilflosigkeit der Behandler und der Patienten, aber auch für die steigende Verbreitung anderer, nicht an medizinischen Hochschulen gelehrter Methoden. Sie nennen sich paramedizinisch, unkonventionell, biologisch, ganzheitlich oder natürlich und treffen damit kaum das Wesen dieser Verfahren vollinhaltlich. Darüber hinaus sind solche Bezeichnungen auf die eine oder andere Seite hin verletzend.

Aus der Medizingeschichte wissen wir, daß solche Methoden plötzlich verschwinden, sobald Ursache und wirksame Behandlung gefunden sind – wie zum Beispiel bei der Tuberkulose. Bis dahin gibt es die erstaunlichste Dynamik und seltsame, fast gesetzmäßige Gruppenphänomene: Rivalitäten rund um den Patienten und Spaltungsphänomene sind unter denen, die sich mit der Behandlung von Krebs beschäftigen, immer wieder zu beobachten (nach Jakob: „Wo Krebs ist, ist auch Krach"). Wegen dieser Phänomenologie, die zu komplexerer Betrachtungsweise herausfordert, wird im Folgenden auch über angrenzende Themenbereiche wie die Grauzonen der Heilbehandlung, die Resonanz in den Medien, Kommunikations- und Qualitätsforschung sowie über Konfliktlösungsmodelle nachgedacht werden. Die Rolle des Psychoonkologen könnte die eines Mediators oder Moderators zwischen den beteiligten Berufs- und Interessensgruppen sein. Die Zielaufgabe ist das Beenden von Grabenkämpfen und die Verringerung von Spannung und Reibungsflächen, die Pole zusammenzuführen und die Kooperation zu erleichtern.

## Grauzonen der Medizin

„Alternative", „biologische", „natürliche" und „ganzheitliche" Krebstherapien haben Hochkonjunktur, boomen medienpolitisch und waren dennoch nie so umstritten wie heutzutage. Mit dem Eintritt Österreichs in die EU hat sich auch der „Markt" komplementärer Behandlungsansätze erweitert. „Natürliche" Medikamente verzeichnen in Europa eine Zuwachsrate von jährlich 3,5 Prozent. Die Ausgaben der österreichischen Krankenversicherungsträger für pflanzliche Heilmittel sind seit 1990 um über 150 Prozent – von 6,3 auf 16 Millionen Schilling – gestiegen. In den USA beispielsweise fanden bereits 1990 mehr Patientenkontakte mit komplementären Behandlern als mit Allgemeinärzten (primary care physicians) statt. Mehr als die Hälfte aller Tumorpatienten wenden sich „hinter dem Rücken" ihres behandelnden Arztes solchen Methoden zu oder ziehen deren Anwendung zumindest ernsthaft in Betracht. Nur ein Viertel der Patienten begnügt sich ausschließlich mit schulmedizinischen Mitteln. Unaufhaltsam wächst das Gebiet der Komplementärmedizin ebenso wie die Zahl der an ihr interessierten Ärzte. Nur: Wo können sich Interessierte dafür ausbilden lassen? Derzeit gibt es den weltweit einzigen Lehrstuhl für Komplementärmedizin lediglich in England. Gegner und Befürworter verzichten dennoch zunehmend auf emotionalisierte Wortgefechte aufgrund der Einsicht, daß das Wohl des Patienten dabei auf der Strecke bleibt. Sie entscheiden sich für exakte Forschung insbesondere in Form von randomisierten (Zuteilung der Patienten auf verschiedene Therapieformen nach dem Zufallsverfahren) klinischen Studien, sofern diese ethisch vertretbar sind.

In die Grauzone zwischen Komplementärmedizin, Naturheilkunde und Psychotherapie mischen sich immer häufiger Scharlatane und Wunderheiler. Den nach Schätzungen der österreichischen Ärztekammer rund 200 selbsternannten „Heilern", die mit Handauflegen, Verschreibung von diversen Kräutern und Pflanzensäften bis zu komplizierten Elektrogeräten und lebensbedrohlichen Mixturen operieren, ist vom Gesetz her nicht wirklich beizukommen. Jährlich gibt es an die 100 Anzeigen wegen Kurpfuscherei. Zur Verurteilung kommt es jedoch nur dann, wenn eine gewerbsmäßige Tätigkeit in mindestens zehn Fällen nachgewiesen werden kann. Die Höchststrafe auf gewerbsmäßige Kurpfuscherei ist mit drei Monaten bemessen.

## Krebs – ein Medienthema

Bekanntlich geht es im Mediengeschäft nicht nur um Information, sondern um Geld und Macht. Für den Wettbewerb des Boulevards hat Krebs eine ähnliche Qualität wie Sex: Beide verkaufen sich gut und sind gleichermaßen intim wie öffentlich. Sein Geschäft mit dem Grauen, der Angst, der Hoffnung, der Übertreibung, der Wundergläubigkeit ist eine willkommene Werbefläche für Scharlatane, Wundergurus, Geistheiler und Gesundheitsapostel.

Ärzte schieben gerne die Verantwortung für den Paramedizin-Boom und die „systematische Demontage des ärztlichen Images" den Massenmedien zu. Aber das ist ebenso kurzsichtig wie die Lockerung der Rezeptpflicht anzuprangern. Medien sind eben keine Gesundheitserzieher. Sie geben einen Überblick über die Wirklichkeit, erregen Interesse, müssen sich im Informations-Fast-Food-Angebot behaupten. Je größer die Sensation, desto größer die Gefahr für den Journalisten, auf Wundermeldungen hereinzufallen. Es muß auch festgestellt werden, daß die meisten Krebs-Berichte auf Ärzte und Wissenschaftler zurückgehen. Oft spielen deren vordergründige Interessen mit. Umsatzerfolg um jeden Preis geht sicherlich Hand in Hand mit schlechter Berichterstattung und beidseitiger Verantwortungslosigkeit.

Wie läßt sich gute Berichterstattung forcieren? Wissenschaftler können sicher nicht vorsichtig, klar und sachlich genug ihre Informationen handhaben, genauso wie Journalisten nicht verantwortungsvoll genug – vor allem in Hinblick auf betroffene Krebskranke – damit umgehen müssen. Betroffene können sich durch optimale und kritische Vorinformation nicht genug gegen Falschmeldungen schützen. An die Qualitätsstandards für Berichte aus Medizin und Gesundheitspolitik sind die gleichen Maßstäbe anzulegen wie an die einer guten Medizin: Sie sollen keine unnötige Angst und keine falschen Hoffnungen auslösen! Ehrlichkeit, Transparenz und Klarheit sind die Schlagworte: Was ist wissenschaftlich gesichert, was ungeklärt und umstritten. Laut Richtlinien des Presserates ist „… in Text und Aufmachung alles zu unterlassen, was bei Schwerkranken unbegründete und mit dem wirklichen Stand der medizinischen Forschung nicht in Einklang stehende Hoffnung auf Heilung in absehbarer Zeit erweckt". Ärzte und Journalisten sind kritische Partner, denen mehr Verständnis füreinander, gegenseitige Unterstützung und auch mehr Kooperation guttäte. Konstruktiver Dialog statt gegenseitige Vorwürfe sollte die Devise sein. Journalisten müssen ebenso wie Ärzte an ihren ethik- und qualitätssichernden Kriterien arbeiten. Macht braucht Kontrolle, sachliche Auseinandersetzung und Dialogbereitschaft, damit sie nicht mißbraucht wird – auf beiden Seiten.

Die Medizin neigt dazu, gesellschaftspolitische Entwicklungen zu verschlafen, anstatt rechtzeitig zu agieren. In den Medien findet eine beispiellose Kommerzialisierung statt. Einschaltquoten, Reichweiten und Auflagezahlen sind wichtiger als Qualität. Noble Zurückhaltung in der Onkologie muß einer gut aufbereiteten Öffentlichkeitsarbeit weichen. Anspruchsvolle Sachverhalte bleiben gerne auf der Strecke, wenn sie den Medien nicht leicht konsumierbar angeboten werden. Forscher müssen lernen, ihr Engagement für die Wissenschaft in die Öffentlichkeit zu tragen (zum Beispiel durch Leserbriefschreiben) und ihr Wissen anderen verständlich zu machen. Wenn sie ihre Anliegen den Medien nicht anbieten, weden andere den Meinungskampf entscheiden. Nicht die Kraft der besseren Argumente überzeugt, sondern die Medienpräsenz. Kommunikationswissenschaftliche Untersuchungen unterstreichen die Wichtigkeit der Öffentlichkeitsarbeit, sonst kommt man in der Medienwirklichkeit nicht vor. Zu meinen, die Wissenschaftsjournalisten müßten ihrerseits aktiv werden, um das Image der klassischen Medizin aufzupolieren, heißt, die Zukunft anderen zu überlassen.

## Was muß eine qualitativ hochwertige Medizin leisten?

Bevor wir uns der Analyse zuwenden, warum 50 Prozent der Tumorpatienten andere, alternative Methoden brauchen, sind noch einige Gedanken zum Thema Qualitätsmanagement notwendig.

Ökonomische Zwänge werden sich zunehmend in den nächsten Jahren auch auf die Onkologie auswirken. Die vom Gesetzgeber geforderte Qualitätskontrolle wird dazu führen, daß nur Facheinrichtungen mit hohem Qualitätsstandard und deutlicher Attraktivität mehr Wirtschaftlichkeit erreichen. Medikamente und unkonventionelle Methoden mit nicht erwiesener Wirksamkeit werden von den Kostenträgern weniger finanziert werden.

Qualität medizinischer Dienstleistungen wird durch Optimierung dreier Komponenten erreicht: *Struktur-*, *Prozeß-* und *Ergebnis*qualität müssen beurteilt werden. Gute *Struktur* bedeutet z. B. technische Ausstattung nach dem letzten Stand, bequeme Zugangsmöglichkeit für Patienten, entsprechende Fähigkeiten und Ausbildung von Praxispersonal und Arzt, genaue Datendokumentation. Unter einem befriedigenden Behandlungs*prozeß* ist die Art und Weise zu verstehen, wie Diagnostik und Therapie, Medikamentenverordnung und Gesprächsführung stattfinden, wie angemessen, wie rechtzeitig usw. Auf die Prozeßqualität haben vor allem die Persönlichkeit von Arzt und Patient und deren Wechselwirkung Einfluß, sowie ethische und gesellschaftliche Gesichtspunkte. Gute *Ergebnisse* medizinischen Handelns werden an der Lebensdauer, der Patientenzufriedenheit, der beschwerdefreien Jahre und der Lebensqualität gemessen.

## Informationszentrale für Standards in der Onkologie

Qualitätssicherung ist ein dynamischer Prozeß: Der Ist-Zustand eines therapeutischen Verfahrens wird mit dem optimalen Sollzustand in bezug gesetzt. Daraus ergeben sich Handlungsanweisungen zur Qualitätsverbesserung. Vereinheitlichung der Standards, Aufdeckung von Diskrepanzen zwischen Soll- und Istzustand und Hinweise zur Verbesserung der Versorgungsrealität sollten in einem Informationszentrum für Standards in der Onkologie (ISTO) zentralisiert werden. Derzeit existiert noch keine systematische Datenerfassung auf regionaler oder nationaler Ebene.

Qualitätsmanagement geht über die zuvor beschriebene Qualitätssicherung hinaus. Qualitätsmanagement hat mit den Führungsaufgaben, der Organisation, Planung und Steuerung der institutionellen Zusammenarbeit und Vernetzung zu tun, mit dem Ziel, daß klar definierte und schriftlich festgelegte Qualitätspolitik gewährleistet ist. Erst wenn die oberste Leitung eines Krankenhauses die Qualitätspolitik verantwortet, unterschreibt und für ihre Umsetzung auf den Stationen sorgt, kann vom Vorhandensein von Qualitätsmanagement gesprochen werden.

Um die entsprechenden Qualitätsziele zu erreichen, sind regelmäßig die Kunden- beziehungsweise Patientenbedürfnisse zu erheben.

Die Kommunikationsstrukturen zwischen Professionellen und Patienten müssen dementsprechend verbessert und die Leistungserbringungen des Gesundheitssystems Krankenhaus den Kundenbedürfnissen angepaßt werden.

Jedes Krankenhaus muß Punktekataloge erstellen und dafür sorgen, daß die Organisation auf dem Weg zur Qualität diese auch umsetzt.

Damit wird deutlich, welch hohen Stellenwert die Patientenzufriedenheit, die Einbeziehung der Mitarbeiter in Entscheidungsabläufe sowie die

Einbindung von Patienten in die Behandlungsabläufe und Behandlungsentscheidungen haben. Nur wenn die Ergebnisforschung in der Gesundheitsversorgung ergibt, daß der Konsument von „Gesundheit" in Zukunft das Gefühl hat, daß die angebotenen Gesundheitsleistungen seine gesundheitliche Lage und sein Wohlbefinden verbessern, wird er bereit sein, für diese Dienstleistung auch zu bezahlen.

Was die Qualitätsverbesserung in der Krebsmedizin anlangt, bedarf es nicht nur der Einrichtung zentraler Koordinationsstellen. Auch Qualitätszirkel und Einrichtungen zur Beurteilung der Mitarbeiterzufriedenheit medizinischer Teams sind notwendig sowie entsprechende Instrumentarien, um die Erwartungen der individuellen Kunden und der Gesellschaft für die Gesamtqualitätseigenschaften in der Krebsbetreuung und einer Lobby-Bildung unter den Krebspatienten zu erfassen (siehe ÖSPO im Anhang).

## Lebensqualitätsforschung

Seit Einführung des Begriffs „Lebensqualität" in die Medizin vor ca. 20 Jahren – eine mittels Fragebögen genau meßbare Größe wie beispielsweise der Blutdruck – hielt die von Psychosomatikern seit langem geforderte Patientensubjektivität Einzug in die Medizin – ein „Quantensprung" im naturwissenschaftlich dominierten Gesundheitswesen. Immer mehr kann und soll der Patient im Sinne einer partnerschaftlichen und „mündigen" Medizin selbst das zu konsumierende Produkt Gesundheit mitgestalten. Die an der Versorgung Krebskranker Beteiligten wollen Auskunft über die Effizienz ihres therapeutischen Handelns. Legitimation dafür erfolgt durch einen internationalen Forschungszweig, der sich in den letzten zehn Jahren rasch und mit erstaunlicher Akzeptanz entwickelt hat: die Lebensqualitätsforschung (siehe S. 3). Innerhalb der EORTC (European Organisation Research Treatment of Cancer) ist ein Lebensqualitätsfragebogen entwickelt worden, der sich als Standardinstrument in Europa immer mehr durchzusetzen beginnt. Angestrebtes Ziel ist es, damit Ergebnisse von Studien nicht nur hinsichtlich von Remissionsraten (Besserung) und Überlebenszeit, sondern auch in Hinblick auf Lebensqualitätsaspekte vergleichen zu können. Spezifische Module für verschiedene Karzinome, Transplantationschirurgie und palliative Medizin sind derzeit in Entwicklung. Auch hier wird ein Instrument, das durch Vernetzung und Kooperation und im Konsensus mit allen Beteiligten (auch mit Patienten- und Angehörigengruppierungen) entstanden ist, letztendlich von allen anerkannt werden.

## Was soll eine qualitativ hochwertige Arzt-Patienten-Beziehung leisten?

Die therapeutische Beziehung erfordert Konsens und Kooperation. Konfliktmodulierende Persönlichkeitseigenschaften sind auf der Seite der Betreuer in der Arbeit mit Krebspatienten besonders wichtig, da die Krankheitsdynamik bei Krebs, wie schon erwähnt, Polarisierungen, Spaltungskonflikte und „symmetrische" Eskalation in Beziehungen begünstigt. Symmetrisch heißt, daß mehr gegebenes Verhalten von A auch seitens B mehr vom gleichen Verhalten auslöst. Der Konflikt schaukelt sich polarisierend auf und eskaliert. Gewöhnliche Beispiele für symmetrische Beziehungen sind Rüstungswettläufe, mit dem Nachbarn Schritt halten, athletisches Wetteifern, Boxkämpfe und ähnliches. Der gegenseitige Umgang im Betroffensein von Krebs bedarf daher der „Lebenskunst", mit Konflikten deeskalierend umzugehen. Auf der magisch-mystisch-metaphorischen Ebene wird Krebs mit Aspekten von Schuld und Strafe, ja gar als Manifestation des Bösen schlechthin in Zusammenhang gebracht, sodaß Abstoßungs- und Ausgrenzungsreaktionen ebenfalls zur Dynamik der Krebserkrankung gehören. Auch hier bedarf es versöhnlicher Umgangsweisen und Handlungen, um Tendenzen zur Verhärtung, Ausweitung des Konfliktherdes (analog zur Metastasenbildung im Krebsgeschehen) und Frontenbildung gegenzusteuern. Solche Umgangsweisen sind ebenfalls nicht „angeboren" und können in speziellen „Konfliktmanagement-Seminaren" gelernt und geübt werden.

In der Auseinandersetzung mit dem Thema konventionelle versus unkonventionelle Krebstherapie leidet also in den meisten Fällen, besonders aber bei ungeschultem Personal, die Beziehung. Der Arzt als Wissenschafter fühlt sich an die Ergebnisse von Wirksamkeitsprüfungen gebunden und ist darauf aus, die Krankheit zu unterdrücken. Der Patient will dagegen etwas tun, um seine Gesundheit zu steigern und seine Selbstheilungskräfte anzuregen. Er braucht eine Krücke, eine Stütze, eine Lebenshilfe, um mit seiner Not, Verzweiflung und Angst umzugehen.

## Komplementäre Mittel sind Objekte der Hoffnung

Der Krebspatient braucht ein Objekt der Hoffnung. Wie dieses ausgewählt wird, hängt von der Unschärfe ab, die bei jeder ängstlichen Suche naturgegeben entsteht. Hinter dieser Suchbewegung nach einem Hoffnungsobjekt sehnt er sich vielleicht nach einem Subjekt, nach einer „Beziehung der Hoffnung". Hier gilt es also, die Not zu verstehen. Nicht gleich den Impuls widerlegen und gegensteuern wollen. Die Haltung eines „gelassenen Gewährens" ist hier hilfreich und in einem gewissen Sinne auch „heilsam", um die an diesem Punkt heikle Beziehung nicht zu gefährden. Nochmals: Der Arzt will seinerseits verständlicherweise gesichertes Wissen, wo es ein gesichertes Wissen gibt. Vielleicht hat er jenseits seiner Rolle als Wissenschaftler die Ahnung, daß das unkonventionelle Mittel gerade im speziellen Fall seines Patienten diesen „im Leben hält" und seine Kräfte und Kompetenzen steigern könnte, mit der Krankheit fertig zu werden; daß dieses Mittel (ähnlich wie das „Übergangobjekt" Puppe oder Kuscheltier dem Kind hilft, mit der Trennung von der Mutter besser fertigzuwerden) die Lebensqualität sowie den Aufbau von Selbstheilungsstrategien verbessern könnte. Je mehr der Arzt, Psychotherapeut oder Pflegende diese Gratwanderung zwischen Frontenbildung auf der einen und Verständnis und Begleitung auf der anderen Seite schafft, je mehr es ihm gelingt, die Symbolik dieses „Übergangsobjekts" der Hoffnung in seiner Bedeutung zu verstehen, desto stabiler kann sich die Beziehung aufbauen. Angebote der Hoffnung und Beutelschneiderei wohnen allerdings nahe beisammen.

## Wie kann die Kommunikation Patient – Behandler – Angehörige besser werden?

Im Mittelpunkt jeder komplementären Behandlung muß das Wohl des Betroffenen stehen. Was tatsächlich das Beste für Menschen mit einer Krebserkrankung sein kann, ist für Ärzte sowie Patienten schwer zu entscheiden. Es ist natürlich, daß in vielen Fällen Angehörige und Erkrankte einen Aktivbeitrag zur Besserung oder Heilung leisten wollen. Sich auf den Weg machen, um die beste Krebstherapie herauszufinden, bedeutet, sich auf eine schwierige Suche einzulassen. Das verlangt Behutsamkeit im Gespräch, Einfühlungsvermögen des Arztes und die Kunst, einander zu verstehen und sich verständlich zu machen. Für den Arzt heißt das, in den sogenannten „Aufklärungsgesprächen" folgende Punkte anzusprechen:

- die Grenzen der Medizin deutlich zu machen, seine Unsicherheit und Sorge mitzuteilen und sein Ziel klar zu definieren;
- wie schwierig es für ihn ist, eine Krebstherapie zu finden, die weitestmögliche Hilfe bietet und die ebenso weitestgehend vor Schaden schützt;
- zu erklären, wie sehr es ihm darum geht, daß die Wirksamkeit und Methode einer solchen Therapie geprüft worden sein muß;

– wie wichtig es ihm ist, daß durch eine solche Prüfung die Allgemeingültigkeit, ihre Wiederholbarkeit und ihre therapeutische Sicherheit gewährleistet worden ist.

Dieses Bemühen um das Beste bedeutet: die Kunst, um eine befriedigende Kommunikation zu ringen; bedeutet: Zugewandtheit; bedeutet: Gespräche führen.

Für den Patienten wird es notwendig, um eine partnerschaftliche und mündige Beziehung mit dem Medizinsystem und seinen Vertretern zu ringen. Er muß mit der Angst umgehen lernen – nicht nur vor der Krankheit, sondern auch vor der Institution Krankenhaus.

### Fachkompetenz, Ehrlichkeit und Zuwendung

Jeder seriöse Arzt wird im Laufe seiner Tätigkeit komplementäre Krebsbehandlungsmethoden akzeptieren lernen. Meist wird er sich davon leiten lassen, daß diese nicht mit Schaden für den Patienten verbunden sind, sondern ihm möglicherweise nutzen. Er wird auch davon ausgehen, daß solche Methoden nicht allzu teuer sein dürfen. Meist wird er dabei an Diätempfehlungen, eventuell sogenannte immunologische Methoden, vielleicht an begleitende Homöopathie denken. Die Bedenken, die er mit bestimmten „Immunmodulatoren" meist tierischen Ursprungs hat, wird er gewissenhaft seinen Patienten mitteilen, ebenso wie er vor allen extremen, teuren und gefährlichen Verfahren abraten wird. Die zusätzliche Misteltherapie wird er vielleicht empfehlen, weil doch einige Untersuchungen darauf hinweisen, daß dadurch die Lebensqualität tatsächlich verbessert werden kann, ebenso wie durch einige immunologische Präparate. Er wird sich bewußt sein, daß dieser Effekt sehr gering ist, und in seinem Denken wird er solchen Zusatztherapien eher die Wirkung eines Placebos zuschreiben, also eines Scheinmedikaments das so aussieht wie ein Medikament, aber keine Wirksubstanz enthält. Gleichzeitig weiß er, daß ein Placebo nicht gering geschätzt werden darf, wirkt doch eine gute ärztliche Betreuung gewissermaßen ähnlich dem Placeboeffekt. Wie oben erläutert, wird sich die Medizin noch länger zur Aufrechterhaltung von Beziehung und zum Transport von Botschaften der Medikamentengabe bedienen.

### Was bedeutet der Paramedizin-Boom?

Kaum eine Woche vergeht, in der nicht in den Medien über Wünschelrutengänger, Pendler, Handaufleger oder sonstige auf dem Gebiet der Paramedizin ansässige Personen oder deren Patienten über angebliche

„Wunderheilungen" berichten. Die kommende Jahrtausendwende mit dem zu solchen Zeitpunkten bekannten Auftauchen von Endzeitstimmung, Verunsicherung und Ausweichen in Okkultismus und Esoterik mag das Ihre dazu beitragen. Jeder zweite jedenfalls – so ergab kürzlich eine österreichische Studie – ist für den Zauber von Wunderheilern anfällig, und eine hohe Mehrheit wirft den Ärzten vor, zuviel auf Chemie und zu wenig auf Naturheilkunde zu vertrauen. Auch der Pharmamarkt spiegelt die wachsende Beliebtheit naturheilkundlicher Mittel wieder. Die meisten Patienten entziehen sich gar nicht der „Schul"-medizin, sie wollen nur keine Behandlungsmöglichkeit „auslassen".

## Genesung mit Eigenbeteiligung, Seelentherapie ohne Zeitdruck

Umfragen zu diesem Thema haben ergeben, daß die Hauptbeweggründe für das Aufsuchen alternativmedizinischer Methoden meist nicht die Ablehnung der „Schulmedizin" oder die Angst vor „Stahl, Strahl und Gift" sind. Vielmehr wird ein vermehrtes Bedürfnis nach eigenem aktivem Beitrag zur Gesundwerdung, ein vermehrtes Einbeziehen der Psyche, eine ganzheitliche Betreuung oder nicht selten das Eintreten eines „Wunders" oder die Hilfe von einem Guru erwartet.

## Wie kann der Streit „Schulmedizin" contra „Alternativmedizin" vermieden werden?

Der „Schulmediziner" versuchte den Konflikt – hier die Bedürfnisse der ihm anvertrauten Patienten, dort wissenschaftliche Unbegründetheit – bisher so zu „lösen", indem er die Verabreichung unkonventioneller Mittel unter Hinweis auf das medizinisch-wissenschaftliche Standesethos ablehnte. Eine solche Position war in einer Zeit zu behaupten, in der patriarchalisch-autoritäres Verhalten der Mediziner akzeptiert wurde und die Krebsmedizin uneingeschränktes Vertrauen genoß. Heute ist das Bild vom Arzt als Wegbegleiter („Therapeut") erwünschter denn vom Arzt als „Führer". Die in unserer Gesellschaft zunehmenden Bioströmungen und der Run auf die Naturheilkunde sind Methaphern für die Symbolhandlung: das „Natürliche" suchen. Umso wichtiger ist es, solche Symbolhandlungen zu analysieren und zu verstehen. Der in einer existentiellen Notsituation sich befindende Patient und die Suche nach Alternativen bedeutet im Grunde eine Suche nach neuem Vertrauen und nach Bewältigungsstrategien gegenüber seiner Todesangst.

Unter ethischem Aspekt stellt sich zum alten Grenzstreit Naturwissenschaft contra Naturheilkunde die neue Frage: Welche Alternativen hat die naturwissenschaftliche Medizin anzubieten, wenn sich beispielsweise der Patient hinter diesem vordergründigen Verlangen nach therapeutischen Alternativen eigentlich Hilfe (– verkleidet in die Symbolhandlung: „alternative Heilmethode" –) erwartet, um Auswege aus seiner Hoffnungslosigkeit und Verunsicherung zu finden? Wenn er sich mehr Sicherheit im Umgang mit seiner Erkrankung und mit dem medizinischen System wünscht? Wenn er sich neue Selbstheilungskraft durch Steigerung seiner Abwehr oder aber verstärkte Selbstheilungskräfte durch den erbrachten Eigenbeitrag erhofft? Mit welchem Recht wird ein unkonventionelles Mittel verweigert, das noch dazu vom Prinzip her meist wesentlich geringere therapeutische Aggressivität aufweist als die Hausmittel der Schulmedizin? Mit welchem Recht wird eine unkonventionelle Methode verweigert, wenn sie integraler Bestandteil einer vom Patienten gut begründeten Bewältigungsstrategie, seine von ihm selbst entwickelte „coping"-Strategie in scheinbar ausweglose Lebenssituation ist? Wird der Patient nicht gerade durch diese standesethisch gutbegründete ärztliche Ablehnung eines Alternativpräprates in die Netze ausbeuterischer Wunderheiler getrieben? Wird der Patient wirklich als „mündiger" und verantwortungsvoller Partner akzeptiert, wenn ihm verweigert wird, was er selbst verantworten will und kann ? Auch im Falle von „Verweigerung" des Patienten, das heißt, eine unter klarer Realitätswahrnehmung und in Selbstverantwortung getroffene bewußte Entscheidung gegen eine vorgeschlagene Behandlung, könnte doch die psychotherapeutische Haltung eingenommen werden, hinter dem vordergründigen Verlangen den wirklichen Anspruch des Patienten ausfindig zu machen.

### Soll sich der Monopolanspruch der Medizin aufweichen?

Seit 1995 besteht der Oberste Sanitätsrat Österreichs nicht mehr ausschließlich aus Medizinern. Seit 1991 haben Psycho-, Physio- und Ergotherapeuten eigene Krankenkassenverträge. Andere Gesundheitsberufe wie Vertreter der Pflegewissenschaften und Hebammen drängen nach Eigenständigkeit. Die naturwissenschaftlich orientierte Medizin muß sich von der rein kurativen zur präventiven und psychosozialen Medizin umstellen. Auch der ewige, vermeintlich heilkundliche Widerspruch beginnt sich zu reduzieren:

„Schul-" und „Komplementärmedizin" reichen sich immer mehr die Hände, je ehrlicher die „Schulmedizin" die Grenzen der wissenschaftlichen Begründung ihrer Verfahren offenlegt und je aufrichtiger gesicherte „schulmedizinische" Methoden und Ansätze der „Komplementärmedizin" zusammengeführt werden. Je ehrlicher sich die „Schulmedizin" etwa folgende Fragen stellt: Wird die wissenschaftliche Medizin, ja wird überhaupt eine der möglichen und existierenden verschiedenen Medizin- und Psychotherapieformen allein je in der Lage sein, jedem Menschen in jeder Krankheitsphase alleine genug Hilfe anbieten zu können? Und wenn nein, woher leitet die naturwissenschaftlich begründete Medizin ihre Verweigerungshaltung gegenüber anderen Medizinsystemen ab? Ist grundsätzliche Verweigerungshaltung gegenüber unkonventionellen Mitteln noch vertretbar, wenn sich daraus ein ernstzunehmender Ansehensverlust der gesamten „Schulmedizin" ergibt?

## Pro-Kontra-Auseinandersetzungen polarisieren und eskalieren das Problem

Aus Supervisionsgruppen mit Ärzten und medizinischem Personal ist das sogenannte „Spiegelungsphänomen" nach Balint bekannt: In der Betreuergruppe spiegelt sich die Atmosphäre und Dynamik der Erkrankung wider. Ähnlich kann die Schwarzweißpolarisierung sogenannter „Schul-" versus „Alternativmedizin" als Spiegelung beziehungsweise Projektion des Krebspatienten bezüglich seiner inneren Aufspaltung in gutartig/bösartig verstanden werden. Das heißt, das Selbstbild des Krebskranken ist geprägt von der zentralen Angst: Welcher Anteil meiner Organe ist krank, verstümmelt oder zerstört, und welcher Teil ist vom Krebsgeschehen noch verschont. Zum Ambivalenzkonflikt – soll ich kranke Anteile behandeln und gesunde Anteile stärken oder sogar beides gleichzeitig – kommt außerdem die existentielle Panik, aus der Gemeinschaft der Lebenden herausgerissen zu werden sowie aus der therapeutischen Beziehung mit dem behandelnden Arzt zu fallen, das heißt „austherapiert " zu sein und damit aus dem Gesundheitssystem ausgeschlossen zu sein. Dieser Polarisierung entspricht auch die Aufspaltung in aktiv-aggressive Reparaturmedizin und sanft-regulative Ganzheitsmedizin – eine Aufspaltung medizinischer Konzepte, die seit Jahrhunderten nachzuweisen ist.

Der Wunsch nach Ganzheitlichkeit ist eine Symbolhandlung, mit der Sehnsucht, die innere Aufspaltung aufzuheben. Dieses integrative Therapieziel läßt sich nur dann erreichen, wenn in der Außenwelt die Fronten zwischen verschiedenen Behandlungskonzepten nicht verhärten, Entweder-oder-Konzepte deeskaliert werden und martialische Metaphern beziehungsweise aus der Kriegs- und Kampfsprache entlehnte Sprachbilder von ökologischen Symbolbildern abgelöst werden.

Gleichzeitig müssen onkologische Kompetenz und Qualitätssicherung gewährleistet bleiben und widerlegte und unethische Behandlungsmethoden in aller Deutlichkeit abgelehnt werden. Der Wunsch einen eigenen

Beitrag zur Heilung zu leisten, führt, gepaart mit der verständlichen Hilflosigkeit, dazu, daß Krebspatienten bei der Wahl einer Krebstherapie nach jedem „Strohhalm" greifen.

### Welche Fragen sollten Sie Ihrem Arzt vor Beginn einer Krebstherapie stellen?

Hilflosigkeit und Angst machen empfänglich für jedes auch noch so fragwürdige Hilfsangebot. Oft werden Heilsversprechungen gemacht, die nicht eingelöst werden können. Selbsternannte Wundergurus nützen allzuoft die Heiserwartungen und den Leidensdruck ihrer Patienten aus. Eine sich daraus ergebende lebensbedrohliche Gefahr bleibt für den Patienten oft uneinsichtig. Alternative Krebsbehandlungsmethoden sind meist in Hinblick auf Nebenwirkungen und Wirksamkeit ungenügend geprüft. Auch noch so eindrucksvolle Berichte angeblich geheilter Fälle sind kein schlüssiger und wissenschaftlich akzeptabler Beweis. Die wenigen aussagekräftigen Untersuchungen haben bisher bei nahezu allen Methoden keine nennenswerte Wirksamkeit gezeigt. Weder in der Zusatztherapie nach Operationen, noch zur alleinigen Krebsbehandlung. Fast alle dieser Methoden sind ungefährlich bis harmlos. Zu warnen ist allerdings vor ausgesprochen gefährlichen Methoden.

### „Sanfte Medizin" und ihre tödlichen Folgen

Extreme Diätkuren, vor allem die Hungerkur nach Breuss sind als äußerst gefährlich einzustufen. Auch die höchsten Stufen makrobiotischer Diät führen zu einer abwehrschwächenden Mangelernährung. Werden zum Beispiel Zellpräparate tierischen Ursprungs verabreicht, so kann das möglicherweise zu einer Übertragung lebensgefährlicher Viren führen.

### Wie kann man sich vor falschen Hoffnungen und unrealistischen Heilungsversprechen entsprechend schützen?

Beachten Sie in diesem Fall folgende sechs Fragen:

1. Wie lange wird diese Methode schon praktiziert? (Wenn diese Methode auch nach Jahren noch nicht offiziell anerkannt ist, dann ist sie wahrscheinlich unwirksam.)
2. Ist die angebotene Methode eigenartig, geheimnisvoll, an bestimmte Personen oder Orte gebunden? (Je geheimnisvoller, desto unwahrscheinlicher ist die Wirksamkeit.)

3. Hat die Behandlung überwiegend „Erfolg", oder sind auch Mißerfolge bekannt? (Falls nur Erfolge versprochen werden, ist Mißtrauen am Platz.)
4. Hat die Behandlung auch Nebenwirkungen? (Ohne Nebenwirkungen ist meist auch keine Wirkung zu erwarten.)
5. Werden strenge Diäteinschränkungen verlangt? (Gesunde Ernährung in Ehren, aber unbegründete und einschneidende Verbote sind abzulehnen.)
6. Bekämpfen die Vertreter einer bestimmten Therapiemethode die „Schulmedizin"? (Angriffe und Verleumdungen ersetzen keine Beweise.)

Für weitere Fragen stehen Ihnen die Beratungsstellen der Österreichischen Krebshilfe gerne zur Verfügung.

Bekannteste alternative Krebsbehandlungsmethoden mit fraglicher oder unbewiesener Wirksamkeit:

1. „Krebsdiäten", Hungerkuren, Breuss'sche Gemüsesaftkur
2. Sauerstoff-Mehrschritt-Therapie SMT
3. Pflanzliche Produkte: Mistel-Präparate, Rote Rüben, Hildegard-Medizin, Ukrain
4. Enzymtherapie
5. Immunologische Therapien: Präparate tierischer Herkunft, Interleukine, Zytokine, Wachstumsfaktoren, Frischzelltherapie, Zytoplasmatische Therapie, Factor AFZ, Polyerga, Thymuspräparate, Aktiv-spezifische Immuntherapie ASI, „Autologe Tumortherapie" nach Klehr, Immuno-augmentive Therapie AIT, „Autohomologe Immuntherapie" AHIT nach Kief
6. Erdstrahlen, Wasseradern, Petrol (Naphta-B)
7. Furfurol/Schluckimpfung gegen Krebs (Drobil), „Eiserne Regel des Krebses" nach Hamer, Recanostat comp.

Je nach Region sind gewisse Methoden besonders populär. In den Beipacktexten werden anstatt „direkter antitumoraler Wirkung" lediglich in einem weit gesteckten Indikationsspektrum positive Angaben über den im allgemeinen nur sehr schwer bis gar nicht verifizierbaren Bereich der Patientenbefindlichkeit gemacht.

Exemplarisch sei nochmals die Misteltherapie erwähnt, obwohl sich die Frage nach dem Sinn einer solchen Behandlung stellt, da nach 70 Jahren Misteltherapie bisher bei keinem Tumor sichere therapeutische Wirksamkeit bewiesen ist. Abzulehnen und unsinnig wäre es jedoch, wenn die Mistel alleine anstelle einer mit großer Wahrscheinlichkeit erfolgversprechenden Behandlung angewandt wird! Die dadurch verlorene Zeit und die Heilungschance können später nicht mehr gutgemacht werden.

Wann ist alternative/komplementäre Therapie sinnvoll und notwendig?

1. Der Patient beziehungsweise seine Angehörigen wollen einen Eigenbeitrag zur Genesung leisten.
2. Die „Zusatztherapie" soll Hilfe in seelischer und körperlicher Not bedeuten.

*Krebs als Motiv, alles zu versuchen*

Angst ist das Hauptmotiv, neben oder nach „schulmedizinischer" Behandlung etwas anderes, Besonderes, Außergewönliches, Teures zu versuchen. Krebsangst heißt Angst vor Unerklärlichem, Unheilbarem, ungenügend Erklärtem, Unverständlichem, Angst vor allem Invasiven, in den Körper aggressiv Eingreifendem, Verunstaltendem, Verstümmelndem, vor Strahlen und Schädigung durch Strahlen, gefährlichen Giften und Nebenwirkungen. Die Angst bezieht sich nicht nur auf die Erstdiagnose, sondern auch besonders auf den Rückfall. Das Wiederaufflammen der besiegt geglaubten Krankheit hat oft eine Überschwemmung mit panikhafter Angst und Grauen zur Folge. Angst führt zu Regression in Bereiche, die logischen und rationalen Argumenten unzugänglich sind, zu irrationalen Reaktionen. Diese Angst kann entweder durch Verdrängung und Verleugnung abgewehrt werden oder durch Flucht nach vorne:

Mit überschießenden Handlungsimpulsen und Aggression gegen alle an Diagnose und Therapie Beteiligten vorgehen – oder den Drang verspüren, „etwas ganz anderes" als bisher versuchen zu wollen.

Manchmal richtet sich die verzweifelte Aggression auch gegen Angehörige, Gott und die Welt, die allesamt nicht verhindern konnten, daß man mit einem solch schwierigen Schicksal zurechtkommen muß.

In Momenten solch existentieller Angst wird alles fast wahllos geprüft und jedwede Hilfe vorerst dankbar und unkritisch akzeptiert, aus welcher Richtung sie auch kommen mag. Weder Kosten, Nebenwirkungen und Mühen noch wissenschaftliche Wirksamkeitsnachweise interessieren in dieser Situation. Panisch wird nach Hilfe, Unterstützung und Hoffnung gesucht. Da nimmt es auch nicht Wunder, daß die meisten alternativen Behandlungsmethoden in ihrer Diktion unerbittlich positiv sind; daß sie mit ihrer positiven Sinngebung, Hoffnungsmache und moralischen Unterstützung apodiktisch eher an eine Religion erinnern als an medizinische Ratschläge, die sich an wissenschaftlichen Untersuchungen orientieren. Apropos Religion: Studienergebnisse ergeben, daß lediglich zwei Prozent aller onkologischen Patienten die „alternative" Behandlungsmethoden wirklich alternativ zur Schulmedizin einsetzen, das heißt, daß diese zwei Prozent ausschließlich mit „Alternativmethoden" behandelt werden. Alle übrigen verwenden alternative Methoden „komplementär", das bedeutet als Begleit- oder Zusatztherapie zu den sogenannten schulmedizinischen Behandlungsmethoden. Insofern erinnert die Aufregung zum Thema „Schulmedizin" contra „Alternativmedizin" eher an die Kruzifixdebatte Ende 1995 um Bayerns Klassenzimmer, nachdem fünf von acht Richtern des deutschen Bundesverfassungsgerichts in Karlsruhe einen Widerspruch zur im deutschen Grundgesetz garantierten Religionsfreiheit feststellten. Gleich war damit die Urangst vor dem Islam beschworen und zur Abwehr der Bedrohung des Abendlandes aufgerufen worden. Das „Kruzifixurteil" hat immerhin dazu geführt, daß über Religionsfreiheit und die verbreitete Überheblichkeit des christlichen Glaubens anderen Religionen und Kulturen gegenüber nachgedacht wurde. Religionsfreiheit kann nämlich nur dann praktiziert werden, wenn verschiedene Religionen nebeneinander nicht nur geduldet, sondern respektiert, wertgeschätzt und geachtet werden und Religion als Privatsache verstanden wird. Ein bißchen weniger Entweder-oder-Denken und ein bißchen mehr Sowohl-als-auch würde auch der gegenständlichen Medizindebatte guttun.

## Was ist es, was der onkologische Patient braucht?

Aus dem Vorangegangenen wird deutlich, was dem Kranken zur Verarbeitung seiner schwierigen Situation guttut: eine wirklich tragfähige, auch durch sogenannte „negative" Gefühle belastbare therapeutische Beziehung. Vertrauensvolle Begleitung trotz Expertenstreit, Wirrwarr der Gefühle, Ratschlägen von überall her und schwindelerregender Informationen. Die Therapeut-Patient-Beziehung ist an diesem Punkt starker Belastung ausgesetzt und ihre Kontinuität von eminenter Wichtigkeit. Leider sind Ärzte in ihrer Kommunikationfähigkeit, im Verstehen und Aushalten regressiver Übertragungsgefühle und massiver Ängste wenig ausgebildet, weil die Medizin mehr dem naturwissenschaftlichem Denken als dem Beziehungsdenken Beachtung geschenkt hat. Wenige wissen, wie sie mit einem Schwer-, möglicherweise Unheilbarkranken sprechen sollen. Vielleicht wissen sie, daß diese Menschen mehr Zeit, Zuwendung und Empathie benötigen als solche mit banalen, einfach zu erklärenden, heilbaren Erkrankungen. Nur das Wissen darüber hilft nicht. Dazwischen stehen oft die eigenen Ängste und Hilflosigkeitsgefühle der Behandler. Unsicherheit und Panik verstärken bei ihnen die eigenen depressiven Muster, erhöhen die eigene Angst von

Depression, Hoffnungs- und Sprachlosigkeit überschwemmt zu werden. Um sich in einer solchen Situation zu retten, greift der Arzt zu einem nur allzu menschlichen Hilfsmittel und Abwehrmechanismus: zur „Projektion". Was er eigentlich fühlt, sich selbst aber nicht bewußt machen kann, weil ihm die Übung fehlt, damit umzugehen, das „projiziert" er in den Patienten. Dort, im Patienten, das heißt, in sicherer Distanz zu sich selbst, dort, in seinem Patienten, „spürt" der Arzt seine Angst: Er hält seine eigenen Gefühle und Ängste also für diejenigen seiner Patienten. Im Patienten wird diese Angst dann diagnostiziert und behandelt. Genaugenommen behandelt also der Arzt die durch den Patienten ausgelösten *eigenen* Ängste im Patienten, anstatt selbst damit angemessen umzugehen. Dieses angemessene Umgehen mit eigenen Gefühlen und Ängsten hat der Arzt aber wenig gelernt. Aus diesem Grund taucht immer wieder der Wusch nach Ärzte-Balintgruppen, Supervision der Betreuer und Kommunikationstrainings auf. Solche Art emotionaler Selbsterfahrung und Persönlichkeitsentwicklung würden den Arzt auch besser befähigen, die durch seine Einfühlung in den Kranken ausgelösten Gefühle von Angst und Depression adäquat zu verarbeiten. Wenn er es nicht tut, verstärkt er in einem circulus vitiosus die Ängste des Patienten, anstatt sie zu mildern. Möglicherweise löst die Einfühlung in den Patienten im Arzt panikartige Depressivität aus.

Die Angst vor solch übermächtigen und überwältigenden Gefühlen wird bei nicht geschulten Therapeuten meist auf zweierlei Arten „bewältigt", das heißt abgewehrt: Entweder der Arzt zieht sich innerlich zurück, was – wie oben erwähnt – die Angst des Patienten wiederum verstärkt. Dieser Rückzug ist für den Patienten völlig unverständlich und doppelt schmerzlich: Gerade an einem Punkt, da er für den Kranken zu einer der wichtigsten und bedeutsamsten Beziehungspersonen geworden ist, reagiert er mit emotionaler „Mauer" beziehungsweise mit Beziehungsabbruch. Dem Patienten bleibt verborgen, daß der Arzt sich in diesem Augenblick aufgrund seiner Depressionsgefühle unnütz, wert- und hilflos fühlt und aus diesem Grund den Kontakt abblockt.

Die zweite Möglichkeit für den Arzt, seine Angst und seine ungewohnten Gefühle abzuwehren, ist eine Art Flucht nach vorn: Er projiziert seine eigenen Insuffizienzängste und Angstvorstellungen auf den Patienten. Dadurch vermeint er, der Patient erwarte von ihm einzig und alleine, daß der Arzt ihn von Todesgefahr befreien möge und auf jeden Fall geheilt werden möchte. Der Arzt versteht sich dann lediglich auf die Rolle eingeengt, das Sterben zu verhindern, so als ginge es nicht auch darum, auf die Ängste, Beschwerden und Beeinträchtigungen des Patienten zu reagieren. Die Lebensqualität des Patienten wird durch das Sich-okkupiert-Fühlen in der vermeintlichen Lebensretterrolle vernachlässigt.

Beide beschriebenen Arzt-Verhaltensweisen stellen eine empfindliche Kränkung und Belastung der Arzt-Patienten-Beziehung dar. Viele Patienten fühlen sich durch solche Abwehrmechanismen ihrer Behandler unverstanden, zuwenig ernstgenommen, enttäuscht und zurückgestoßen. Als Reaktion suchen sie verständlicherweise Hilfe bei anderen Helfern, die mehr Zeit haben, mehr Zuwendung signalisieren und meist auch mehr Heilsversprechungen machen. Viele alternative Krebstherapeuten können den Patientenbedürfnissen nach Beziehung und ausreichendem Kontakt auch meist besser entsprechen, viele nützen das entstandene Vakuum aus. Der „mündige" Patient sucht einen beziehungsfähigen, partnerschaftlichen Arzt und verläßt sich nicht mehr blind auf den patriarchalischen Rat des Arztes.

Gegenwärtige Studien kommen immer zu den gleichen, die Ärzte schockierenden Ergebnissen: Rund 80 Prozent der befragten Patienten sind mit den Kommunikationsqualitäten ihrer Behandler unzufrieden. Sie nehmen die Distanz wahr und erklären sich diese mit „Arroganz". Sie stellen „fehlendes Einfühlungsvermögen" und „mangelnde Gesprächsbereitschaft" fest. Laut Umfrageergebnissen rangiert als wichtigste Persönlichkeitseigenschaft des Arztes die Fähigkeit, Vertrauen beim Patienten aufzubauen, an erster Stelle. Vertrauen hilft, mit der Angst vor Krankheit und vor dem Spital zurechtzukommen. Solche Umfrageergebnisse haben ihre Wirkung: Langsam bewegen sich die Gesundheitsberufe aus ihrem gekränkten Rückzug und der Verteidigungshaltung „Vertrauen braucht schließlich Zeit" in Richtung aktives Handeln: Immer mehr Mediziner üben sich in Kommunikationstrainings und ärztlicher Gesprächsführung, lernen, über Gefühle zu reden und aktiv zuzuhören, und erkennen, daß sie kommunikativen Persönlichkeitskomponenten in ihrer Ausbildung, die mehr auf technische Handlungen, wie zum Beispiel Operieren, angelegt ist, bisher zuwenig Beachtung geschenkt haben.

## Was soll also getan werden?

Wie soll sich ein Arzt verhalten, wenn er schwindendes Vertrauen konstatiert und der Patient im Begriffe ist, sich einer Behandlungsmethode zu unterziehen, von der er als Mediziner selbst absolut nichts hält? Soll er sich seinem Patienten verweigern, ihn vor die Tür setzen beziehungsweise alle Alternativmethoden in Bausch und Bogen verurteilen? Oder kann er sich zu einer individuellen und spezifischen Beurteilung durchringen? Kann er akzeptieren, daß die existentielle Not es mit sich bringt, daß andere komplementäre Behandlungsmethoden gesucht werden? Kann der behandelnde Arzt die Bedeutung dieser Symbolhandlung nachvollziehen? Auch den Umstand, daß der Patient diese Methoden auch ohne seine Billigung anwendet?

Wichtig ist es wohl, in einer solchen Situation um die Fortführung der Beziehung zu ringen, sich auch als vertrauenswürdig zu erweisen, indem offene und ehrliche Gesprächsmöglichkeiten gesucht werden. Es müssen bewußt mehrere Gespräche angeboten werden, da ein einziges, meist zeitlich begrenztes Gespräch nicht ausreicht. Der Arzt muß verstehen lernen, daß sein „Sich-ungreifbar-Machen", seine hektische Geschäftigkeit mit seinen eigenen Begegnungs- und Kontaktängsten zutun haben. Lernen, verfügbar zu sein und Zeit zu haben, hängt unmittelbar mit der Fähigkeit zur Kommunikation, mit dem Umgang mit eigenen Gefühlen und Ängsten zusammen. Offenheit, Ehrlichkeit und Verlässlichkeit in der Beziehung zum Patienten sind nicht durch einen Ehrenkodex zu erreichen, sondern können in entsprechenden Teams geübt und gelernt werden. Wie gehe ich mit sogenannten „schwierigen" Patientensituationen um? Wie lerne ich, Geschick und Feinfühligkeit in heiklen Gesprächen mit Angehörigen zu entwickeln? Wie ziehe ich andere Vertrauenspersonen in die Gespräche ein, um eine breitere Vertrauensbasis zu schaffen? Wie kann der Kontakt zum Pflegepersonal befriedigender verlaufen? Wie gehe ich mit Aggressionen von Patienten- beziehungsweise Angehörigenseite um? Wie lerne ich es, Verständnis für das Informationsbedürfnis und die Not meiner Patienten zu entwickeln? Wie mache ich mir die Erfahrung anderer Kollegen zunutze? Wie kann ich verlorengegangenes Vertrauen wiederaufbauen?

Diese und andere Fragen lassen sich in Seminaren und Fortbildungen vertiefen und werden von seriösen Weiterbildungsinstitutionen angeboten (siehe Anhang).

Was die alternativen Behandlungsmethoden anlangt, so ist es für den Arzt ebenso wie für den Patienten wichtig, sich ein möglichst umfassendes Wissen anzueignen (siehe Literatur). Es empfiehlt sich für den Arzt, im konkreten Fall auch einen „Naturheiler" selbst anzurufen, sei er nun Arzt oder Nichtarzt, um sich selbst genauer zu informieren, beziehungsweise um ihm eine vielleicht wichtige Zusatzinformation zu liefern. Ausschlußkriterium könnte auch die Frage sein, ob der Anbieter bereit ist, zu kooperieren und Dokumentationsmaterial zur Verfügung zu stellen. (Bei genügend Material kann in Hinkunft eventuell eine klinische Studie in Erwägung gezogen werden.) Lehnt er weitergehende Untersuchungen ab und stellt er keine Daten zur Verfügung, so kann sofort von der Anwendung dieser Methode abgeraten werden. Im Brückenschlag zwischen Schulmedizin und Naturheilkunde sollte der Boden des naturwissenschaftlichen Denkens nicht verlassen werden. Einschränkend dazu muß gesagt werden, daß sich das naturwissenschaftliche Weltbild durchaus verändert (siehe die neuen Erkenntnisse im Bereich der Physik) und daß auch die „naturwissenschaftlich begründete Medizin" nicht mehr nur auf das mechanistische Weltbild der klassischen Physik zurückgreift, wo man messen, wägen und prüfen kann. Gerade die Psychosoziale Onkologie ist ein Beispiel für die Einbeziehung des Seelisch-Geistigen und für den Brückenschlag zu den Geistes- und Humanwissenschaften.

### Müssen es immer Medikamente sein?

In unserer Kultur und unserem Gesundheitssystem läuft die Arzt-Patienten-Kommunikation meist über die Verordnung von Medikamenten. Arzneien bedeuten meist eine Krankheitsbotschaft. Sie sind weder implizite Hoffnungsträger, noch dienen sie direkt der Gesundheitsverbesserung, das heißt, sie geben nicht per se Hoffnung, Wohlbefinden und Lebensqualität. Sie können Beschwerden lindern. Aber sind sie wirklich immer die beste Möglichkeit, um eine therapeutische Beziehung aufrechtzuerhalten? Als Verbesserung von Wohlbefinden und Lebensqualität wird jener Bereich der Gesundheit verstanden, der im Falle einer Krebserkrankung gleichzeitig neben dem Kranksein existiert. Krebskranke waren die wenigste Zeit ihres Lebens Patienten und sind auch bei fortgeschrittener unheilbarer Krankheit nicht nur Patienten. Wie gelingt es den Ärzten, in ihrem therapeutischen Handeln Konzepte der Gesundheitsforschung (wissenschaftlich haben sie sich meist mit *Krankheits*forschung beschäftigt!) beziehungsweise Gesundheitsbotschaften zu vermitteln: Kontakt und Beziehung, Wertschätzung und Achtung im Sinne verläßlicher Information, Kreativität, Autonomie, Selbstachtung und Ressourcenorientiertheit in bezug auf Kraft, Energie und Freude.

### Verbesserung des Wohlbefindens heißt nicht in jedem Fall Verbesserung der Gesundheit

Rät ein alternativer Behandler etwa bei einem gut behandelbaren Tumor von einer Operation ab, so kann sich dadurch vorübergehend die Patientenzufriedenheit und das Wohlbefinden bessern. Der Patient wünscht insgeheim von einem Behandler, daß sich dieser in der Absicht, den eigenen Ängsten auszuweichen, mit ihm verbündet. Vermieden wären damit (kurzfristig) so bedrohliche Ängste wie die Angst vor Schmerz, vor verstümmelnden Eingriffen in die Unversehrtheit und Intaktheit des Körpers, vor dem Sich-passiv-ausliefern-Müssen und der Überwältigung durch unkontrollierbare Kräfte, Angst vor der medizinischen Institution und dem Krankenhaus, vor dem Sich-trennen-Müssen von seinen Liebsten, vor Verlust der eigenen Selbstbestimmung. Diese fragwürdige „Unterstützung" in seiner Vermeidungshaltung mag zwar kurzfristig die narzißtische Zufriedenheit steigern, gleichzeitig wünscht sich aber der Patient, geführt zu werden und Hilfe in der kreativen und konstruktiven Bewältigung seiner Ängste. Zurecht erwartet er auch qualitativ hochwertige Medizin im Einklang mit dem medizinischen Fachwissen und ethisch korrektes und reflektiertes Handeln.

### Mehr Gesundheitsbewußtsein ins Leben bringen

„Warum nicht den Krebs einfach als Metapher nehmen, als Ansporn, all die Dinge in deinem Leben zu ändern, die du sowieso ändern wolltest?" schreibt Ken Wilber. Der mit alternativen Therapien verbundene Ansatz und der damit einhergehende Eigenbeitrag helfen in der Tat als Impulsgeber für eine Neuordnung und Änderung der bisherigen ungesunden Lebensweise, insbesondere im Bereich der Ernährung. So kann eine Umstellung auf eine ausgewogene Kost mit reduziertem Fett- und Fleischanteil nicht nur sinnvoll, sondern auch tasächlich hilfreich sein. Zahlreiche Untersuchungen der letzten Jahre zeigen, daß eine vorwiegend vegetarische Ernährungsform mit vermehrter Zufuhr von pflanzlichen Produkten (Vitamine, Ballaststoffe) die Entstehung verschiedener Krebsformen hemmen bzw. das Auftreten von Metastasen oder Zweittumoren verhindern kann.

### Zusammenfassung

Keine der hier erwähnten komplementären Ansätze stellt eine echte Alternative dar. Das heißt, keine Alternativmethode bietet einen anderen ebenso sicheren Weg zur Heilung oder zumindest zur Beherrschung der Krebserkrankung an wie die „Schulmedizin". Keine der erwähnten Therapien stellt eine unverzichtbare Basis gegenüber „schulmedizinischen" Heilmethoden wie Operation, Chemo- und Strahlentherapie dar. Nicht jeder braucht eine komplimentäre Zusatztherapie. Sinnvoll und verantwortbar ist sie dann, wenn die Gesamtsituation offen und ehrlich mit Patient und Angehörigen besprochen wurde. Der wahrscheinliche Verlauf der Erkrankung, mögliche Behandlungen und Komplikationen sollten in mehreren Gesprächen ohne Zeitdruck aufgezeigt worden sein und eine dauernde ärztliche Begleitung gesichert sein. Für einige Patienten bedeutet Zusatztherapie eine unverzichtbare Stütze in seelischer und körperlicher Not und hilft in der Festigung der Arzt-Patienten-Beziehung.

Sie kann Hoffnungsträger dafür sein, sich aktiv für die eigene Gesundheit einzusetzen, und sie kann mithelfen, aus Hoffnungs- und Hilflosigkeit herauszufinden. Echte Chance liegt in eindeutig indizierten, erfolgversprechenden, wissenschaftlich bewiesenen Therapiemaßnahmen der sogenannten „Schulmedizin". Die Behandlung sollte der individuellen Situation sorgfältig angepaßt, interdisziplinär abgeklärt und ergänzt sein durch zugewandte Unterstützung und Linderung jener Beschwerden, die durch die Behandlung und die Krebskrankheit selbst verursacht werden. Der Qualitätstrend in den Gesundheitswissenschaften geht in Richtung Schulung der Fähigkeiten zur Kommunikation und interaktiver Kompetenz, sodaß immer mehr Menschen, die an einem therapeutischen Prozeß beteiligt sind, auch zu einem gemeinsamen Therapieverstänis kommen werden.

## Literatur

Aaronson NK, Ahmedzal S, Bergmann B, Bullinger M (1993) The European Organization for Research and Treatment of Cancer QLQ-C 30: A quality-of-life instrument for use in international clinical trials in oncology

Alternative Behandlungsmethoden (kostenlos von der Deutschen Krebsgesellschaft, Paul-Ehrlich-Str. 41, D-60596 Frankfurt)

Hölzel D, Enghofer E (1995) Clearing-House der Deutschen Krebsgesellschaft – ein Informationszentrum f. Standards in der Onkologie (ISTO) 142–145

Jungi WF, Senn HJ (1990) Krebs und Alternativmedizin II. Springer, Heidelberg

Kappauf H, Gallmeier WM (1995) Nach der Diagnose Krebs – Leben ist eine Alternative. Herder, Freiburg

Kappauf H, Kaiser G, Gallmeier WM (1994) Alternative Strategien in der medikamentösen Tumortherapie: sozialanthropologische Dimension. Onkologie 17: 624–628

Meerwein F (1985) Einführung in die Psycho-Onkologie. Huber, Bern

Renner K, Canzler H (1990) Ernährung und Krebs. Haugh, Heidelberg

Schweizerische Krebsliga/Schweizerische Gesellschaft für Onkologie, Dokumentationen Nr. 1–35 d. Studiengruppe über Methoden mit unbewiesener Wirkung in der Onkologie

Stamatadis-Smidt H, Sellschopp A (Hrsg) (1995) Thema Krebs. Fragen und Antworten. Springer, Berlin

Stiftung Warentest. Die andere Medizin. Nutzen und Risiken sanfter Heilmethoden, 3. Aufl. 1996 (Postfach 81 06 60, D-70523 Stuttgart)

Wiber K (1992) Mut und Gnade. Scherz, Bern München Wien

# Umgang mit Schmerztherapie

*Agnes Glaser-Hekman*

In Österreich leiden zur Zeit 350.000 Menschen an starken Schmerzen, 50.000 davon so sehr, daß ihr Leben davon massiv beeinflußt wird.

80% der Krebspatienten leiden unter vermeidbaren Schmerzen, 25% der Suizidversuche werden durch Schmerzen verursacht. Bei diesen Angaben schaudert einem, zumal wir wissen, daß dieses Leid zu verhindern oder zu lindern wäre.

## Was ist Schmerz?

Die Definition der WHO (Weltgesundheitsorganisation) lautet: „Schmerz ist eine unangenehme sensorische und gefühlsmäßige Erfahrung, die mit akuter oder potentieller Gewebeschädigung einhergeht oder in Form solcher Schädigungen beschrieben wird." Die Engländer sagen: „Pain is what the patient says it is." Das sagt viel mehr aus.

Schmerz ist also eine Ausdrucksweise des Körpers, um deutlich zu machen, daß eine Störung vorliegt. Den Schmerz allein als sensorische Wahrnehmung zu beschreiben ist nicht genug. Alle Gefühle, welche eine Schmerzwahrnehmung mit sich bringt oder beeinflußt, sind zu berücksichtigen.

Schmerz hat also in erster Linie eine Funktion des Warnens. Eine sehr wertvolle Funktion. Sie kommt bei *akutem Schmerz* zum Tragen. Dieser ist ein Schmerz auf Zeit, die physiologische Komponente steht im Mittelpunkt. Der *akute Schmerz* kann *kausal behandelt* werden.

Von *chronischem Schmerz* wird gesprochen, wenn die Schmerzen länger anhalten als ein Jahr. Alle bisherigen Therapieversuche sind erfolglos geblieben, die psychosozialen Auswirkungen werden immer gravierender. Der Schmerz beherrscht das ganze Leben, jetzt ist es eine Krankheit: *die Schmerzkrankheit*. Eine *kausale Behandlung* ist *nicht möglich*! Der Schmerz verliert seiner Warnfunktion und ist als solcher sinnlos geworden.

Dr. Jonen-Thielemann sagt: „Schmerz ist keine Sinneswahrnehmung, wie etwa Sehen und Hören, sondern Ergebnis einer psychischen Verarbeitung nozizeptiver Information." „Folglich kann nur ein multidimensionales Schmerzmodell die Situation des Patienten beschreiben und ein multifaktorielles Behandlungskonzept zum Erfolg führen."

Cicely Saunders hat den Begriff „total pain" geprägt. Hierunter werden u. a. die psychosozialen Faktoren verstanden, die den Schmerz beeinflussen oder mitverursachen. Für alle Faktoren gilt: *Die beste Schmerztherapie ist die Schmerzprophylaxe!*

*Psychischer oder seelischer Schmerz*

Gleichzeitig mit der Behandlung der körperlichen Beschwerden soll die Behandlung der psychischen Schmerzen begonnen werden. Der seelische Schmerz geht meist Hand in Hand mit dem Verlauf der Erkrankung, d. h. die Erkrankung schreitet fort, der Kranke lernt aus der Erfahrung, mit seiner Erkrankung umzugehen, und der seelische Schmerz nimmt ab.

Folgende Facetten können u.a. seelischen Schmerz auslösen oder verstärken:

- Angst,
- Verunsicherung,
- Aggression,
- Depression,
- Enttäuschung,
- Hilflosigkeit,
- Ohnmacht etc.

Die Betroffenheit ist allgemein. Der Versuch zu trösten endet aber meist in Floskeln wie: „Es wird schon wieder werden, brauchst keine Angst haben…" Der Kranke fühlt sich nicht wirklich verstanden. Gesprächsbereitschaft zu zeigen ist in dieser Situation das wichtigste.

*Spirituelle Schmerzen*

Die bisherigen Sinnerfahrung und Ausrichtungen werden in Frage gestellt. Facetten, die den Kranken im Zusammenhang mit spirituellem Schmerz beschäftigen können, sind:

- Sinn- und Wertloskeit,
- Glaubenskrise (Hader mit Gott),
- Schuldfrage,
- Strafe und Sühne.

Der Kranke hat Schuldgefühle, weil er in seinem Hader mit Gott ins Gericht geht. Gegen Gott und das Schicksal zu zürnen ist ein immer noch gültiges Tabu. Wir müßten von allen Mitarbeitern eine seelsorgerische, erlaubnisgebende Einstellung erwarten können, daß sie akzeptierend und aktiv auf die seelsorgerischen Bedürfnisse des Patienten eingehen können.

*Sozialer Schmerz*

Durch Krankheit, Leid und die damit verbundenen Schmerzen ist das soziale Umfeld des Menschen in Mitleidenschaft gezogen. Die folgenden angeführten Bereiche des Lebens können beeinträchtigt sein:

- der Beruf,
- die Familie,
- die Beziehung,
- die Finanzen,
- das persönliche Ansehen,
- der Selbstwert,
- die Existenz etc.

Reaktionen bei sozialem Schmerz: Der Betroffene zieht sich zunehmend aus der Gesellschaft zurück. Er kann seine Umgangsformen nicht mehr pflegen (Theater-Abo, Sportverein, Stammtisch). Hypothesen werden aufgestellt, das Umfeld des Betroffenen wird gefragt, der Leidende selbst meist nicht!

Das ist der Beginn der Sprachlosigkeit von allen Seiten. Der soziale Schmerz steigt mit dem Verlauf der Erkrankung. Denken Sie z. B. an einen Aidskranken.

*Der physische oder körperliche Schmerz*

Dieser hängt wie eine Dunstglocke über dem Patienten. Erst wenn der Patient von seinen körperlichen Schmerzen befreit ist, ist er imstande, sich anderen Dingen zu widmen. Voraussetzung für eine medikamentöse Schmerzbehandlung muß sein, daß der Patient weiß, was diese beinhaltet.

Für Schmerzpatienten ist wichtig:

- das richtige Medikament
- in der richtigen Dosierung
- und in den richtigen Intervallen zu bekommen, um eine schmerzlindernde Wirkung zu erzielen.

*Anhaltende Schmerzen erfordern eine Vorsorgetherapie, das heißt: Analgetika sollten regelmäßig und prophylaktisch verabreicht werden. „Bei Bedarf" ist irrational und unmenschlich.*

### Die Gate Control Theorie

Diese Theorie geht davon aus, daß das Nervensystem pro Zeiteinheit nur eine bestimmte Menge sensorischer Informationen verarbeitet.

Werden jetzt zu viele Informationen gesendet, unterbrechen bestimmte Zellen im Rückenmark die Signalübertragung „Schmerz", als ob sie ein Tor zumachen würden. So ist es auch zu erklären, daß Menschen in lebensbedrohlichen Situationen ihren Schmerz erst spüren, wenn sie in Sicherheit sind. Es wird angenommen, daß die Impulse zum „Torschließen" vom Hirn gesendet werden. Auch seelische Einflüsse lassen das Tor auf- und zugehen. Angst und Aufregung öffnen das Tor, Sicherheit und Geborgenheit dagegen schließen es.

### „Fremdes" Schmerzempfinden einschätzen, Schmerzanamnese

Der Schmerz muß eingeschätzt werden, wenn er behandelt werden soll. Das beste Hilfsmittel bei der Schmerzeinschätzung ist zweifellos das Gespräch. Ein solches Gespräch beinhaltet die *Intensität*, die *Lokalisation* und die *Beschaffenheit* des Schmerzes. Durch das Führen eines *Schmerztagebuchs* wird es dem Betroffenen ermöglicht, Schmerzauslöser selbständig zu erkennen und dementsprechend darauf zu reagieren, evt. sein Verhalten zu ändern. Es dient also der Selbstbeobachtung und Verhaltensanalyse. Folgendes soll grundsätzlich im Schmerztagebuch festgehalten werden:

- Tagesschmerzkurve,
- Ort und Zeit werden festgehalten,
- Einfluß des Schmerzes auf die Stimmungslage des Kranken,
- der Medikamentenkonsum,
- die Aktivitätskurve: In welchem Verhältnis steht Schmerz mit den verschiedenen Alltagsaktivitäten?

Hier noch ein paar Beispiele von *Einflüssen auf das Schmerzerlebnis*:

- Vorbildwirkung aus der Erziehung, „Buben weinen nicht",
- Kulturelle und religiöse Herkunft,
- Stimmung des Patienten,
- Bedeutung des Schmerzes für den Patienten,
- Reaktionen der Umgebung wie Mitleid oder Ungeduld.

## Medikamentöse Schmerztherapie

An Hand der gesammelten Informationen kann jetzt die sogenannte *Symptomenkontrolle* und *Schmerztherapie* in Angriff genommen werden. Das Wort Symptomenkontrolle wird hauptsächlich in der *Palliativpflege und -medizin* verwendet. Symptomenkontrolle hat, wie das Wort schon sagt, zum Ziel, die Symptome zu kontrollieren bzw. auf ein erträgliches Maß zu reduzieren. Die medikamentöse Schmerztherapie ist ein wesentlicher Bestandteil der Symptomenkontrolle.

Der *WHO-Stufenplan* ist da eine bewährte Hilfe:

1. Regelmäßige Verabreichung *nicht-opioidhaltiger Analgetika* bis zur maximalen Dosis. Diese Medikamente werden auch als peripher wirksame, schwache oder kleine Analgetika bezeichnet. Bekannte Medikamente aus dieser Gruppe sind z. B. Azetylsalizylsäure (ASS), Paracetamol.
2. Ist diese Medikation unzureichend, dann wird ein *niederpotentes Opiat* hinzugefügt, z. B. Codein, Dihydrokodein und Tramadol.
3. In der dritten Stufe wird das niederpotente Opiat ersetzt durch ein *hochpotentes,* z. B. Morphin HCL Lösung, Mundidol, Vendal.

Adjuvante Medikamente (unterstützen die Wirkung eines anderen Medikamentes) und nicht-opioidhaltige Analgetika (NSAID = nicht steroidale antiinflammatorische Drogen) werden meist in allen Stufen dazuverordnet.

*Angst vor Opiaten*

Die Angst, ein Opiat zu verschreiben, ist noch immer weit verbreitet. Folgende Bedenken werden da angeführt:

– Opiate lösen Atemdepressionen aus.
– Opiate sedieren und verhindern dadurch soziale Kontakte.
– Opiate machen süchtig.

All diese Einwände stimmen im Prinzip. Werden Opiate hochdosiert intravenös gespritzt oder überdosiert, dann kann es zu einer Atemdepression kommen. Bei intramuskulärer, subcutaner oder oraler Verwendung, in der richtigen Dosierung, sind die Bedenken unberechtigt. Es stimmt auch, daß Opiate nicht nur schmerzlindernd tätig sind, sondern auch sedieren. Der Mensch entwickelt aber eine Toleranz gegenüber dieser sedierenden Wirkung. Genauso verläuft es bei einer eventuellen anfänglichen Übelkeit. Nur ein Drittel der Patienten leidet hierunter. Diese Übelkeit verschwindet meistens nach ca. 14 Tagen.

Opiate stopfen! Hier muß darauf geachtet werden, daß der Patient aufmerksam gemacht wird (Begleittherapie!). Eine psychische Abhängigkeit tritt bei Patienten, die Opiate nehmen müssen, nicht auf, vorausgesetzt, sie werden im Rahmen der Gesamtbehandlung eingesetzt.

Gelegentlich kann ein Patient den Eindruck erwecken, *süchtig* zu sein, dies ist aber meistens auf eine *Unterdosierung* oder auf ein *schlechtes Schmerzmanagement* zurückzuführen. Der Patient verlangt ein Schmerzmittel, um schmerzfrei zu sein, nicht wegen des psychischen Effekts.

Opiate sind sicher kein Allheilmittel, sie machen es aber möglich, daß Menschen mit starken Schmerzen ein menschenwürdiges Leben führen können.

*Fehler in der Schmerztherapie*

Es werden viele Fehler in der Schmerztherapie gemacht. Hier eine kleine Auswahl derer, die vom Arzt zu vermeiden sind:

- eine Standarddosierung verschreiben,
- bei Bedarf verordnen,
- ein zu schwaches Analgetikum verordnen,
- die Schmerzintensität unterschätzen,
- keine Opiate wegen „Suchtgefahr",
- unzureichende Begleitmedikation,
- es wird „gespritzt", obwohl orale Einnahme der Medikamente noch möglich ist.

*Andere Behandlungsmethoden in der Schmerztherapie*

So wie Lipman sagt: „Der Unterschied für den Patienten ist nicht so sehr, welches Zaubermittel verabreicht wird, sondern wie intelligent es eingesetzt wird."

1. Pharmakotherapie:
   - Analgetika
   - Koanalgetika
   - Nicht nur oral, sondern auch mittels PCA-Pumpe (Patient Controlled Analgesia)
2. Anaesthesiologische Möglichkeiten:
   - Quaddeln
   - Infiltrieren
   - Nervenblockaden
   - Epiduralkatheter

3. Chirurgische Möglichkeiten:
   - Drainagen
   - Dekompressionseingriffe
   - Frakturversorgung
4. Chemotherapie
5. Strahlentherapie
6. Physikalische Therapie
   - Wärme- und Kälteanwendungen
   - TENS = transcutane elektrische Nervenstimulation
   - Ultraschall vermindert die Schmerzleitung
   - Galvanisation und Iontophorese beeinflussen die Schmerzrezeptoren
   - Gymnastik: passive oder aktive
   - Unterwassertherapie
   - Atemtherapie
   - Lymphdrainage
7. Alternative Methoden:
   - Aromatherapie wie Öle, Salben, Tees und Kräuter
   - Akupunktur oder -pressur
   - Bachblüten
   - Homöopathie
8. Psychologische Methoden:
   - Biofeedback, ein Entspannungsverfahren
   - Progressive Muskelrelaxation
   - Visualisieren
   - Autogenes Training
   - Logotherapie = Verwirklichen von Sinn
   - Gestalt- und Verhaltenstherapie.

*Schmerztherapie „Arztsache"?*

Das Verordnen der Medikamente ist „Arztsache". Wir als Pflegepersonen haben aber auch eine Fülle von Möglichkeiten, den Schmerzpatienten zu behandeln. Hier ist wieder zu erwähnen, daß die *beste Schmerztherapie die Prophylaxe* ist. Wir sollten uns in die Lage des Patienten versetzen, wenn wir an die Prophylaxe denken; wir sollten versuchen, unsere Sinne zu schärfen, und auch die nichtgesprochenen Botschaften wahrnehmen. Eine gute Beobachtung erlaubt ein frühzeitiges Erkennen und ein dementsprechendes Handeln. Schmerzpatienten behandeln bzw. pflegen ist eine vielseitige und hochqualifizierte Tätigkeit.

Eine gut durchdachte und vorbereitete Pflegehandlung vermeidet unnötige Schmerzen. Wir Pflegepersonen sollten uns bewußt sein, daß wir eine tragende Rolle bei der Schmerzfreiheit unserer Patienten innehaben.

## Literatur

Juchli L (1993) Wohin mit meinem Schmerz? Hilfe und Selbsthilfe bei seelischem und körperlichem Leiden. Herder

Pichlmaier H, Müller JM, Jonen-Thielemann I (1991) Palliative Krebstherapie. Springer

Stoddard S (1988) Die Hospiz-Bewegung. Ein anderer Umgang mit Sterbenden. Lambertus

Twycross RG, Lack A (1989) Therapie bei Krebs im Endstadium. Fischer

# Das krebskranke Kind

*Eva Pichler*

Ich habe als Kinderärztin an der Universitätskinderklinik in Wien gemeinsam mit meinem ärztlichen Kollegen Dr. Olaf Arne Jürgenssen von 1971 bis 1983 Kinder mit Krebs behandelt. Im folgenden will ich berichten, was wir – Kinderkrankenschwestern, Ärzte und ab etwa 1976 die damalige Dissertantin Renate Richter aus Deutschland – von den schwerkranken Kindern, ihren Angehörigen und anderen in die Betreuung der Kinder Involvierten erfahren und gelernt haben.

## Die Eltern

Manche Eltern waren schon längere Zeit, bevor sie ihr Kind an die Klinik brachten, beunruhigt, weil die Beschwerden ihres Kindes trotz verschiedener Arzneien nicht verschwanden. Andere sahen sich mit einer akuten Erkrankung ihres Kindes konfrontiert, die eine sofortige Klinikaufnahme nötig machte. Einige Eltern ahnten, bevor sie wußten. So sagte der Vater eines kleinen Buben: „Ich war auf Dienstreise, als der Bub in die Klinik mußte. Ich habe gespürt, daß er eine Krankheit hat, die auf Leben und Tod geht." Trotz böser Vorahnungen, die während des qualvollen „Wartens auf die Befunde" noch quälender werden, ist die Bestätigung, daß es sich tatsächlich um eine ernste Krankheit handelt, ein „Schlag", der manche Eltern nicht mehr hören oder sofort vergessen läßt, daß ihr *Kind gute Chancen hat, wieder ganz gesund zu werden.*

*Was geht in Eltern vor, wenn sie erfahren, daß ihr Kind Leukämie oder einen bösartigen Tumor hat?*

33 Angehörige von 25 krebskranken Kindern haben es in vielen persönlichen Gesprächen und/oder an einem Elternabend, bei dem es unter dem

Motto „Wir schreiben miteinander ein Buch" um die Mitteilung der Diagnose ging, sehr direkt selbst gesagt.

## Schock

Eine Mutter, deren vierjährige Tochter schon selbst bemerkt hatte, daß „die Lederhose so komisch wegsteht", sagte uns vier Jahre später: „Es war ein furchtbarer Schock, es war das Schlimmste, das ich je erlebt habe." Der Schock kann so heftig sein, daß ein Zuhören nicht mehr möglich ist. So berichtete eine andere Mutter: „Ich habe während des Gesprächs mit Ihnen nur das eine gedacht: Ich muß ihn vom Turnen abmelden." Eine Mutter sah sich während des Gesprächs mit uns Ärzten auf dem Friedhof, das Grab versorgen. Eine Mutter sah alles wie durch einen Schleier. „Ich kann mich so dunkel erinnern, daß ich ‚ja' gesagt habe, aber aufgenommen habe ich das nicht." Bei diesem „Ja" hatte es sich immerhin um das Einverständnis mit einer sofort nötigen Operation gehandelt!

## Nicht wahrhaben wollen

Anfangs besser als „schockierten" Eltern schien es jenen zu gehen, die die Diagnose nicht „wahrhaben wollten": „Ich war sehr zufrieden, daß sie mir die Diagnose gesagt haben", sagte eine Mutter, „aber ich wollte es nicht wissen, ich habe mich dagegen gesträubt." Eine andere Mutter wollte mit ihrem Sohn sofort in die Berge fahren. Wir sprachen von „Tumor", sie hatte „Tuberkulose" gehört.

## Aktivität

Scheinbar am besten ging es vorerst jenen Eltern, insbesondere Vätern, die „alles" wissen wollten. Mit ihnen saßen wir über Überlebenskurven, und Väter rechneten Prozentzahlen aus, von denen wir nie sprachen, nachdem wir von einer Mutter erfahren hatten, daß man ihr in einem anderen Krankenhaus gesagt habe, die Chancen stünden 50:50. „Seither", so die Mutter, „warten wir täglich, daß uns jemand sagt, daß es 51% geworden sind."

Väter waren es auch, die Diagnosen bezweifelten, Spezialisten aus Übersee befragten oder auch kommen ließen. Für uns erschütternd war die Reaktion eines Vaters, der weinend zusammenbrach, als er vom eingeflogenen Spezialisten erfahren mußte, daß wir alles taten, was möglich war. Das Kind ist groß und gesund geworden, der Vater an seinem damals schon bekannten Krebs gestorben.

## Ärger und Zorn

Der Zorn auf den Übermittler einer schlechten Botschaft ist uralt. Im Altertum wurde der Bote kurzerhand getötet. Mir drohte nur ein Vater, mich zu erschießen, falls seinem Kinde „etwas passieren" sollte. Ein zweiter Vater, dessen Beruf tatsächlich mit Schießen zu tun hatte, war nicht nur mit mir, sondern mit allem unzufrieden. Drei Jahre nach der ersten Aufnahme seines bei Diagnose zweieinhalbjährigen Sohnes gab er Renate Richter zu Protokoll: „Sie (ich) hat mir klipp und klar gesagt, daß er eine Leukämie hat. Es war mir unangenehm, wie sie nach Worten gerungen hat. Ich habe mir gedacht, wann sagt sie's endlich. Die Information ist überhaupt von Übel. Einem Vater könnte man schon gezielt Auskunft geben. Welche Bestrahlung, welche Medikamente, welche Auswirkungen, alles ganz genau." Damals erfuhren wir auch, daß der Oberarzt, der das Kind in seinem Dienst aufgenommen hatte, die Schwestern um ein Bett *gebeten* hatte. „Da stimmt doch etwas nicht, wenn eine Schicht auf der unteren Ebene glaubt, entscheiden zu können." Der Bub hat Leukämie und Rückfall hinter sich gebracht. Heute ist er gesund. In unserer Behandlung blieb er, so das Protokoll, „obwohl es woanders besser sein soll", weil der Vater seinem Kind ersparen wollte, sich an andere Schwestern und Ärzte zu gewöhnen.

Getröstet haben wir uns mit Bürgin. Er schrieb: Aggressive Gefühle als Reaktion auf einen kränkenden Einschnitt im Familiengefüge werden auf verschiedene Mitglieder des Behandlungsteams projiziert. Diese werden als Folge konstant abschätzig kritisiert. Über diesen Umweg fanden wir den Zugang zu dem, was möglicherweise beim Vater dieses Kindes abgelaufen ist: Drei Töchter. Endlich der heiß ersehnte Sohn. *Und der ist krank!* Zu allem Überfluß hatte der beruflich befehlsgewohnte Vater an der Klinik die Befehlsgewalt verloren. Für sich selbst hat dieser Vater jedoch ein besseres Ventil gefunden als jene Eltern, die die Schuld an der Erkrankung ihres Kindes bei sich selbst, dem Partner oder – im für sie mildesten Fall – bei den vorbehandelnden Ärzten suchen.

## Warum? Warum ich? Warum mein Kind?

„Warum? Wieso? Woher kommt das? Von wo ist das? Ich frage mich ununterbrochen, ob ich nicht doch etwas übersehen habe."

Die Eltern krebskranker Kinder durchlaufen nach der Bestätigung der in vielen Fällen schon erahnten Diagnose die Stadien, die Kübler-Ross an Sterbenden beschrieben hat. Hoffnung und Vertrauen sind erst möglich, wenn die Eltern Kinder und deren Eltern kennenlernen, denen es wieder gutgeht.

*Was haben wir von den Eltern gelernt?*

- Zu Beginn des Gesprächs die Eltern zu fragen, an welche Art von Krankheit sie selber denken.
- Rückfragen, wie unsere Informationen bei den Eltern angekommen sind.
- Weniger Information auf einmal geben.
- Weitere Gespräche nicht nur anzubieten, sondern vor allem das zweite Gespräch auch zeitlich zu fixieren.

*Was haben wir erfahren?*

- Alle 33 Angehörigen wünschten beim ersten Gespräch mit dem Arzt die „volle Wahrheit" über die Erkrankung ihres Kindes zu hören, „obwohl man glaubt, man überlebt es nicht". Mit einer Ausnahme hatten auch alle den Eindruck, die Wahrheit erfahren zu haben.
- Fünf Elternpaare, die „auswärts" informiert worden waren, beklagten, daß sie „zu radikal mit der Hoffnungslosigkeit der Krankheit ihres Kindes" konfrontiert worden waren. Erst an der Klinik hätten sie gehört, daß es eine Hoffnung auf Heilung gibt.
- Trotz guter Heilungschancen – erkauft durch aggressive Therapie – ist die Reaktion der Eltern auf die Mitteilung der Diagnose am besten als „Diagnose-Eröffnungsschock" zusammenzufassen.

## Die Geschwister

Die Geschwister fühlen sich vernachlässigt und sind es auch aus Sicht ihrer Eltern. Je kleiner sie sind, desto weniger können sie begreifen, daß nur mehr der Bruder oder die Schwester gilt. Aus ihrer Sicht sind die Eltern „weg" und, wenn sie dann endlich da sind, „zu nichts mehr zu gebrauchen". Besonders kritisch wird das, wenn die Geschwister sich schuldig fühlen. So hatte ein 14jähriger seiner zwölfjährigen Schwester im Streit gesagt: „Meinetwegen könntest Du ruhig sterben." Wenige Tage später lag sie nach einem Erstickungsanfall auf der Intensivstation. Zum Glück konnte dieser Bub mit seinen Eltern darüber sprechen. Eine Fünfjährige hatte mit ihrem zweijährigen Bruder Fangen gespielt. Er fiel auf die Bettkante und hatte Bauchweh. Die Eltern brachten ihn für alle Fälle ins Krankenhaus. Dort wurde ein Nierentumor diagnostiziert, der natürlich nichts mit dem unmittelbar vorangegangenen Sturz zu tun hatte. Von da ab litt die Schwester häufig unter Bauchweh. Zwei Jahre später begann sie anläßlich einer Geschichte eines kranken Kindes bitterlich zu weinen. Dabei stellte sich heraus, daß sie glaubte, an der Krankheit ihres Bruders schuld zu sein, weil er doch stürzte, als sie mit ihm spielte.

Auch zum Thema Geschwister gab's einen Elternabend. Angehörige von 20 Kindern kamen. Daß wir nicht auf die Idee gekommen sind, auch oder nur die Geschwister einzuladen, ist mir heute kaum begreiflich.

18 von 20 Müttern oder Vätern hatten ihren gesunden Kindern die „Wahrheit" über die Erkrankung gesagt oder von einer „ernsten Erkrankung" gesprochen. In vielen Fällen war die Information der Geschwister erst sehr spät erfolgt. 13 von 18 Eltern hielten ihre gesunden Kinder für „nicht eifersüchtig".

*Reaktionen der Geschwister*

„Dramatisierung" von Bagatellkrankheiten; Angst, selbst schwer zu erkranken; schulische Probleme; Berufsversagen; Auszug aus dem Elternhaus, aber auch „reifer", „kooperativer", „verständnisvoller" geworden.

Drei Elternpaare berichteten vom Verhalten der Geschwister nach dem Tod des Geschwisterkindes: Ratlosigkeit eines siebenjährigen („Ist das jetzt eher lustig oder eher traurig, daß sie tot ist?"), Angst vor dem Einschlafen und Entwicklung einer Gangstörung (wie sie die verstorbene Schwester hatte) bei einem Kleinkind und Ausdehnung der Familienproblematik auf die Beziehung zur Freundin eines 17jährigen, dessen jüngerer Bruder verstorben war.

*Die Notwendigkeit, gesunde Geschwister zur Prophylaxe von psychischen Spätschäden psychisch zu betreuen, scheint offensichtlich. Nach Binger landen viele Geschwister Jahre später beim Psychotherapeuten. Unser Ruf nach Hilfe blieb unerhört ungehört.*

## Schwerkranke Kinder wissen ...

Birgit war etwa 2 1/2 Jahre alt, als sie das erste Mal an die Klinik kam. Sie hatte einen Tumor, der in den Wirbelkanal eingewachsen war. Nach der Operation konnte sie wieder gehen. Bald nach der Entlassung spielte sie im elterlichen Garten. Der Nachbar kam vorbei und sprach mit der Mutter über den „Krebs" des Kindes. Die Mutter war „erstarrt" und froh, daß Birgit offenbar nichts gehört oder zumindest nichts verstanden hatte. Birgit blieb in ambulanter Therapie, später kam sie zu Kontrollen.

Vierjährig hatte sie einen Rückfall. Ihr Kommentar: „Das Krebserl – sie schilderte es in verschiedenen schönen Farben – beißt mich in den Rükken. Es hat Eier gelegt. Ihr müßt es herausoperieren." Nach der Operation wollte sie das Krebserl sehen. Als wir ihr sagten, daß es „weg" sei, fragte sie: „Bin ich so schlimm, daß ihr das, was in mir drinnen ist, in den Mistkübel werfen müßt?" Unmittelbar darauf: „Ist die Susi so schlimm, daß ihr sie so oft stechen müßt?"

Knapp vor Weihnachten schaute Birgit mit ihrer Mutter einen Weihnachtskatalog an. Sie fand ein Geschenk für alle. Sich selbst hatte sie ausgelassen. Darauf angesprochen sagte sie: „Ich brauch' nichts mehr." Bald darauf ist sie gestorben. Am Abend zuvor hatte ihr die Mutter wie immer versprochen, gleich in der Früh wieder zu kommen. Birgit sagte: „Morgen brauchst Du nicht mehr zu kommen." Als die Mutter daraufhin bei ihr bleiben wollte, schickte Birgit sie nach Hause. Später sagte die Mutter: „Ich konnte nicht anders. Birgit war ein ganz eigenes Kind, und sie wußte so viel."

Birgit hat im Alter von vier Jahren das Wesen des „Krebses" (Eier gelegt) und seine Konsequenzen erfaßt. Wie viele Kinder und Erwachsene hat sie sich auch mit dem Warum? (Bin ich so schlimm, ist die Susi so schlimm?) der Krankheit befaßt und Krankheit und Therapie als Strafe gesehen. Ihren nahen Tod hat sie erahnt oder gewußt. Im Gegensatz zu vielen älteren Kindern und Erwachsenen konnte sie jedoch ungebremst sagen, was sie dachte. Ob sie an ihrem letzten Abend ihre Mutter schonen oder schlafen wollte, werden wir nie erfahren.

Meine Hoffnung ist, daß auch Ärzte, die Erwachsene behandeln, Birgits kurze Geschichte lesen. Ist doch kaum anzunehmen, daß krebskranke Erwachsene weniger als vierjährige Kinder denken.

*Zur Information der Kinder*

Einmal fragte ich den etwa elfjährigen Gregor, ob er und die anderen Kinder untereinander viel über ihre Krankheit sprechen. Sein „Nein" war deutlich. „Wir sind nicht wie die Erwachsenen, die ständig über ihre Wehwehchen klagen. Nur einmal", sagte er, „da war es wirklich interessant. Da kam ein Bub nach einer Blinddarmoperation auf die Station. Der hatte wirklich was zu erzählen. Wir hier wissen doch, daß wir alle fast das gleiche haben."

Uns beiden Ärzten war klar, daß wir mit den Kindern über ihre Krankheit sprechen mußten. Wir haben auch die Eltern sehr früh daraufhin angesprochen. Manche Eltern baten uns, mit dem Kind zu reden, andere wollten es gemeinsam mit uns tun. Einige wenige Eltern verbaten jede Information des Kindes, und die meisten Eltern wollten selbst mit ihren Kindern sprechen, zum Teil jedoch erst dann, wenn sie die Krankheit ihres Kindes selbst „verkraftet" hätten. Und das konnte lange dauern!

*Man ließ mich lange in dem Glauben, daß ich eine Schilddrüsenzyste hätte*

Waltraud war zwölf Jahre alt, als sie über die Intensivstation mit der vorläufigen Diagnose Schilddrüsenzyste an die Kinderklinik kam. Weitere Untersuchungen ergaben einen bösartigen Lymphknotentumor. „Zum Schutz des Kindes" wollten die Eltern vorerst bei der Diagnose Zyste bleiben. Wir haben mitgespielt, und Waltraud hat sich gequält: „Jeden Tag, den ich länger bleiben mußte, machte ich mir Gedanken, *warum* ich so lang bleiben muß. Als ich es nicht länger aushielt, fragte ich die Eltern und die Ärzte. Dann war ich böse, traurig und schockiert. Ich konnte nicht verstehen, warum man mich so lange belogen hatte." Als Waltraud ihre Diagnose wußte, sagte sie: „Ich habe mir so etwas Ähnliches ja gedacht. Aber man kann ja auch an anderen Krankheiten sterben. Ich muß doch wissen, wogegen ich ankämpfen soll." Sobald sie wußte, ertrug sie ihre Zytostatika viel besser und als eines Tages Andreas mit Gitarre aufgenommen wurde, saß sie mit tropfender Zytostatikainfusion im Bett, sang lauthals und vergaß auch auf das Erbrechen.

Soll *man* Kindern die Diagnose sagen? Nun, *man* eben nicht, sondern die Eltern oder die Ärzte oder beide gemeinsam. Bei älteren Kindern reicht oft die Frage: „Was glaubst *Du*, was Du hast?", womit das Gespräch seinen Lauf nimmt. Wie ist es bei kleineren Kindern? Sollen sie den *Namen ihrer Krankheit* kennen? Unserer Erfahrung nach ja. Denn sie erfahren ihn auf jeden Fall: Ines, siebenjährig, sollte ihrer Großmutter im Auftrag der Trafikantin einen Artikel bringen. Der Titel „Leukämie im Kindesalter" war fett umrandet. Ines konnte lesen und tat es auch. Bojan, fünfjährig, erfuhr von seiner Leukämie beim Zahnarzt, Margit sogar über den Lautsprecher in der Radiotherapie.

*Was täten Krebskranke oder ehemals krebskranke Kinder, wenn sie selbst Ärztinnen oder Ärzte wären?*

Neun von 22 Kindern schrieben, daß sie als Ärzte mit den Kindern viel mehr spielen, basteln und zeichnen würden. Andreas, 14jährig, würde sich als Arzt in die Rolle der Kinder versetzen und lange mit ihnen reden, um sie von ihren Sorgen abzulenken. Gregor (13jährig) setzte sich, wäre er Arzt, ans Bett, um mit Kindern „Fachgespräche" zu führen, „denn", so Gregor, „man kann mit fremden Menschen besser *darüber* reden als mit Familienmitgliedern." Dieser Meinung war auch Christian, der uns – 13jährig schwerkrank – mit 19 schrieb: „Die Aufklärung durch die Eltern bringt Verzögerung und damit vermeidbare Unsicherheit mit sich." Was Christian von uns nie erfahren hat, war die Haltung seiner Mutter, die uns wiederholt verbat, mit ihm zu reden. Sie war überzeugt, daß Christian „nichts wußte", und dabei sollte es auch bleiben. Basta!

*Wie gehen Kinder, die ihre Diagnose wissen, mit sich selbst und anderen um?*

Sie fühlen sich *ernst* genommen. Manche betrachten ihre Blutkörperchen im Mikroskop. Einige wollen ihre Röntgenbilder sehen. Sie lassen sich ab etwa vier bis fünf Jahren freiwillig von der „Bienchenschwester" in die Fingerkuppe stechen und kommen ab dem Alter von sieben bis acht Jahren mit ihrem Blutbild in der Hand in die Ambulanz. Dort vermelden sie dem Arzt: „Hb (Hämoglobinwert) ist 5,6 (g%). Ich glaube, ich brauche ein Ery(throzyten)konzentrat." Sie sprechen offen mit Schwestern und Ärzten. Einigen dieser „Kinder" machte es Spaß, mit mir in meine Vorlesungen zu gehen. Dort erzählten sie vom Beginn ihrer Erkrankung, nannten die Diagnose und verblüfften Studenten mit den Namen der Zytostatika, die sie bekamen. Sie nannten die Nebenwirkungen der Behandlung und waren bereit, Fragen der Studenten zu beantworten. Etwas gehemmt waren in diesen Fällen die Studenten.

*Was bedeutet deine Krankheit für dich? Antworten von etwa 35 Kindern*

„Freiheitsberaubung"

Klaus (12 J.): „Als ich zu Euch gekommen bin, habe ich mir gedacht, wie lange soll ich hier liegen? Das ist so freiheitsberaubend." Burkhard (14 J.): „Man kann nicht mehr machen, was man will, man muß ja auf seine Gesundheit achten." Eva (12 J.): „Immer ist etwas los bei mir. Das ist schon der zweite Schikurs, den ich absagen muß." Peter (12 J.): „An Wandertagen darf ich nicht mit. Der Lehrer will die Verantwortung nicht tragen."

Die Freiheit wird eingeschränkt durch die Krankheit, die Behandlung und deren Folgen, durch die verständliche Überfürsorglichkeit der Eltern und durch manche Ärzte, die lieber nein sagen, als die Verantwortung und die daraus entstehenden eigenen Ängste zu ertragen.

„Ich kann nur nicht gehen, die Türen aufmachen kann ich mir selber"

Jürgen (9 J.) hat eben mühsam gelernt, auf zwei Krücken zu gehen. Er ist wütend auf seine vierjährige Schwester, die so stolz ist, ihrem großen Bruder „helfen" zu können. „Bei körperlicher Anstrengung bin ich nicht so gut", sagte Georg (12 J.). „Beim Fußballspielen sagt dann gleich einer: ,Jetzt hast Du schon wieder eine Torchance vergeben'." Klaus ärgert sich über die Schwestern: „Ich mag nicht, wenn sie etwas für mich tun, was ich selbst vollbringen kann."

Der Verlust der körperlichen Integrität und der Selbständigkeit führt bei Kindern wie bei Erwachsenen zur *Beschädigung des Selbstwertgefühls und zur Isolation*.

„Man ist von der Umwelt ein bisserl abgeschnitten und auch von den Spielkameraden"

Thomas (8 J.) klagt, daß er nicht zu den anderen Kindern darf, „damit ich keine Krankheit fang". Brigitte (9 J.) weint, weil sie nicht rodeln darf, „nur weil ich mich anhaun könnt" (Blutungsneigung). Burkhard (14 J.) stellt nüchtern fest: „In der Schule gilt man nichts und auch bei den Spielkameraden, wenn man sich nicht wehren kann. *Man muß sich in anderer Weise behaupten können.*"

„Diese Kinder haben einen Ehrgeiz, der erschütternd ist"

Trotz dieses Ausspruchs der Leiterin der Klinikschule war ich überrascht, als vier von sechs Kindern, die ich vor einer Vorlesung unabhängig voneinander fragte, was Krankheit für sie bedeutet, *als erstes von der Schule sprachen:* „Das Schlimmste ist", so die neunjährige Eva, „daß ich nicht mehr die Beste bin." Brigitte sagte traurig: „Die Krankheit macht mir nicht so viel aus, nur in der Schule versäum' ich halt so viel. Die lachen mich dann aus und sagen ‚Du kommst eh nicht mit!'" Wolfgang bestand darauf, mit seiner tropfenden Infusion täglich ins Schulzimmer geführt zu werden. Heidi, 13jährig, an allen vier Extremitäten gelähmt, hatte mit unendlicher Mühe gelernt, mit einer elektrischen Schreibmaschine, bei der sie wenig Kraft einsetzen mußte, ihre Hausaufgaben zu schreiben. Böse wurde sie erst, wenn sie glaubte, aufgrund ihrer Krankheit bessere Noten zu bekommen, als ihr aus ihrer Sicht zugestanden wären.

Berührend war der Einsatz der Lehrer/innen, die mit den Eltern krebskranker Kinder zu einem der Schule gewidmeten Elternabend an die Klinik kamen. Von den Eltern und der Leiterin der Klinik-Schule erfuhren sie hautnah, welche Sorgen sich die Kinder und auch Eltern um das schulische Vorankommen ihrer Kinder machten. Ebenso hörten sie von Hänseleien, die die kranken Kinder ob ihres vorübergehend veränderten

Aussehens (Haarverlust, Perücke, durch Cortison bedingte Fettsucht) und ihrer Müdigkeit zu ertragen hatten. An jenem Abend haben Lehrer/innen verstanden, daß *sie die Brücke* zwischen den gesunden und den kranken Kindern sind. Ihre Kontakte mit der Klinikschule wurden intensiver. Sie bereiteten die gesunden Kinder auf das veränderte Aussehen der kranken Kinder vor und halfen den kranken Kindern in ihrer Freizeit bei den Hausaufgaben.

### Auswirkungen der Krankheit auf die Familie

Kapselt sich die Familie nach außen ab, steht sie bald alleine da. Bleibt sie nach außen offen, läuft sie Gefahr, in wohlgemeinten Ratschlägen zu „ersticken". In dieser Zwickmühle das Mittelmaß zu finden ist insbesondere zu Beginn der Krankheit schwierig. In dieser Krisensituation stellt sich die Tragfähigkeit der Partnerschaft heraus. Einige Eltern fühlten sich durch die Erkrankung ihres Kindes verbundener, manche blieben beisammen, obwohl sie sich eben scheiden lassen wollten, andere gingen unter dem Streß der Krankheit auseinander oder zogen sich jeder in sich selbst zurück: „Mein Mann und ich haben uns nie ausgesprochen." Von einem elftägigen „Inferno" sprach eine andere Mutter: „Mein Mann wollte das Kind nicht behandeln lassen."

Nicht wenige Eltern fanden neue Bezugspersonen an der Klinik: Eltern anderer Kinder, Kinderkrankenschwestern, eine Klinik-Putzfrau, die nach ihrer Pensionierung mit ihrem Mann als „Oma" und „Opa" wieder an die Klinik kam, und schließlich auch uns Ärzte. Die Elternabende brachten die Eltern einander näher. Gartenbesitzer organisierten Gartenfeste, und die Kinder konnten sich endlich „rächen". Wir brachten Plastikspritzen, und die „Stechdoktoren" wurden mit Wasser an- oder auch totgespritzt. Einige Freundschaften, die Eltern damals schlossen, sind geblieben, ja haben den Tod der Kinder überdauert.

### Ende der Therapie

Der Nachholbedarf der Kinder – wird offensichtlich – geht ins Extreme: Die sechsjährige Uli springt nicht nur vom Drei-Meter-Brett ins Wasser, sondern erfreut sich an Kopfsprüngen und Saltos. Alexander, achtjährig, fährt Ski „wie ein Wilder" und bricht sich dabei zweimal einen Knochen. („Macht nichts, ich will ohnedies Chirurg werden.") Waltraud, 15jährig, will „alles" nachholen, unter anderem macht sie mehrtägige Radtouren mit ihren Freundinnen, während ihre Mutter zu Hause zittert. Unsere zweite Waltraud, 19jährig (eigentlich hätte sie nicht mehr an der Kinderklinik liegen dürfen), kam wenige Tage nach ihrer Entlassung aus vielen Schürfwunden blutend und *strahlend* an die Klinik. Sie hatte sich zu Hause durchgesetzt: Sie wollte unbedingt mit ihrem Freund Motorrad fahren. Sturz und Schmerzen schienen nicht so wichtig.

Alle Eltern waren stolz auf ihre Kinder. Viele schilderten sie als „Klassenbeste", akademisch und im Sport.

1984 stellte ich 15 ehemals krebskranken Kindern (ein bis sieben Jahre nach Beendigung ihrer Therapie) mit Einverständnis ihrer Eltern schriftlich eine Doppelfrage:

Was ist Dir heute besonders wichtig? Glaubst Du, daß sich für Dich durch Deine Krankheit etwas geändert hat?

Acht der fünfzehn stellten Gesundheit an erste Stelle, gefolgt von Familie, Freunden, Schule und Erfolg. Sie bezeichneten sich als „ernster", „empfindsamer", „positiver" und „toleranter" geworden.

Ein 17jähriger Bäckerlehrling: „Seit meiner Krankheit weiß ich erst, wie schön das Leben sein kann." Eine 17jährige Krankenschwesterschülerin: „Mein Leben soll jetzt ganz ausgefüllt sein; keine Minute darf verlorengehen. Früher war mir oft fad; das ist für mich ein Fremdwort geworden."

Die ehemals krebskranken Kinder haben wie ihre Eltern gelernt, ihr Leben bewußter zu leben.

Spätere Sorgen der ehemals Schwerkranken will ich nur streifen: Darf ich Kinder haben? Kann ich Kinder haben? Welche Nachwirkungen der Therapie sind möglich? Worauf muß ich besonders achten? Auch mit diesen Fragen kommen ehemalige Kinder zum Pädiater, der berät und gegebenenfalls zu einschlägig kompetenten Ärzten weiterverweist.

## Nicht jedes Kind wird wieder gesund

*Unser Kind wird wahrscheinlich sterben*

Noch einmal durchlaufen die Eltern die Stadien, die Kübler-Ross an Sterbenden beobachtet und beschrieben hat. Die Reihenfolge kann unterschiedlich sein: „Schock"; „Das kann doch nicht wahr sein"; Verhandeln, Ärger und Zorn: „Wir müssen etwas unternehmen. Vielleicht haben sich die Ärzte geirrt. Die Kollegen im Betrieb würden die Reise bezahlen. Ob wir nicht doch noch nach USA fliegen, oder nach Lourdes?" „Warum haben die Ärzte das Kind so lange gequält, wenn es nun doch sterben muß?" Depression, Müdigkeit, Apathie, Verzweiflung und irgendwann „Zustimmung": „Unser Kind soll Ruhe haben, wenn es nur keine Schmerzen hat." Selten plötzlich wieder Aufflackern der Aktivität bei den Eltern: „Bitte versuchen wir noch diese eine Operation, vielleicht geht es doch noch."

Erst später, als ich nicht mehr an der Kinderklinik war, ist mir aufgefallen, daß auch wir Helfer die Stadien Kübler-Ross', wenn auch zeitlich verschoben, durchlaufen haben. Den Schock und das „Nichtwahrhabenwollen" unseres „Scheitens" haben wir übersprungen. Statt dessen wurden wir mindestens ebenso aktiv wie die Eltern. Auch wir verhandelten: neuerliches Studium der neuesten Literatur, Telefonate mit Spezialisten im Ausland; Was könnten wir noch tun? Wann haben wir den Fehler gemacht? Manchmal wurden wir ganz ungerechtfertigt zornig: Haben die Eltern wirklich alle Zytostatika gegeben? Vielleicht will das Kind gar nicht mehr leben? Das Stadium der „Zustimmung" haben wir Helfer nicht oft erreicht. Waren wir – Schwestern und Ärzte – doch Helfer geworden, um zu heilen! Die dahinterliegende Größenidee wurde mir erst noch später bewußt.

## Unser Kind ist gestorben

Markus, vier Jahre alt, war soeben gestorben. Schwester X. hatte ihn besonders geliebt, nun war er tot. Sie raste die Stiegen hinunter. Ich hinterher. Ohne Markus wollte auch Schwester X. nicht mehr leben. Im Gespräch mit uns beiden Ärzten wurde klar, daß Schwester X. infolge eines Partnerkonflikts unter einem Mangel an Zuwendung litt. Ihre Zuwendung zu Markus hatte ihr offenbar geholfen, ihr Defizit zu ertragen, doch nun war er tot.

Irgendwie gelang es uns, den Partner an die Klinik zu holen. Nach einem langen Vierergespräch lag Schwester X. um drei Uhr früh in der *Kinderklinik* im Bett. Sie wollte nun doch lieber leben.

Susanne versuchten wir mit Intensivmethoden am Leben zu halten. Es mißlang. Wir gingen ins Schwesternzimmer, wo eine Schwester die Mutter labte. Daß Susanne tot war, hat sie wohl schon unseren Gesichtern entnommen. Sie weinte. Dann holte sie aus ihrer Tasche ein Foto ihrer drei Kinder hervor. Sie zeigte auf die beiden lebenden Kinder und sagte: „Die sind lange zu kurz gekommen. Ich werde mich jetzt um die beiden kümmern." Da haben wir beiden Ärzte kurz die Fassung verloren.

Georg starb in den frühen Morgenstunden. Während der Nacht hatten die Eltern abwechselnd Georgs Hand gehalten und in meinem Dienstzimmer geschlafen. Noch sechs Wochen zuvor waren Georgs Eltern und ich bei einem Elternabend in Zürich gewesen. Gemeinsam wollten wir Abende für Eltern krebskranker Kinder an der Wiener Kinderklinik aufbauen. Georgs Beerdigung fiel auf den Tag des ersten Elternabends. Georgs Eltern kamen. Ich denke, die Belastungen aller Beteiligten stehen hier auch zwischen den Zeilen.

Aufrecht erhalten hat uns alle das Team, das nicht nur kooperieren sondern auch kommunizieren konnte und nach außen zusammenhielt.

### Und nach dem Tod?

Einige Tage nach dem Tod des Kindes warfen seine Eltern um ca. 23 Uhr Steinchen an die Fenster meiner Wohnung. Zu Hause könnten sie es nicht mehr aushalten. Am liebsten würden sie ihr Zelt in meiner Wohnung aufschlagen.

Einige Eltern kamen noch zwei, drei oder mehr Jahre nach dem Tod des Kindes an die Klinik. Sie wollten „nur ein bißchen reden" und Süßigkeiten für die Kinder bringen.

Ein Vater rief mich etwa vier Jahre nach dem Tod seines Sohnes telefonisch an. Er begann zu weinen, als er die ihm vertraute Stimme hörte.

Spätestens nach dem Tod des Kindes bräuchten einige Eltern dringend Hilfe. Um einen Psychologen kämpften wir ab 1976. 1980 wurde er von hochrelevanter Stelle abgelehnt: „Das müßt ihr Ärzte schon selber machen", weil sie bekanntlich alles können. Wir konnten nicht.

Wir waren belastet durch das auch von uns durch aggressive Therapie verursachte Elend der Kinder, die Ängste und Sorgen ihrer Eltern, durch die Institution: „Lehre und Forschung ist ihr Auftrag" und schließlich durch uns selbst: Aktivität in vielen Bereichen, organisatorische Aufgaben an der Klinik, Mitglieder in verschiedenen UOG-Kommissionen und mehr arbeiten und vor allem Vorträge, die, rückblickend gesehen, nicht so wichtig waren, wie in Ruhe am Bett des Kindes zu sitzen, was wir natürlich auch taten.

### Wie kann die Situation aller Beteiligten verbessert werden?

Vor kurzem ist das Buch „Psychotherapie im Krankenhaus" im Orac-Verlag erschienen. Lesen Sie bitte dort Erfahrungen, Modelle und Erfolge nach.

Es ist offensichtlich, daß Psychotherapeuten, dem Gesetz entsprechend, ins Krankenhaus gehören. Es ist völlig klar, daß Stationen, in denen Krebskranke unabhängig von ihrem Alter behandelt werden, Psychotherapeuten dringend brauchen. Und das stimmt auch dann, wenn alle Onkologen plötzlich zusätzlich psychotherapeutisch ausgebildet sind oder Psy-Diplome der Ärztekammer haben.

Der an Krebs Erkrankte ist angewiesen auf seinen Arzt, den er oft „schonen" möchte, weil er sieht, daß sein Arzt „ohnedies so belastet ist" (Meerwein). Ihre Zweifel, Befürchtungen und Ängste teilen sie lieber mit einem anderen Menschen, der nicht unmittelbar an ihrer körperlichen Behandlung beteiligt ist. Wollen doch die meisten Krebskranken ihren Arzt nicht auch noch durch eventuelle Zweifel an der Behandlung kränken!

Dies habe ich von krebskranken Erwachsenen gelernt, die ich im Rahmen eines von mir beantragten Projektes des BMWF und in der „Psychotherapeutischen Beratungsstelle für Schwerkranke, chronisch Kranke und ihre Angehörigen" kennenlernte.

Seit meinen ersten Bemühungen (1976), einen Psychologen für die onkologische Station der Universitätskinderklinik in Wien zu bekommen, sind 18 Jahre durch das Land gezogen. In der Zwischenzeit wurden viele Psychotherapeuten ausgebildet und seit 1991 auch als Berufsstand gesetzlich anerkannt. Logisch wäre nunmehr eine Zusammenarbeit zwischen Psychotherapeut und Arzt zum Wohle der Patienten. Doch scheint es manchen Ärzten schwer zu fallen, einen Fachmann, wenn auch aus anderer Sparte, neben sich zu haben.

Resultate: Ein bei krebskranken Kindern und ihren Eltern beliebter Psychotherapeut kündigt seine ihm liebgewordene Tätigkeit wegen Schikanen durch den Arzt. Praktikanten in einer anderen pädiatrisch-onkologischen Institution Österreichs fühlen sich allein gelassen. Supervision ist zwar vorgesehen, die Ärzte aber fehlen meist. Wie aber sollen Praktikanten mit Fragen von Kindern oder Eltern umgehen, wenn sie nicht wissen, was der Arzt ihnen gesagt hat und wie sie darauf reagierten?

Ich sehe nur einen Ausweg: Koedukation der Angehörigen der verschiedenen Helferberufe, um Wissen zu verbreiten, vor allem aber das gegenseitige Vertrauen zu fördern. 1985 oder 1986 habe ich im Rahmen meiner Venia Legendi in Wien mit interdisziplinären Seminaren begonnen („Umgang mit schwerkranken Kindern und ihren Angehörigen" und „Umgang mit Trauer"), auf der Basis von Selbsterfahrung mit gelenkten Phantasien. Es kamen Studenten der Psychologie, der Sonder- und Heilpädagogik, gelegentlich Theologen und auf meinen speziellen Wunsch Kinderkrankenschwestern mit Berufserfahrung. Es gab auch Mediziner, doch leider blieben sie spärlich, und eben diese wollte ich erreichen.

Vom Herausgeber des Buches wurde ich aufgefordert, auch zu schreiben, wie es mir selbst beim Schreiben dieses Artikels gegangen ist. Ich sag es ehrlich: teilweise recht schlecht. Zu all den vielen traurigen und auch sehr schönen Erinnerungen an die schwerkranken Kinder und ihre Eltern kamen Überlegungen, was ich heute anders machen würde, bis mir wieder einfiel, daß ich damals eine engagierte Ärztin war, die das Wort „Psychotherapie" nur vom Namen kannte. Aus meiner heutigen Sicht als Psychotherapeutin würde ich manches anders machen, vor allem aber versteckte Bemerkungen verstehen und auf diese reagieren.

## Literatur

Binger CM, Ablin AR, Feuerstein RC, Kushner JH, Zooger S, Mikkelsen C (1969) Childhood leucemia – emotional impact on patient and family. N Engl J Med 280: 414–418

Bürgin D (1980) Pädiatrische Psycho-Onkologie. In: Meerwein F (Hrsg) Einführung in die Psycho-Onkologie. Huber, Bern Stuttgart Wien, S 165–179

Kübler-Ross E (1971) Interviews mit Sterbenden. Kreuz, Stuttgart

Meerwein F (1981) Die Arzt-Patienten-Beziehung des Krebskranken. In: Meerwein F (Hrsg) Einführung in die Psycho-Onkologie. Huber, Bern Stuttgart Wien

Pichler ER, Richter OA (1982) Jürgenssen: Konzept zur Ganzheitsbetreuung leukämie- und tumorkranker Kinder basierend auf den Gesprächen mit den Eltern. Onkologie 5: 178

Pichler ER, Richter OA (1982) Jürgenssen: Eltern leukämie- und tumorkranker Kinder äußern sich zur Mitteilung der Diagnose. Klin Pädiat 194: 94

Pichler ER, Richter OA (1985/1992) Unser Kind hat Krebs. Trias-Thieme-Hippokrates, Emke

Pichler E (1986) Die psychische Belastung des Arztes auf onkologischen Stationen. In: Beiträge zur Psycho-Onkologie. Facultas

Pichler E (1987) Aufklärung des Krebspatienten aus der Sicht betroffener Kinder. Acta Chir Austriaca 19: 66

Pichler E (1987) Was täten ehemals krebskranke Kinder, wenn sie Schwestern oder Ärzte wären? Vortrag, Salzburg

Pichler E (1987) Was bedeutet die Erkrankung an einer Leukämie oder einem bösartigen Tumor für ein Kind und seine Familie? Pädiatr Pädol 22 (Editorial)

Pichler E (1994) Onkologie. In: Pritz A, Dellisch H (Hrsg) Psychotherapie im Krankenhaus. Orac

# Zusammenarbeit von Helfern und Familien mit einem krebskranken Kind

*Burkart Mangold*

## 1. Die Bedeutung der Familie in der Betreuung krebskranker Kinder und Jugendlicher

Für die Beurteilung einer sinnvollen psychotherapeutischen Unterstützung sehen wir die Diagnostik des familiären Beziehungsnetzes und der familiären Kommunikation als einen zentralen Ansatz in der therapeutischen Unterstützung. Auf Grund unserer Erfahrung in der systemischen Familientherapie stellen wir die Hypothese auf, daß die Bewältigungsstrategie nicht allein von der individuellen Entwicklung des Patienten, seinem Alter, dem Stadium seiner Erkrankung, sondern auch von seiner Familiengeschichte, seiner Rollenfunktion in der Familie und von den Bewältigungsstrategien der Eltern und ihrem Umgang mit Verlusterlebnissen abhängig ist.

Es gibt eine enorme Vielfalt von individuellen und familiären Möglichkeiten, mit Belastungssituationen umzugehen. Es reicht auch nicht aus, die Streßsituationen und die Belastungen eines Menschen detailliert zu kennen, um voraussagen zu können, wie stark er sich in seinem Wohlbefinden beeinträchtigt fühlt oder auf welche Art er sie zu bewältigen versucht. Objektive Belastungen müssen zunächst subjektiv eingeschätzt werden, ehe entsprechende Bewältigungsstrategien erarbeitet werden können. Bewältigungsziele und Bewältigungsstrategien sind somit immer ausgesprochen subjektiv an den einzelnen Persönlichkeiten orientiert, und sie sollen sich immer an die jeweilige konkrete Situation anpassen.

Vorteile einer familienorientierten Betreuung sind

1) Die Atmosphäre einer offenen Kommunikation schafft eine Voraussetzung dafür, daß Kinder ihre Ängste und Phantasien zum Ausdruck

bringen können. Das Wissen um die Krankheit und die Offenheit schafft die Möglichkeit, mit der Krankheit besser umzugehen und heilende Kräfte zu aktivieren – das Zurückhalten von Information führt zum Verlust der Kommunikation, zum Vertrauensverlust und zur Isolation.

In vielen Untersuchungen konnte nachgewiesen werden, daß Ängste und Isolationsgefühle direkt mit den Kommunikationsmustern in den Familien korrelieren – Kinder, die in ihren Familien offen kommunizieren können, haben ein besseres Selbstkonzept, sind weniger defensiv und fühlen sich von der Familie besser unterstützt.

2) Die Fähigkeiten und Ressourcen des Patienten und seiner Familie können besser erkannt werden, und damit kann ein „maßgeschneidertes" individuelles Unterstützungsprogramm gemeinsam mit der Familie erarbeitet werden.

3) Wenn die ganze Familie frühzeitig einbezogen wird und ihre Belastung und ihre Grenzen erkannt werden, so ist das eine wichtige Entlastung für die Ärzte und die Schwestern, die oft „Funktionen" übernehmen müssen, die angesichts der eigenen begrenzten Zeit und Kräfte nicht durchzuhalten sind und die vor allem nie Bezugspersonen in der Familie ersetzen können.

Zusätzlich wird dadurch den Eltern in einer Phase größter Verunsicherung noch eine weitere Verunsicherung hinzugefügt – neben der Hilflosigkeit, ausgelöst durch die bedrohliche Erkrankung, kommt auch die Hilflosigkeit in der aktiven Bewältigung der momentanen Probleme hinzu. Eltern sollten vielmehr jede Chance haben, aktiv an der Gesundung ihrer Kinder mitzuwirken. Sie sollten so weit integriert werden, daß sie einen wichtigen Bestandteil in der Betreuung des Kindes auch in der Klinik darstellen.

*1.1 Individuelle und familiäre Bewältigungsformen*

Für Kinder und Jugendliche ist die Familie oder andere Bezugspersonen von größter Bedeutung für die Bewältigung einer lebensbedrohenden Krankheit. Je jünger das Kind ist, um so mehr wird die Unterstützung und Hilfe in erster Linie über die Familie möglich sein, Jugendliche werden zusätzlich ihre eigenen autonomen Bewältigungskräfte, auch unterstützt durch außerfamiliäre „Helfer", einsetzen können.

Wir sollten erkennen können, welche Bewältigungsformen die einzelnen Patienten und deren Familien im „Kampf" gegen die bedrohliche

Erkrankung zur Verfügung haben. Für Kinder und Jugendliche werden vor allem „familiäre Bewältigungsformen" bedeutsam sein, da diese im wesentlichen auch die Bewältigungsformen der Kinder darstellen.

Familiendiagnostische Studien haben folgende wesentliche *„familiäre Bewältigungsstrategien"* ergeben
*Die Bewältigungsfähigkeit ist umso höher einzuschätzen:*

- je mehr Zufriedenheit und Integration des kranken Kindes in seiner Familie besteht;
- je besser die Qualität der Mutter-Kind-Beziehung ist;
- Eltern in der Lage sind, mit der bestehenden Krankheit umzugehen;
- je geringer das Ausmaß der subjektiven Belastung der Eltern durch die Krankheit ist;
- je besser die Qualität der Beziehung eines Kindes zu seiner Familie und anderen Bezugspersonen ist.

Es zeigt sich, daß es sehr unterschiedliche familiäre Bewältigungsstrategien gibt. So findet man vor allem bei intellektuellen Eltern eher aktive Formen der Bewältigungsstrategien im Vordergrund – wie Suche nach Information, eigene Problemlösungsfähigkeiten entwickeln, Hilfe suchen, Aufrechterhalten einer emotionalen Balance, Entwicklung eigener Problemlösung, optimistisches, positives Denken etc.

Bei Familien mit niedrigem Ausbildungsniveau sind oft eher passive Bewältigungsstrategien im Vordergrund, wie z. B. Religion, Verleugnung, sich dem Schicksal ergeben, Übergabe von Entscheidungen und Verantwortung an Ärzte und Betreuungspersonen.

Eltern mit aktiven Bewältigungsformen, mit eigenen Problemlösungsversuchen, mit Fragen nach alternativen Therapieformen haben eher eine schlechtere oder kompliziertere Beziehung zum medizinischen Personal, wie auch umgekehrt das medizinische Personal sich oft schwertut, mit „kritischen, aktiven" Eltern gut zu kommunizieren. Man sollte sich die Frage stellen, warum gerade Familien mit eher passiven Bewältigungsformen oft eine bessere Kooperation mit Ärzten und Betreuern haben, und ob dies immer ein anzustrebendes Ziel ist. Das *Familiensystem* und das *Helfersystem* steht in dieser Entwicklung miteinander in Verbindung. Die Dialogkultur der Familie beeinflußt die Dialogkultur des Teams und umgekehrt. Wie wichtig gerade Offenheit und gegenseitiger Respekt unterschiedlicher Ansichten zwischen den Familien und den Teammitgliedern oder der Teammitglieder untereinander für eine befriedigende Zusammenarbeit sind, möchte ich im folgenden durch die „Bedeutung der Subjektivität" genauer ausführen.

*1.2 Die Bedeutung der „Subjektivität" in der Beurteilung einer sinnvollen und akzeptierten psychosozialen Betreuung*

Individuelle Vorstellungen, *„persönliche Glaubenssysteme"* können die Art und Weise, wie jemand auf eine belastende, lebensbedrohliche Situation reagiert, entscheidend beeinflussen. Diese sogenannten „Glaubenssysteme" sind sehr stark von den eigenen Erfahrungen, von der eigenen Lebensgeschichte, aber auch von der „Rollenfunktion", die man innehat, abhängig.

Unsere Bilder und unser Wissen über die Welt – über Krankheit – ist die Basis unserer Einstellung und Verhaltensweisen. Ein wesentlicher Teil unserer familientherapeutischen Arbeit ist es, diese „Glaubenssysteme" des Patienten und seiner Familie – in bezug auf Krankheit, in bezug auf den Krankheitsverlauf, in bezug auf mögliche Hilfen, zu erkennen und unterschiedliche Glaubenssysteme zu akzeptieren. Wir haben alle unsere privat konstruierten Sichtweisen, mit denen wir uns Ursachen und Aufrechterhaltung oder Heilung einer Krankheit erklären – dies gilt auch für die Helferberufe.

*Der Dialog* über diese „persönlichen Glaubenssysteme" ist in vielen Fällen der Ausgangspunkt für eine kreative Lösungsmöglichkeit, die die Ressourcen der Familie und der Helfer erweitert und dem Patienten und seiner Familie die Möglichkeit eröffnet, einen ganz entscheidenden, „eigenen" Beitrag in der Bekämpfung der Krankheit zu leisten.

Die Kenntnis dieser subjektiven Krankheitskonzepte ist wesentlich, um die Aufklärung über die Behandlung darauf abstimmen zu können. Nur wenn es eine „Brücke" zwischen den unterschiedlichen Vorstellungen gibt, kann ein „bedeutsamer Dialog" entstehen. Betroffene und Eltern sind gerade in einer solch belastenden Situation extrem verletzbar und können „unreflektierte" Bemerkungen völlig falsch aufnehmen. Es ist immer wieder zu überprüfen, wie die Eltern verschiedene Mitteilungen des Arztes und der Betreuer subjektiv verstehen.

In der praktischen Situation kann dies folgendes bedeuten:

a) Es ist fundamental zu erfahren, welche Vorstellungen und Phantasien die Familienmitglieder im Hinblick auf den Verlauf und die Möglichkeiten einer positiven Beeinflussung der Krankheit haben.
b) Ärzte und Therapeuten sollten gemeinsam mit der Familie darüber sprechen, was sie glauben, was die Krankheit ausgelöst hat und was es für Möglichkeiten im Kampf gegen die Erkrankung auf den unterschiedlichsten Ebenen gibt.

Vor allem *Mütter* machen sich oft Vorwürfe und fühlen sich schuldig am Ausbruch der Erkrankung – einerseits, weil sie auf Grund der sozialen

Rollenerwartungen oft sich selbst die Schuld geben, wenn einem Familienmitglied „etwas zustößt" – andererseits, weil gerade Frauen in ihrem „Ursachen-Konzept" psychosoziale Bedingungen einbeziehen und sich oft selbst belasten.

Gerade Mütter und Familien, die in ihrem „Glaubenssystem" sich extrem verantwortlich fühlen, sind diejenigen, die in ihrem familiären Kommunikationssystem leichter dysfunktionale Verhaltensweisen entwickeln und dazu tendieren, psychosoziale Faktoren im Hinblick auf die Verursachung oder den Verlauf der Krankheit überzubewerten.

Wenn solche Vorstellungen, Belastungen nicht erkannt und ausgesprochen werden können, blockieren sie den Dialog innerhalb der Familie und zu den Betreuern.

Hier möchte ich noch kurz auf die Rolle der *Väter* eingehen, die meines Erachtens in ihrer Funktion vom Betreuerteam oft ungenügend wahrgenommen und deswegen oft zu wenig in die Bewältigungsarbeit einbezogen werden – so als ob es sich primär um eine Aufgabe der Mütter handeln würde.

## Die Rolle der Väter im Gesamtkontext familiärer Bewältigungsstrategien

In der Literatur, die sich ausführlich mit den Schwierigkeiten der Eltern eines krebskranken Kindes auseinandersetzt, werden „die Eltern" oft auf die Mutter reduziert. Den Vätern und ihren speziellen Problemen, ihrer spezifischen männlichen Reaktionsweise und ihren Schwierigkeiten im Umgang mit dem kranken Kind wird praktisch kaum ein Augenmerk geschenkt. Wenige Hinweise aus der Literatur bemerken, daß Väter viele Wege finden, sich selbst aus der schmerzhaften Einbeziehung fernzuhalten. Schon deshalb sollten die Väter in das gemeinsame Gespräch einbezogen werden. Auch wenn ihr Verhalten vorurteilhaft als fehlendes Interesse oder Verantwortung gedeutet wird, sind es oft ein traditionelles Rollenverhalten und festgeschriebene Verhaltensmuster, die es den Vätern weniger gestatten, persönliche Betroffenheit zu zeigen. Solche Bewältigungsstrategien – durch welche Mechanismen sie auch immer entstehen – führen oft zu einer Überbelastung der Mütter, berauben sie einer notwendigen Unterstützung und belasten zusätzlich eine Partnerschaft zu einem Zeitpunkt, zu welchem eine stabile Partnerschaft von größter Bedeutung ist.

Aus einer eigenen familiendiagnostischen Studie geht hervor, daß Väter im allgemeinen anders auf die Erkrankung des Kindes reagieren als Mütter. Auch wenn die Berufstätigkeit und das Sorgen für die finanzielle

Sicherheit in den Vordergrund gestellt werden, so macht dies doch nur einen kleinen Teil der Realität aus. Es zeigte sich, daß beispielsweise bei der Frage: „Mit wem haben die Kinder am besten über ihre Angst reden können?" 100% der Mädchen und 80% der Buben ihre Mutter nennen, währenddessen der Vater bei 83% der Söhne und 0% der Töchter genannt wird. Dieser scheinbare Rückzug der Männer ist eine Folge der fehlenden oder unzugänglichen Information. Werden sie tatsächlich einbezogen, so ergibt sich ein anderes Bild. Auch wir Ärzte unterstützen ein kulturelles, soziales Rollenverhalten, wenn wir davon ausgehen, daß die Betreuung kranker Kinder primär die Mütter betreffe und die Aufgabe der Männer vor allem darin bestehe, stark zu sein und Sicherheit und Stabilität zu vermitteln. Männer neigen dazu, mit ihren Problemen alleine zurechtzukommen, sie neigen dazu, stark zu sein und einen emotionalen Ausgleich bei ihren Frauen herzustellen, um damit durch komplementäre Verhaltensweisen die Familie zu stabilisieren. Es wirkt oft wie eine unbewußt ausgesprochene Aufgabentrennung, wobei sich die Mütter emotional voll ausleben können und die Männer ruhig, stark und in der Rolle des passiv stabilisierenden Teiles verharren müssen. Die direkte Trauer wird oft von den Männern an die Frauen delegiert, nur so scheinen sie die stabilisierende Rolle auch gut einnehmen zu können. Es wird hier deutlich, daß der Verarbeitungsprozeß für die Männer erschwert sein kann. Diese Rollenverteilung führt oft zur Fortsetzung des distanzierten Verhaltens der Väter zur Familie, auch über die Krankheit hinaus.

Wenn auch manchmal diese Aufgabenteilung eine Familie stabilisieren kann, so führt sie in der Regel zu einer Polarisierung, zwischen der rationalisierenden Sichtweise der Väter und der Trauer der Mütter. In der Folge kann es dann zur Entfremdung zwischen den Partnern und zu einer Belastung der Kommunikation kommen.

## 2. Die Bedeutung des Teamworks in der Pädiatrischen Psychoonkologie

Der Krebs ist nicht nur ein psychisches Problem. Er betrifft den ganzen Menschen und seine Familie. Die Grenzerfahrung, hilflos mit dem Sterben, besonders dem Sterben eines Kindes konfrontiert zu sein, ist für alle eine starke psychische Belastung – für den Patienten, seine Familie und für das *Betreuerteam*. Das Unaufhaltsame nicht aufhalten zu können, zwingt uns, unsere eigenen Erfahrungen und die damit verbundenen Affekte um Tod und Trauer wahrzunehmen und sie auszuhalten. Ob sich daraus Sprachlosigkeit, Hilflosigkeit und Schuldgefühle oder ein

Lernprozeß mit der Bereitschaft zum Dialog entwickeln, hängt auch von der Fähigkeit und Bereitschaft aller Mitarbeiter in einem onkologischen Team ab. Von den Ärzten, den medizinischen Betreuern und den psychosozialen Mitarbeitern, von ihrer personalen Verfügbarkeit, ihrer Aufrichtigkeit, ihrem Einfühlungsvermögens und der Bereitschaft zur Teamarbeit. Von medizinischen und psychosozialen MitarbeiterInnen wird ein hohes Ausmaß von Wissen und persönlichem Einsatz verlangt. Es ist daher eine effektive bio-psycho-soziale Betreuung nur im Team möglich. Man könnte überspitzt formulieren: „Die Qualität der Betreuung ist das Spiegelbild der Qualität der interdisziplinären Kooperation."

### 2.1 Kooperationsmodelle

Ein sinnvoller Kontext, in welchem sich eine psychosomatische Medizin im Sinne einer notwendigen *Co-Evolution* zwischen naturwissenschaftlicher und psychosozialer Medizin entwickeln kann, ist das *Modell einer interdisziplinären integrativen Zusammenarbeit*.

In den letzten 30 Jahren hat die psychosomatische Forschung mit zunehmender Deutlichkeit gezeigt, daß psychologische Faktoren im Krankheitsprozeß eine wichtige Rolle spielen können. Die Familienforschung hat vor allem auch bei chronischen Erkrankungen nachgewiesen, wie psychologische Verhaltensweisen ein Spiegel von Beziehungen und von familiären Verhaltensmustern darstellen.

Im psychosomatischen Krankheitskonzept werden der Körper, die Psyche, die familiäre und die soziale Welt als vernetztes System gesehen.

Eine isolierte Sichtweise oder eine Einordnung in lineare, überschaubare Ätiologien auf der physikalischen, psychologischen und der interpersonalen Dimension ist nicht sehr hilfreich. Hilfreicher ist das Erkennen von Wechselbeziehungen zwischen den einzelnen Dimensionen. Das systemische Konzept hat neue Sichtweisen für die Entwicklung der therapeutischen Konzepte, der Teamarbeit und der Teamkultur sowie eine Entwicklung einer integrativen Zusammenarbeit mit vorwiegend organisch orientierten Ärzten an der Klinik gebracht. Vor allem vermindert die systemische Sichtweise die Gefahr von Polarisierungen – organisch versus psychogen, naturwissenschaftliche Medizin versus psychosoziale Medizin.

Daß eine kreative Koordination von medizinischen und psychosozialen Therapiemöglichkeiten auch noch heute bei der Verwirklichung auf große Probleme stößt, ist bekannt. Ohne eine entsprechende Organisation, ohne entsprechende Interaktions- und Dialogkultur, ohne Verständnis für die Rückbezüglichkeit zwischen Krankheit und Verhalten, ohne gegenseitige Akzeptanz und der Bereitschaft zur Zusammenarbeit gehen solche Bemühungen im klinischen Alltag unter.

Um ein professionelles Netzwerk im positiven Sinn aufzubauen, ist es oft notwendig, eine innere Änderung des eigenen, mitunter eingeengten Krankheitskonzeptes zu vollziehen, d. h. eine Veränderung der Einstellung vom rein patienten- und krankheitsorientieren Denken zum familien- und kontextorientieren systemischen Denken. Gerade im systemischen Denken und in der systemischen Familientherapie wird immer wieder auf diese Problematik hingewiesen, die man gerade in der spezialisierten Medizin mit der fehlenden Kommunikation der einzelnen Fächer untereinander kaum mehr wahrnehmen kann. Wir sind uns als Spezialisten oft unklar, wie wir mit Rollenverhalten, Fähigkeiten und Zielvorstellungen unserer Patienten umgehen sollen; wir sind uns oft auch über unsere eigene Rolle im unklaren.

Die Tatsache, daß bestimmte Familien ganze Netzwerke von Spezialisten in Bewegung setzen können, ist bekannt; daß diese Tatsache oft eine Weiterentwicklung verhindert, anstatt sie zu gewährleisten, ist inzwischen ebenfalls oft beschrieben und von vielen leidvoll erfahren worden. Das gilt im besonderen auch für die psychoonkologische Arbeit. Diese Schwierigkeiten und die Verarmung der Kommunikation, auch die Rollenkonfusion kann ein Problem des Spezialistennetzwerkes sein, in vielen Fällen ist es jedoch auch eine Reaktion auf Kommunikationsstörungen, Rollenkonfusionen der Patienten und deren Familien; d. h.: Die Konfusion in der Familie kann auch Konfusionen im Helfersystem auslösen. Es gibt nur einen Weg, der sinnvollerweise zu beschreiben ist: Einerseits, daß die *Familiendiagnostik* ein Bestandteil der Gesamtdiagnostik und der darauf aufbauenden therapeutischen Intervention sein muß, andererseits, daß auch die Teamdiagnostik im Sinne des Erkennens ihrer eigenen Interaktionsstrukturen transparenter werden muß. (In der Regel geschieht dies durch *Balint-Gruppen* und gemeinsame „psychosoziale" *Teamgespräche*.)

Wege zur Verwirklichung einer funktionierenden Zusammenarbeit:

- gegenseitiges Vertrauen der Spezialisten,
- genügender Informationsaustausch,
- Einbeziehung eines Psycho- oder Familientherapeuten als gleichwertigen Mitarbeiter,
- reguläre Falldiskussionen,
- Abbau von Statuskonflikten und hierarchischen Strukturen zu mehr partnerschaftlicher Problemlösung,
- frühe Einbeziehung des Therapeuten in die zu betreuende Familie, aber auch in die Teambesprechungen,

- gemeinsame Familienberatung durch Onkologen und Therapeuten bei der Diagnoseeröffnung, aber auch bei Notwendigkeit im weiteren Verlauf,
- wöchentliche psychosoziale Meetings, an welchen Psychologen, Sozialarbeiter, Mediziner und das Betreuerteam teilnehmen,
- Supervision zur Selbsterfahrung wie auch zum Erkennen der eigenen Beziehungsmuster im Team und gegenüber Patient und Familie,
- flexibles Eingehen auf die unterschiedlichen Arbeitsbereiche und Aufgabenbereiche, auch im Hinblick auf die zur Verfügung stehende Zeit.

Die Transparenz der Wertigkeit einzelner Spezialisten im Team ist ein wesentlicher Faktor, der es ermöglicht, medizinische und psychologische Arbeit im medizinischen Setting in Balance zu halten. Dabei müssen auch hierarchische Strukturen, Verantwortungsbereiche und Kompetenzen klar definiert sein. Bei unterschiedlichen Einstellungen im Team sollte eine Konsensbereitschaft vorliegen.

Eine weitere wichtige und auch vorrangige Aufgabe des Psychotherapeuten im Team wird die sein, den anderen Kollegen und auch dem Betreuerteam zu helfen, ihren Umgang mit dem Patienten und seiner Familie transparenter und effektiver zu gestalten. Diese Aufgaben sind nur zu lösen, wenn der Psychologe und/oder die psychosozialen Mitarbeiter in das Team integriert sind, d. h. auf der Therapiestation direkt mitarbeiten.

Sicherlich ist die Effizienz einer guten Teamarbeit allein in dieser Arbeit mit diesen Familien ungenügend. Die Offenheit, die Erfahrung, die menschliche Reife, die notwendig sind, um sehen und hören zu lernen, was unsere Patienten und deren Familien belastet, wenn sie mit einer lebensbedrohenden Erkrankung konfrontiert sind, wird immer ein Stück eigener Weg sein müssen. Wie Familien dankbar sind, wenn sie auf ihrem persönlichen Weg eine Begleitung und verständnisvolle Betreuung finden, so können wir dankbar sein, wenn wir von unseren Mitarbeitern die notwendige Offenheit und auch Konfliktbereitschaft erwarten können. Im Hinblick auf eine effektive und funktionierende Arbeit im Team ist es auch wichtig, daß das eigene professionelle Verständnis für die eigene Kommunikationsdynamik bewußter wahrgenommen wird.

*Dies kann erreicht werden*
a) durch ein Verständnis der eigenen Kommunikationsart auf dem Hintergrund unserer eigenen Erfahrungen in unseren Familien,
b) durch ein sehr klares Bild von unserer Rolle als Spezialisten, sowohl im Hinblick auf unsere Verantwortlichkeit, aber auch im Hinblick auf unsere Grenzen.

Wenn wir fähig sind, diese Krisen und Konflikte als Lernprozeß zu akzeptieren, dann sind wir vermutlich auf dem Weg zu einer, für die zu betreuenden Familien und das Team gleichermaßen befriedigenden Zusammenarbeit.

### 2.2 Grenzen und Probleme der psychosomatischen Kooperation

Die psychosoziale Versorgung wird als eine „integrative Strategie im Rahmen der medizinischen Grundbehandlung" charakterisiert. Damit unterscheidet sie sich wesentlich von einem konsiliar beigezogenen „psychosozialen Spezialisten", aber auch von einem rein psychotherapeutischen oder psychosomatischen Ansatz, wie er sich z. B. auf einer psychotherapeutischen oder psychosomatischen Abteilung entwickeln kann. Dies bedeutet für die Praxis, daß weder die Organisationsform und die Behandlungsstrategien einer Psychotherapeutischen Abteilung, noch die einer onkologischen, medizinisch orientierten Abteilung für eine funktionierende integrative Zusammenarbeit geeignet sind. Es müssen neue Modelle entwickelt werden. In vielen Modellversuchen wurden Erfahrungen gesammelt. Vom Modell bis zur Umsetzung in den klinischen Alltag liegt ein langer, sowohl für medizinische wie auch psychosoziale Mitarbeiter sehr verunsichernder Weg. In der Regel gelingt oft nur, wenn einerseits klare Konzepte und einvernehmliche Entscheidungen, andererseits bei allen Mitarbeitern die Bereitschaft zur Reflexion dieser Entwicklung vorhanden sind.

Was noch einmal deutlich hervorgehoben werden soll ist, daß es hier nicht primär um eine Therapie im engeren Sinne, sondern um eine menschliche Begleitung, um ein persönliches Engagement geht, krebskranken Kindern, Jugendlichen und deren Familien in einer sehr belastenden Grenzsituation Hilfe anzubieten.

Wir können den Eltern nicht die Entscheidung abnehmen, welcher Weg für sie eine Unterstützung in dieser Krisensituation darstellt – wir können ihnen auch nicht die Belastungen und die Trauer um ihre Kinder abnehmen. Aber wir können es auch uns nicht ersparen, als Mensch zu handeln, auch wenn wir nicht mehr vermögen zu heilen oder Belastungen zu lindern.

# Die Situation des Pflegepersonals

*Agnes Glaser-Hekman*

Die Diagnose Krebs löst bei allen Betreuern, Pflegepersonen mit einbegriffen, meistens viele verschiedene Emotionen aus; die Palette reicht von Betroffenheit und Unsicherheit bis zu Angst und Sprachlosigkeit. Viele Fragen tauchen auf: Was kann ich aus pflegerischer Sicht tun, um den Patienten zu unterstützen? Kann ich überhaupt helfen? Worüber darf ich reden, worüber nicht, und wer bestimmt das? Wo sind meine Grenzen und wo die des Patienten, oder gibt es in dieser Situation keine Grenzen mehr? Ist es den Patienten zumutbar, über ihren Zustand Bescheid zu wissen, oder sagen wir: „Es wird schon wieder!"

## Aufklärung – aber wie und mit wem?

Wenn aufgeklärt werden soll, wer macht das? Wer „traut" sich das (zu)? Wer soll aufgeklärt werden? Wie weiß ich als Pflegeperson, wie weit der Patient aufgeklärt ist? Trotz aller Unsicherheiten und allem Für und Wider bin ich der Meinung von Elisabeth Kübler-Ross, daß es kein Thema sein soll, *ob* aufgeklärt wird, sondern *wie*!

Jegliche Behandlung ist nur mit einem aufgeklärten, motivierten Patienten möglich; Aufklärung ist die Basis aller weiteren Aktionen!

Max Frisch hat einmal gesagt:

> „Man sollte dem anderen die Wahrheit wie einen Mantel hinhalten, daß er hineinschlüpfen kann, und sie ihm nicht wie einen nassen Lappen um die Ohren schlagen."

Die Frage, wer aufklärt, ist gesetzlich geregelt: der behandelnde Arzt. Ich bezweifle aber, daß das immer richtig ist. Ich glaube vielmehr, daß es sinnvoll wäre, wenn das die wichtigste Bezugsperson des Patienten übernehmen würde, egal ob Arzt oder Pflegeperson.

Der „Aufklärer" soll sich darüber im klaren sein, daß Aufklärung *nie* nur *ein* Gespräch ist, sondern der Anfang einer *Gesprächsreihe*, sozusagen eine Wegstrecke, die gemeinsam zurückgelegt wird. Wenn es aber heißt, hierfür sei keine Zeit, dann kann ich nur sagen: Überdenken wir die Pflegeprioritäten!

### Wer soll bei Aufklärungsgesprächen anwesend sein?

Um Unklarheiten zu vermeiden, sollten der Arzt, der Patient, Angehörige und eine Pflegeperson bei einem solchen Gespräch anwesend sein. Dadurch ist die Pflegeperson in der Lage, den Gesprächsverlauf wortgetreu zu dokumentieren, sodaß jeder der Betreuer weiß, wo der Patient im Aufklärungsprozeß steht.

Die Teilnahme an solchen Gesprächen ist nicht immer leicht. Ich muß mich mit meiner eigenen Sterblichkeit auseinandersetzen, um adäquat begleiten zu können. Das ist auch für Pflegende ein Entwicklungsprozeß.

### Was spricht dagegen, nur die Angehörigen zu informieren?

Aufklärung nur beim Patienten oder nur bei Angehörigen zu machen oder gar zu delegieren ist meines Erachtens eine „Todsünde". Sehr oft ist es dann so, daß gegenseitiges „Schonen" im Mittelpunkt steht, und das macht sprachlos. Diese Situation ist für uns Pflegepersonen kaum zu ertragen. Sie erschwert die Kommunikation oder verhindert sie komplett.

*Wird nicht oder nur teilweise aufgeklärt, zerbricht früher oder später das Vertrauensverhältnis zwischen Arzt, Patient, Angehörigen und Pflegeperson.*

Die Pflegeperson, die zumeist Bezugsperson des Patienten ist, müßte imstande sein, gegebenenfalls Aufklärungsdefizite aufzuzeigen und mit dem jeweiligen Arzt zu besprechen. Dazu sind wir aber oft nicht fähig, und das aus den verschiedensten Gründen.

### Kommunikation der Betreuer

Im Bereich der Kommunikation gibt es für alle Betreuer (Arzt, Pflegeperson und Angehörige) noch sehr viele Versäumnisse. *Die Begleitung der Begleiter ist ein „Muß" in der Betreuung schwerstkranker Menschen.* Einige

Möglichkeiten sind: Arbeitsbesprechungen[1], Pflegevisiten[2], Supervision[3] in der Gruppe oder einzeln.

Arbeitsbesprechungen werden in der Regel überall in verschiedenen Intervallen durchgeführt, die Pflegevisiten schon weniger, und die Supervision wird nur teilweise in Anspruch genommen.

Warum die Supervision gemieden wird, hat mehrere Ursachen. Angst und Nichtwissen, worum es geht, stehen im Vordergrund. Dazu kommt, daß ich mich vielleicht irgendwann „entblößen" muß, und das macht sowohl dem Arzt als auch der Pflegeperson gleichermaßen Probleme, denn wir sind immer „stark". Aber Supervision ist ein sehr nützliches Instrument, uns den Umgang miteinander und mit uns selbst bewußter und verständlicher, somit auch leichter zu machen.

### Aufklärung und Pflege

Obwohl uns das sogenannte Aufklären verboten ist, glaube ich, daß wir sehr viel „Aufklärungsarbeit" aus pflegerischer Sicht leisten können.

„Das Befinden" eines Patienten und die dazugehörenden Er- oder Aufklärungen sagen mehr über die Lebensqualität aus als irgendeine Diagnose.

Noch dazu sind wir Pflegepersonen am besten in der Lage, eine aus Patientensicht gute Lebensqualität optimal zu beeinflussen. Die Kommunikation zwischen Kranken und Pflegeperson sollte mehr im Mittelpunkt stehen.

### Der Einfluß der Phasen der Krankheitsbewältigung auf Betroffene und Betreuer

Nach der ersten Aufklärung fängt für alle Beteiligten die harte Arbeit an. Der Patient durchläuft verschiedene emotionale Phasen des Verarbeitens, die für ihn und auch für die Betreuer sehr schwierig sein können. Diese

---

[1] Diese Besprechungen finden auf den jeweiligen Stationen statt. Sie werden meistens von der Stationsschwester geleitet und dienen der Optimierung der Organisation.

[2] Diese finden auch auf der Station statt. Teilnehmer sind alle Teammitglieder und die/der Pflegedirektor/in. Hier werden einzelne Patienten ausgewählt, bei denen es besondere Pflegeprobleme gibt. Die Probleme werden von allen Seiten beleuchtet und eventuell neu formuliert. Dies dient der Hebung der Pflegequalität.

[3] Mit Hilfe eines geschulten Supervisors werden Probleme besprochen. Diese können das Team, einzelne Mitarbeiter oder Patienten betreffen. Beispiele: Ein Patient lehnt jede Behandlung ab, oder eine Kollegin beschimpft mich ständig. Wie gehe ich damit um? Lösungen wird es nicht immer sofort geben, aber der Weg dorthin wird deutlich.

Verarbeitungsphasen werden in einer bestimmten Reihenfolge beschrieben. Wobei gesagt werden muß, daß für mich die Grenzen der Phasen nicht immer klar sind und die Reihenfolge auch nicht immer gleich ist.

Jeder einzelne Mensch ist einzigartig, und so ist es auch sein Weg, mit bestimmten Dingen fertigzuwerden.

*Phase 1: Nicht-wahrhaben-Wollen und Isolierung*

Ein zu schnelles, nicht vorbereitetes Aufklären kann „das Durchleben" dieser Phase ungünstig beeinflussen. Um die Bedrohung, so wird der Tod vorerst verstanden, nicht immer frontal vor sich zu haben, flüchten die Menschen in dieses Leugnen. Durch das ständige Angebot der Gesprächsbereitschaft signalisiert die Pflegeperson dem Patienten, auch in dieser schwierigen Situation für ihn da zu sein. Aufdrängen oder Vermeiden einer Begegnung mit dem Patienten wäre falsch.

Manchmal aber ist dieses Leugnen für den Patienten der einzig machbare Weg, mit der ganzen Situation vorerst umgehen zu können.

*Phase 2: Verdrängen*

Ich stürze mich z. B. in meine Arbeit. Ich denke nicht daran. Ich bin nicht krank, wenn ich das nicht will.

*Phase 3: Zorn*

Der Patient ist zornig und empört über seine Erkrankung und handelt auch dementsprechend. Überall gibt es einen Anlaß, zornig zu werden. Hader mit Gott und der Welt. Hier die Möglichkeit zu haben, so zu sein, wie ich bin und vor allem meinen Zorn auszuleben, kann sehr befreiend sein.

*Phase 4: Verhandeln*

Patienten versuchen durch Verhandeln, ihre verbleibende Lebenszeit zu verlängern. Diese Wünsche sind durchaus ernst zu nehmen, hier geht es um die *positive Motivation* und nicht um falsche Hoffnungen.

*Phase 5: Depression*

Auch hier gibt es mehrere Formen, die von vielen Faktoren beeinflußt werden können. In dieser Situation betrifft es eher den *reaktiven Teil*, also den Verlust eines Organes oder einer liebgewonnenen Tätigkeit, die ich nicht mehr ausüben kann.

Eine Depression muß ausgelebt werden können *und verlangt von der Umwelt des Patienten viel Verständnis.*

*Phase 6: Zustimmung*

Nachdem alle Phasen bewältigt worden sind, Gefühle gezeigt werden konnten und Verständnis gefunden wurde, findet der Patient meistens innere Ruhe. Er zieht seine Konsequenzen. Es werden die verbleibenden Möglichkeiten und Alternativen abgewogen, und je nach Schwere der Erkrankung wird gehandelt. Entweder werden Taten gesetzt, oder der Patient zieht sich immer mehr zurück. In diesem Stadium braucht die Familie des Patienten vermehrt unsere Unterstützung.

## Die Erkrankung, die Aggression und die Pflegeperson

Bei der emotionalen Verarbeitung einer Krankheit können extreme Aggressionen freigesetzt werden. Wichtig ist es, diese Aggressionen nicht persönlich zu nehmen. Das ist oft nicht leicht.

Wenn nämlich Aggression immer auf sich selber bezogen wird, kann ich diesem Druck irgendwann nicht mehr standhalten. Ich werde überfordert, rutsche in das „*Burn-out*"[4] und kann nicht mehr begleiten. *Ich bin am Ende meiner Kraft ...*

Betreuer reden in der Regel nicht gerne über eigene Gefühle im Zusammenhang mit einer Krebserkrankung. Hier dürfte wohl wieder die Angst einer Bloßstellung im Vordergrund stehen. Sollte doch Gesprächsbereitschaft vorhanden sein, so fehlt oft ein ruhiges Plätzchen, wohin ich mich zurückziehen kann. Ein Gespräch, ob mit Patient oder Betreuer unter sich, wird zumeist nicht als „Arbeit" angesehen, weil keine offensichtliche Leistung erkennbar ist.

## Warum flüchten?

Wenn wir die Konfrontation mit der eigenen Sterblichkeit nicht aushalten und nicht darüber reden wollen oder können, flüchten wir Betreuer ins

---

[4] Die Pflegeperson befindet sich im Zustand völliger Erschöpfung. Seelisches und körperliches „Ausgebrannt-Sein". Körperliche Schonung und seelischer Beistand sind notwendig. Dieses Phänomen gibt es in allen Berufen.

„Beschäftigtsein". Der Zeitaufwand eines Gespräches ist obendrein größer als zu sagen: „Es wird schon wieder". Im Hintergrund steht noch das Gespenst des Versagens. Da haben wir Pflegepersonen uns offensichtlich der Meinung der Ärzte angeschlossen. Es ist leider noch immer so, daß Linderung, wo keine Heilung möglich ist, noch nicht überall als Teil unserer Aufgabe angesehen wird. *Hier ist noch sehr viel zu tun!*

### Belastung der körperlichen Therapie minimieren

Was die Therapie angeht, so ist es von größter Wichtigkeit, daß alle Beteiligten (auch die Angehörigen) genau Bescheid wissen; was sie kann, nicht kann und welche Nebenwirkungen auftreten können. Also positive und negative Aspekte. Die Pflegeplanung soll auf diesen Gespräche basieren. Wichtig sind auch die „Umfeldbedingungen", unter denen eine Therapie stattfindet; die fachgerechte *Chemotherapie*-Zubereitung in einer sogenannten „Werkbank"[5] in der Apotheke und nicht im Dienstzimmer der Abteilung; Strahlenschutz bei *Bestrahlungsbehandlungen* für den Patienten selber, die Mitpatienten und die Betreuer.

### Ausbildung zur Betreuung krebskranker Menschen

Das Fachwissen um den Krebskranken beziehen die meisten Plegepersonen und Ärzte aus der Erfahrung, diese muß aber zuerst gemacht werden, und da geht wertvolle Zeit verloren. Eine fundierte Sonderausbildung für Pflegepersonen, nicht nur in der Onkologie, sondern auch in der Palliativpflege, sollte angeboten werden. Letztere gibt es in verschiedenen Ländern Europas, in Österreich noch nicht. Onkologie in der Medizin ist kein Fremdwort mehr, Palliativmedizin dagegen schon, und sie ist auch kein Bestandteil des Medizinstudiums! Die Ausbildung in der seelischen Betreuung krebskranker Menschen wird in beiden Berufssparten noch immer vernachlässigt!

### Umdenken in der Pflege und in der Medizin

Auf dem Gebiet der Betreuung krebskranker Menschen gibt es noch sehr viel zu tun. Zwar ist der Stellenwert der Pflege krebskranker Menschen

---

[5] Glaskasten mit Absaugung, in dem Handschuhe hängen (fix montiert). Die Materialien, die gebraucht werden, werden hineingestellt, und während die Dämpfe abgesaugt werden, kann die Chemotherapie vorbereitet werden.

sehr groß, trotzdem wird noch viel zu wenig gemacht! Wir müssen lernen, über unsere Ängste zu reden und Fortbildungen fordern, organisieren und daran teilnehmen. Wir sollten Multiplikatoren dieses Wissens sein. Ich bin der festen Überzeugung, wenn *wir* besser aufgeklärt sind, werden Gesprächsrunden, Supervision, die Qualität der Pflege, die menschliche Begleitung und die ganzheitliche Betreuung zugunsten des krebskranken Menschen an der Tagesordnung sein.

Auch in der Medizin muß ein Umdenken stattfinden! Ein Gespräch bringt oft mehr als ein alles unterdrückendes Beruhigungsmittel. Zumindest soll es den gleichen Stellenwert wie eine körperliche Behandlung haben.

Für Pflegepersonal und Ärzte gilt: in Zusammenarbeit mit dem Patienten die Wertigkeiten zu überdenken, zu hinterfragen und schlußendlich neu festzulegen. Die Prioritäten stimmen derzeit einfach nicht! Wenn das alle begriffen haben, dann steht *der Mensch*, mit oder ohne Krebs, im Mittelpunkt unserer Bemühungen.

# „Als ob meine Seele weggeflogen wäre"
## Eine Patientin erinnert sich an die Phasen ihrer Krankheit

*Anonym*

### Sprachlosigkeit

Lange Zeit konnte ich kaum über meine Krankheit reden. Wenn ich mich jetzt an meine fünf Jahre zurückliegende Krebserkrankung erinnere, dann fällt mir dazu ein, daß ich nie über meine Träume gesprochen habe. Mein Traumerleben und auch mein Körpererleben habe ich als krank empfunden. Ich hatte Sterbeträume.

### Mit jemanden sprechen können

Wichtig war für mich der Moment, an dem ich mich zum ersten Mal über meine Krankheit und meine Träume mit jemand austauschen konnte. Meine Diagnose bekam ich am 24. Oktober gestellt. Vier Tage danach war die Operation. Fünf Tage nach der Operation hatte ich meinen ersten positiven Traum: Ich träumte, daß ich überleben werde. Ich hatte die Gewißheit: Jetzt gleich sterb' ich nicht. Bis dahin war ich voller destruktiver Empfindungen und Erlebnisse.

Zuerst nur der Schock

Dann die Angst.

### Die Operation

Die Operationsvorbereitung habe ich in sehr gespalter Erinnerung: Ich bekam damals echte Hilfe. Der leitende Arzt der psychosomatischen Abteilung unterstützte mich nach Kräften. Trotzdem: Ständig kam ich in andere Räume! Kein Innehalten. Ständige Verwirrung und Verunsicherung! Und dann die Sprache der „Aufklärung" für die Operation: „... die Jungs da holen wir raus", sagte der Chirurg. „Die Jungs"!

Jetzt denke ich darüber nach, wie man Patienten diese Situation erleichtern könnte. Gleich nach der Operation und auch später war ich körperlich so „am Rande", daß ich nichts als Todesnähe erlebte. Für mich war damals das Personensystem aus Verwandten und Freunden besonders wichtig, das mich beschützt hat. Mir war so, als ob meine Seele weggeflogen und dann erst später wieder zurückgekommen wäre. Dabei hatte ich es ja gut: Ich war nur neun Tage auf der Station.

### Wieder zu Hause

In seinem Buch „Kindheit und Gesellschaft" beschreibt Milton Erickson das Heilritual eines Schamanen, der die Krankheit seiner Patienten nachgeahmt hat. Ich erinnere mich an Stunden, in denen sich mein Mann neben mich legte und ich das Gefühl hatte, er nimmt mir ein wenig von meiner Last ab. Ich durfte mich fallen lassen. So sein, wie ich war. Im Spital empfand ich immer die Atmosphäre: Du mußt lieb und dankbar sein, sonst geht's dir schlecht. Vor allem Angst darfst du keine haben! Schon gar nicht Todesangst! Wenn du Angst hast, dann laufen wir davon. Oder weichen in heftige Betriebsamkeit oder „Übertherapie" aus. Und verzweifelt darfst du schon gar nicht sein. Das hält niemand aus. So, als würden sie glauben, daß nur der seinen Krebs „besiegt", der ihn mit dem nötigen Kampfgeist bekriegt. So, als ob man unbedingt siegen müsse. Dieser permanente Druck, heroisch sein zu müssen. Immer bekam ich die modernen Heldinnen und Helden vor Augen gehalten: Die „Sieger über ihren Krebs". In diese Riege sollte ich mich einreihen.

### Die Strahlentherapie

Vier Wochen nach der Operation begann die Bestrahlungsvorbereitung. Auch hier wieder die Kampfsprache: Es werden Worte benutzt wie z. B. „Strahlenbunker" und „Kobaltkanone", die eher an Krieg erinnern als an Heilung. Ganz besonders schwierig war für mich das Rundherum: das Zusammensein mit den Phantasien anderer Patienten im Warteraum. Eine 35jährige Ärztin, die mir erklären soll, daß die Eierstöcke kaputtgehen werden. Der Behandlungszettel, den man unterschreiben muß.

### Wie ich mir eine hilfreiche Situation vorstelle

Zum Beispiel Aufklärung und Beratung in Kleingruppen zu vier bis fünf Patienten mit einem Betreuer. Zumindest eine Dreiviertelstunde Zeit, um sich zu beraten. Beratungsgruppen in 14tägigem Abstand. Beratungsgruppen für Chemotherapie und Bestrahlung. Es sollte auch Raum für Themen über das Was und Wie sein, ausführliche Ernährungs- und Kochberatung zum Beispiel. Kein „Aufklärungsvideo", das die Sprachlosigkeit noch mehr zementiert. Oder wenn, dann mit nachfolgender Austauschmöglichkeit. Soviel hätte ich schon gerne vorher gewußt. Noch immer scheint es mir, als wären Patienten, die nicht zu viel fragen und wissen wollen, diejenigen, die das Krankenhauspersonal sich im Grunde wünscht.

### Krankenhausarchitektur

Warum ist die Strahlentherapie immer im Keller der Kliniken untergebracht?
Wie kommen MTAs und RTAs dazu, unter derart schlechten Bedingungen zu arbeiten?
Wie ließe sich über Raumgestaltung in bezug auf Gefühle von Unheimlichkeit, räumlicher Enge und Isoliertheit gegensteuern?

*Krankenhäuser sind „Wartehäuser"*

Immer diese ständigen Warteerlebnisse. Warten auf Befunde, Operations- und Behandlungstermine.

### Subjektive Körpergefühle

Immer wieder diese Unsicherheiten: wenig wirklich verbindliche Zusagen der Ärzte. Ängste, diese Unsicherheitsgefühle auszusprechen. Ängste, keine Kritik an den Behandlern üben zu dürfen. Regressive Ängste, wenn ich nicht „brav" bin, eventuell mit einem negativen Krankheitsverlauf „bestraft" zu werden. Unsicherheit, ob meine negativen Körpergefühle Ausdruck von Krankheitsverschlechterung oder Nebenwirkungen der Behandlung sind oder damit zusammenhängen könnten, daß die Spezialisten die Nebenwirkungen ihrer Therapie nicht mehr „im Griff" haben. Sind meine Durchfälle Reaktion auf die Strahlentherapie oder Ausdruck meiner diffusen Ängste?

## Was mir geholfen hat

In Gesprächen zu hören, daß meine Gefühle und Gedanken für andere verstehbar, nachvollziehbar und etwas „Normales" sind. Begleitung durch das Chaos meiner Gefühle gehabt zu haben.

Techniken, die ich vermittelt bekommen habe, wie die der „inneren Distanzierung". Zum Beispiel: Stell dir vor, du bist auf einem Berg, blickst von einem Hochstand, schaust aus der Perspektive vergangener Zeit auf deine jetzige Situation.

Oder die Möglichkeit „Orte der Ruhe und Kraft" aufzusuchen: Geh' in deiner tatsächlichen oder imaginären Erinnerung an einen Ort, wo du dich besonders energievoll, geborgen, stark, geliebt und wohlgefühlt hast. Ein von mir gemaltes Landschaftsbild hat mich durch meine Therapie begleitet. Ebenso wie mir die Empfehlung geholfen hat, einen Brief „An meinen Darm ..." zu schreiben. Es ist ein Dankesbrief an ihn geworden, daß er so gut funktioniert, trotz der Belastung und Krise.

Auch „Texte der Kraft" wie zum Beispiel Lieder, Gedichte, Melodien und Musikstücke haben sich als wahrer Segen erwiesen. Ebenso wie „magische Zeichen der Kraft": Bilder, Texte und Symbole haben mir geholfen, ähnlich wie die „Begleittiere" der Märchenhelden, die dazu da sind, schwierige Wegstrecken zu begleiten.

Problematisch war für mich die Bewältigung meiner Operation. Der „tödliche Teil" wurde aus mir herausgeschnitten. So hab' ich das erlebt. Oliver Sacks beschreibt in seinem Buch „Der Mann, der seine Frau mit seinem Hut verwechselte", wie man zurechtkommt mit seinem Körpergefühl, wenn man spürt, daß einem etwas fehlt. Bei mir war es nicht „ein Stück Bein, das mir fehlte". Bei mir war es „ein Stück Darm". Wie eine Verletzung all dessen, was ich für mein folgendes Leben geplant hatte. Als wäre in mir etwas tot, fehlend, gefühllos geworden – zu mir selbst und in Beziehung zu anderen Menschen. Geholfen hat mir dabei, den Blick nicht auf die Krankheit zu richten und auch das „Warum ich?" und auf die zermürbende Frage, ob ich denn etwas in meinem Leben falsch gemacht habe. Wichtig und hilfreich erlebte ich den Blick auf das Leben, auf die Zukunft, auf mich, nicht nur als Kranke, sondern als eine gesunde Frau, die auch eine Krankheit hat.

Wenn ich das Wichtigste zusammenzufassen versuche, dann möchte ich gerne einige „Schlagworte" zu meiner Erfahrung mit „meinem" Krebs und für das, was mir in meiner Krankheitsbewältigung geholfen hat, weitergeben:

1. Sprache finden für mein Körpererleben.
2. Sprache finden für mein Traumerleben.

3. Die Behandler als mündige Partner betrachten.
   Die Angst vor dem System Krankenhaus nach und nach verlieren.
4. Die Ahnung vom Sterben erleben.
   Aus dem Leben gehen und wieder zurückkommen.
5. Die Gnade der Müdigkeit erleben; die Angst vor dem Sterben verlieren.
6. Der Wunsch, das Leben wirklich zu leben.
   Die Freude über jede gelebte Stunde.
   Die Kostbarkeit des Augenblicks.
   Das Glück des „Danach": Ich hab's überlebt!
   Die Erfahrung des eigenen Aktiv-Seins. Stolz wie ein Kind sein zu dürfen über das Geschaffte.
7. Die Interaktion mit der medizinischen Umwelt.
   Die Angst vor Messer, Strahlen und Gift verlieren.
   Meine Rolle im Gesundheitssystem finden.
8. Die Menschen um mich bekommen klare Zuschreibungen und Anweisungen: Es gibt für mich nahe Menschen und ferne Menschen. Mit den mir nahen Menschen hab' ich mir ein Stützsystem von acht Menschen geschaffen, die ich in meine Nähe ließ. Keiner durfte mich länger als 24 Stunden betreuen. Jeder mußte mit den anderen über das reden, was er mit mir erlebt hat.
9. Ferne Menschen mußte ich zu meinem Schutz manchmal auf Distanz halten: Ich unterschied Besserwisser und Rat„schlag"geber („Du mußt zu dem und dem Heiler nach Amsterdam fahren!"), Erklärer und Schuldzuweiser („Du bist die typische Krebspersönlichkeit!"), die, die mit „gutgemeinten Hilfen" ihre eigene Angst „bewältigen", die „Einfühlsamen": 60 bis 70% redeten sofort vom Tod!

# Psychoneuroimmunologie und Psychoonkologie

*Ulrich Kropiunigg*

## Was haben Psychoneuroimmunologie und Psychoonkologie gemeinsam?

Psychosomatische Fragestellungen begleiten die Medizin durch die Jahrtausende. Psychoneuroimmunologie ist lediglich der historisch jüngste Versuch, sich dieses uralten Themas anzunehmen – nunmehr mit den Mitteln der modernen Labortechnik. Die Psychoneuroimmunologie ist ein relativ junger Forschungszweig, der sich – im Gegensatz zur Psychoonkologie – nicht ausschließlich mit einer bestimmten Erkrankung befaßt sondern die allgmeinen Grundlagen des Zusammenwirkens zwischen Psyche und Immunsystem untersucht. Wenn wir die Aussagekraft der Forschungsergebnisse einmal vernachlässigen, dann liegen in allen relevanten Bereichen Belege für Zusammenhänge zwischen seelischen Vorgängen und immunologischen Prozessen vor. Es gibt Nervenverbindungen zu allen Lymphorganen, es gibt nachgewiesene Reaktionen des Zentralnervensystems auf das Immunsystem und umgekehrt, und es gibt Korrelationen zwischen psychosozialen Situationen, wie Streß, Trauer, Ehrgeiz, Einsamkeit, Angst etc. und dem Immunsystem, zwischen Entspannung, Therapie, sozialer Unterstützung und Infektionen (Ader, 1981; Kropiunigg, 1990).

Eine der wichtigsten Fähigkeiten des Immunsystems, zwischen körpereigenen und körperfremden Stoffen – zwischen Selbst und Nichtselbst – unterscheiden zu können und damit die Abwehr fremder Organismen erfolgreich zu erfüllen, spielt auch bei der Krebserkrankung eine Rolle. Die „entarteten" Krebszellen unterscheiden sich so sehr von gesunden, daß sie vom Immunsystem als „fremd" erkannt werden (Souberbielle und Dalgleish, 1994). Wie die Abwehr der Bakterien und Viren ist auch die

Vernichtung von Krebszellen nicht so perfekt, daß wir komplett geschützt wären. Das gilt auch für andere Funktionen des Immunsystems, wie etwa die Funktion der Natural-Killer-Zellen.

Lange Zeit wurde das Immunsystem als autonom betrachtet. Es bestand die feste Überzeugung, daß es seinen Aufgaben in völliger Unabhängigkeit von anderen Körpersystemen nachkomme. Bis zu einem gewissen Grade trifft das natürlich zu. Allmählich setzten sich Erkenntnisse durch, daß mentale Kräfte durchaus in der Lage sind, körpereigene Prozesse, darunter auch Krankheitsprozesse, zu beeinflussen. Das Gehirn und das Immunsystem arbeiten sehr eng zusammen. Emotionaler Streß kann daher über neuronale und hormonelle Signale die Abwehrkräfte und damit auch das Krebsgeschehen beeinflussen. Wenn dabei aus fehlgeleiteter Hoffnung heraus manchmal über das Ziel geschossen wurde und übertriebene psychologische Therapievorstellungen entwickelt wurden, hat das sicher mit den tragischen Aspekten dieser Erkrankungen zu tun.

## Interessante Phänomene

Anekdoten über psychosomatische Zusammenhänge sind Legion. Overmier (1988) berichtet von alljährlichen Schwimmwettbewerben im Eismeer. 100 m sind zurückzulegen, und trotz Eiseskälte erkrankt meist niemand der Wettkämpfer. Aber bei vergleichbaren äußeren Bedingungen mit dem Kajak zu kentern und 100 Meter ans Ufer schwimmen zu müssen, kann durchaus zu leichten Magenblutungen führen. Es scheint im einen Fall Freiwilligkeit, im anderen Angst eine Rolle zu spielen. *Wie* die Situation bewertet wird, ist entscheidend für die gesundheitlichen Folgen.

Vorgänge, die sich im Psychischen ereignen, sind unmittelbar mit somatischen und immunologischen Vorgängen verbunden. Viktor von Weizsäcker (1941) berichtet von einer Patientin, die sich während der Psychotherapie heftig gegen das Bewußtwerden bestimmter Zwangsgedanken wehrte. Am beinahe unerträglichen Höhepunkt dieses Zwiespalts erkrankt sie infektiös, hat einen kurzen Rückfall in die Neurose, kann dann aber bald von den sie bedrückenden Vorstellungen berichten. Wie sich dabei herausstellte, handelte es sich um unbewußte Mordimpulse gegen ihren Mann. Die Überwindung der psychischen Verdrängung ist ein derart starker und durch die Psychotherapie akut ausgelöster Stressor, daß er zu Beeinträchtigungen des seelischen und körperlichen Gleichgewichtes mit offensichtlichen Folgen für das Immunsystem führt. Obwohl die Analogie hier extrem verführerisch ist – wenn die psychische Abwehr zusammenbricht, geschieht gleiches mit der körperlichen – sind solche

Schlußfolgerungen wissenschaftlich noch nicht zu prüfen, haben aber in der psychotherapeutischen Arbeit manchmal einen hohen therapeutischen Wert, wenn sie zur Reflexion des eigenen Verhaltens und damit zu möglichen Verhaltensänderungen anregen.

## Unsichtbare Kräfte

Paracelsus hat auf seiner Suche nach Erklärungen für körperliche Krankheiten mit unbekannten Ursachen die aus heutiger Sicht zentrale Frage der Psychosomatik – und damit auch der Psychoneuroimmunologie und der Psychoonkologie – gestellt: Wie finden geistige Phänomene ihren Weg bis in einzelne Körperregionen hinein?

„Der Mensch ist der Imagination unterworfen, und die Imagination – wiewohl unsichtig, ungreiflich –, so wirkt sie doch ‚corporaliter' auf eine Substanz und durch die Substanz, als sei sie die Substanz" (zit. nach Schipperges, 1985, S. 147).

Solche „unsichtbaren Kräfte", die auf den Körper einwirken, Reaktionen auslösen und dadurch Gestalt annehmen, haben auch Paracelsus' Zeitgenossen Agrippa von Nettesheim beschäftigt. Wenn jemand die Wirkung eines Brechmittels erfahren habe, so erbreche er später schon beim bloßen Anblick desselben – ist eine seiner zahlreichen Beobachtungen.

Heute werden seelisch-körperliche Vorgänge nüchterner formuliert: Man geht in der Psychoimmunologie davon aus, daß

„vom Nervensystem wahrgenommene kognitive Stimuli in hormonelle Information umgesetzt werden, die dann von entsprechenden Rezeptoren auf immunkompetenten Zellen erkannt werden und zu Veränderungen immunologischer Funktionen führen" (Schedlowski, 1994, S. 168).

Solcher geistiger Kräfte scheinen wir uns übrigens unbewußt bedienen zu können. Das reicht bis in die Viruskontrolle hinein. Einer meditationserfahrenen Frau gelang es (Smith et al., 1985), die Immunreaktion auf das Varicella-Zoster Antigen zu unterdrücken – und zwar genau dann, wenn sie sich dies fest vornahm. Offensichtlich konnte die Frau mentale Kräfte mobilisieren, die sie sich zuvor durch Meditation erworben hatte.

„Unsichtbare Kräfte", wie wir die vom Gehirn vermittelten geistigen und emotionalen Faktoren nennen können, lassen sich auf vielen Ebenen mobilisieren – z. B. auf der Beziehungsebene und auf der Bewertungsebene (Attribution). Patienten mit lebensbedrohlichen Erkrankungen werden durch die Bekanntgabe der Diagnose plötzlich in eine völlig neue Situation versetzt, wodurch sie ihre Lebensumstände neu bewerten müssen.

Einige von ihnen relativieren ihr bisheriges Leben und setzen – häufig zum ersten Mal – ihre Wünsche durch. Diese psychologische Umorientierung bringt eine Zeit größter Unsicherheit und Verletzlichkeit mit sich, in der sie auf psychische Hilfe angewiesen sind. Damit wird auch die Beziehungsebene bedeutsam. Auf ihr werden Kräfte bewegt, die sich in den Gefühlsqualitäten Wut, Trauer und Depression äußern. In einer psychoneuroimmunologischen Studie fanden Levy und Mitarbeiter (1990) heraus, daß die gute Betreuung von Patientinnen mit Brustkrebs ein entscheidender Mitfaktor ist, ob die Natural-Killer-Zell-Aktivität (einer der Faktoren der immunologischen Tumorabwehr) vergleichsweise besser funktioniert. Es sind sowohl die Ehemänner als aber auch die behandelnden Ärzte und Ärztinnen äußerst wichtige Quellen für das Wohlbefinden. Vermutlich wird dadurch – so die Autoren – die Metastasierung schon in der Mikroumgebung der Zellen unterbunden.

Energie kommt natürlich auch aus uns Menschen selber. Wir können als eine Netzwerk aus psychischen Mustern beschrieben werden. Ich darf ein Beispiel anführen, das ich für besonders geeignet ansehe, die Frage psychischer Einflüsse differenziert zu sehen. Wer kennt nicht die stehende Forderung, ein Krebskranker müsse kämpfen oder kämpfen lernen? Es gibt Beispiele, wo dies eindeutig zur Verbesserung der Lebensumstände führte. Aber kann man immer nur mittels Kampf an sein Ziel kommen? Weiß eine Person nicht selber viel besser, welchen Weg sie einschlagen soll. So sind die Untersuchungen von Greer et al. (1990) an Frauen mit Brustkrebs ein gutes Beispiel dafür, wie sich herausstellen kann, daß in manchen Fällen die psychische Verdrängung der Krebserkrankung ebenso zu guten Ergebnissen führt wie eine kämpferische Haltung. Lediglich Resignation und stoische Akzeptanz der Krankheit bergen ein höheres Risiko.

## Formen der Umorientierung

Jede Krankheit hat ihre autonomen Abläufe. Sie unterliegt Gesetzmäßigkeiten, die sich gegenüber anderen Faktoren durchsetzen. Man darf aber trotzdem nicht übersehen, daß jede Krankheit noch einmal anders verlaufen kann, oft entscheidend – vielleicht auch zur Gesundheit hin – moduliert werden kann, wenn sie entsprechend umgewertet wird. Zunächst ist jede Krebserkrankung natürlich ein psychischer Stressor. Fawzy et al. (1994) kommen aufgrund eigener und fremder Studien zu dem Schluß, daß eine möglichst frühe Ermutigung durch die Behandler, der Krankheit sowohl auf der geistigen als auch auf der Verhaltensebene aktiv zu begegnen, zumeist mit einer größeren Entspannung, mit einer besseren Lebensqualität und mit einer höheren Überlebensrate einher geht. Ungünstig scheinen Verhaltensweisen zu sein, die darauf hinauslaufen, die Krankheit zu verleugnen oder fatalistisch zu akzeptieren. Die Diskussion ist noch nicht ganz abgeschlossen, da in der erwähnten Studie von Greer et al. (1990) teilweise Gegenteiliges heraus kam. Bei Patientinnen nach Brustkrebs war die Langzeitprognose sowohl bei den aktiven als auch bei den verleugnenden Frauen besser als bei den hilflos und fatalistisch reagierenden. Verleugnung – so könnte man vermuten – vermindert den psychischen Streß; die Person hört auf, sich ständig angstvoll mit den negativen Aspekten ihres Krebsleidens – auch wenn es stationär ist – zu beschäftigen.

Nicht nur spirituelle Kräfte werden auf ihre Wirkung überprüft. Schlaf und Entspannung wären beispielsweise Verhaltensweisen mit einem positiven Einfluß auf Krankheitsprozesse. Beide gehören zu den effektivsten Regulatoren der Homöostase. In einer kleinen psychoimmunologischen Studie konnten VanderPlate und Kerrick (1985) die Häufigkeit von Herpes genitalis Rezidiven herabsetzen. Die Wirkung einer Entspannungsbehandlung hielt teilweise bis zu einem Jahr an.

Während Entspannung im Hinblick auf das Immunsystem fast immer gut sein dürfte, ist Streß übrigens nicht immer schlecht. Ein Überblick würde hier zu weit führen, aber eine vereinfachte Beschreibung, aus verschiedenen Studien zusammengetragen, sieht vielleicht so aus: ein akut einsetzender Streß vermindert die Leistungen des Immunsystem sofort. Hält der Streß an, dann „erholt" sich das Immunsystem und paßt sich an. In einigen Fällen geht es zu einer Überanpassung über.

Solche scheinbare Regelmäßigkeiten dürfen aber nicht darüber hinwegtäuschen, wie verwirrend das Bild noch immer ist. Nehmen wir nur die Untersuchung von Pennebaker, Kiecolt-Glaser und Glaser (1988) an 25 Studenten, die sich einer Art „Psychotherapie" unterzogen haben. Sie wurden gebeten, sich an vier aufeinanderfolgenden Tagen belastende Erlebnisse von der Seele zu schreiben. Die Ergebnisse zeigten klar, daß bei jenen 12 Studenten, die die Aufgabe ernst nahmen und ausführlicher und offener schrieben, bessere Immunstimulationswerte erreicht wurden als bei ihren gehemmten Kolleginnen und Kollegen und einer Vergleichsgruppe, die im gleichen Zeitraum mit belanglosen Aufgaben befaßt war.

Manche Menschen sind von Haus aus offener und positiv eingestellt. Mit anderen Worten, sie nehmen sich und die Welt nicht so „tragisch". Ihre psychische „hardiness" (Stärke, Immunität) erlaubt ihnen, ihr Leben in einer ausgewogenen Mischung aus Ruhe und Umsichtigkeit einerseits und Spannung und Initiative andererseits zu führen. Dazu gehört auch Humor, der bei stillenden Müttern ein wirksames Verhaltensmuster ist, die Infektionsrate sowohl beim Säugling als auch bei der Mutter zu senken. Ängstliche, überbesorgte Mütter produzieren bei sich und dem Kind vermutlich mehr Streßsituationen (Dillon und Totten, 1989).

## „Ursachen"

In Streßstudien mit Ratten wurden Störungen des Immunsystems bis in das Erwachsenenalter der Tiere hinein beobachtet. Es leuchtet uns daher ein, daß beim Menschen z. B. eine frühe Trennung von den Eltern zu bleibenden Störungen im Immunsystem führen kann. Hier gibt es selbstverständlich nur Tierstudien. Bei Macaquen kommt es laut Laudenslager, Capitano und Reite (1985) zu schwächer ausgeprägten Proliferationen von B- und T-Lymphozyten.

Trennungserlebnisse begleiten uns ein Leben lang. In einer Untersuchung, die übrigens zu den Pionierarbeiten der Psychoneuroimmunologie gehört, wurden Männer vor und nach dem zu erwartenden Tod ihrer meist an Krebs leidenden Frauen immunologisch getestet. Sechs Wochen nachdem ihre Frauen gestorben waren, zeigten sich – im Vergleich zu gleichaltrigen verheirateten Männern – bei den Witwern verminderte Reaktionen auf Lymphozytenstimulation (Bartrop et al., 1977).

Hier liegt natürlich nur ein statistischer Durchschnitt vor, der über die unterschiedlichen Reaktionen dieser Männer nichts aussagt. Trauer ist ein komplexes, kulturell geprägtes Ereignis. Eine Studie von Naor und Mitarbeitern (1983) ist da etwas differenzierter, was die Beachtung der Psyche betrifft. Nach spontanem bzw. indiziertem Schwangerschaftsabbruch lassen sich ganz allgemein unterschiedliche Immunreaktionen beobachten, wenn die psychische Verfassung und das Verhalten der Frauen mitberücksichtigt wurden. Die stärksten „negativen Abweichungen" (man ist sich über die Krankheitsrelevanz der meisten immunologischen Studien allerdings noch nicht ganz sicher) traten nämlich bei Frauen auf, die den Verlust nicht akzeptieren konnten oder wollten, Schuldgefühle entwickelten und depressiv wurden.

Hilflosigkeit, Ohnmacht und Ausgeliefertheit scheinen für das Immunsystem offensichtlich nachteilig zu sein. Bei geschiedenen Ehepartnern ist oft entscheidend, wer wen verlassen hat. Die Viruskontrolle – in einer Studie wurde der Eppstein-Barr Virus geprüft – ist bei Initiatoren der Scheidung grundsätzlich besser als bei den überraschten Scheidungsopfern, wie Kiecolt-Glaser und Mitarbeiter (1987, 1988) herausfanden.

Doch auch hier ist das Bild komplexer als es einfache Versuchsanordnungen zu sehen erlauben. Der Persönlichkeitstyp des aggressiven, feindseligen und konkurrenzhaften Typ-A Verhaltens, der vermutlich selten zu den sozialen Opfern gehören dürfte, ist trotzdem nicht vor immunologischen Beeinträchtigungen gefeit. Er hat zwar keine höhere Rückfallsquote, doch sind Schwere und Dauer von akuten Herpes genitalis Infektionen bei ihm extremer und veranlassen ihn zu häufigeren ärztlichen Konsultationen (Lacroix und Offut, 1988). Vermutlich ist die permanente negative Bewertung der Umwelt ein ausreichend starker mentaler Stressor, der die entsprechenden Streßfolgen, etwa die chronisch erhöhte Anzahl von Streßhormonen im Blut hervorruft.

Wie auch immer eine Person es schafft, ihren ganz persönlichen Lebensstil und das ihr angemessene Gesundheitsverhalten zu finden, wenn sie sich dadurch weniger Streß macht, dabei weniger Angst empfindet und gute soziale Kontakte pflegt, hat das jedenfalls meßbare Auswirkungen auf die Immunreaktion. Im Anschluß an eine Hepatitis-B-Impfung war die Immunreaktion besser bei Personen, die die genannten Bedingungen erfüllten (Glaser et al., 1992). Die Qualität der sozialen Kontakte war auch entscheidend in der bereits erwähnten Studie von Levy und Mitarbeitern (1990). Je besser sich Patientinnen mit Brustkrebs von ihren behandelnden Ärzten und Ärztinnen betreut und je wohler sie sich in ihren Familien fühlten, desto besser waren auch die Meßwerte in der sogenannten Natural-Killer-Zellaktivität.

In einer qualitativen Studie mit Krebspatienten, die „unerwarteter Weise" mehr als 5 Jahre nach der Diagnose noch lebten, wurden als wichtigste „Überlebensfaktoren" Familie und Freunde, gefolgt von Einstellungsänderungen und medizinischer Behandlung genannt (Berland, 1995).

Die Psychoneuroimmunologie hat mittlerweile einen relativ umfangreichen Katalog von Ursache-Wirkungszusammenhängen erstellt: Todesfall, Schlafentzug, Konditionierung, Prüfungsangst, Angst vor Umweltgiften und Atomstrahlung, Einsamkeit, ehrgeiziges Elternhaus, gehemmtes Prestigebedürfnis, das alles hat einen zumindest meßbaren Einfluß auf einzelne Faktoren des Immunsystem. Da die meisten Ergebnisse aus Blutproben stammen, die lediglich im Labor auf Reaktionsfähigkeit und Anzahl einzelner Komponenten untersucht werden, sind die Ergebnisse mit Vorsicht zu betrachten. Es handelt sich lediglich um kleine Mosaiksteine, die aber nichtsdestotrotz dazu beitragen, daß wir sicherer werden, seelische Faktoren nicht von vorneherein zu vernachlässigen. Die Psychoneuroimmunologie ist weit davon entfernt, spezifische Hilfe anzubieten, doch Entspannung, Schlaf, Psychotherapie, geistige Offenheit, Bewegung und gesunde Ernährung dürften wichtige unspezifische Wirkungen in sich bergen.

Die Kluft zwischen den theoretischen Regionen der Psychoneuroimmunologie und den dringendsten Bedürfnissen der Patienten ist derzeit noch sehr breit. In der täglichen Praxis kommen Fälle vor, für die meist nur eine „chemische Antwort" bereitgehalten wird. An ein Gespräch, das möglichen Ursachen nachgeht und damit Korrekturen in der Lebensgestaltung ermöglicht, wird nicht viel Zeit verschenkt. Dabei läßt sich aus der Biografie eines Patienten sehr oft der Schlüssel zu einem bestimmten Fehlverhalten finden. Ein so ein (immunologischer) Fall betrifft eine junge Frau, die schon seit Jahren an Heuschnupfen leidet. Sie verliebt sich in einen jungen Mann, der ihre Liebe aber nicht erwidert. Er will allenfalls Sex. Sie kämpft um ihn, bis sie schließlich resignieren muß. Jetzt – nicht früher, nicht später – erkrankt sie an Neurodermitis. Ein Einzelfall? Wenige Monate später trifft sie einen früheren Verehrer, der noch immer in sie verliebt ist. Er wirbt um sie, sie verweigert sich ihm. Als sie ihren Widerstand aufgibt und ihn als Freund und Liebhaber akzeptiert, erkrankt sie unmittelbar darauf an einer Serie von Infektionen. Zufall?

Einzelfall und Zufall sind derzeit in einer Psychotherapie vielleicht etwas besser aufgehoben. Hier wird ihnen jene Bedeutung beigemessen, die es letztlich erlaubt, „richtiges" von „falschem" Verhalten zu unterscheiden – keine unwesentliche Voraussetzung für eine psychische und physische Homöostase.

Eine junge Frau mit der Diagnose systemischer Lupus erythematodes (eine Autoimmunerkrankung) weiß natürlich von einer Reihe gesundheitlicher Probleme während ihrer Jugend zu berichten. Sie glaubt auch, magersüchtig gewesen zu sein. Dennoch bilden sich die ersten Symptome als ihr Elternhaus zerfällt. Vater, Mutter und Schwester ziehen jeweils in ein anderes europäisches Land, während sie, die sich immer um den Zusammenhalt der Familie bemüht hatte, allein zurückbleibt. Für sie waren sie immer – wie muß sie verdrängt haben! – eine „Traumfamilie" gewesen. Ihr war auch nicht aufgefallen, daß sie in der Pubertät zu der festen Überzeugung gekommen war, Tiere seien bessere Wesen als Menschen. Es mag für ihre seelische Stabilität sogar gut sein, daß sie sich noch immer um die Harmonie in der Familie kümmert – aber in einer solchen Biografie liegt ständig die Gefahr, in eine weit tiefere Krise zu stürzen. Hier liegt sicher ein psychodynamisches Muster vor, das die Harmonie um jeden Preis erkämpfen möchte – selbst um den Preis der Aufrechterhaltung von psychischem Streß, der möglicherweise entscheidend an der Erkrankung oder deren Fixierung beteiligt ist.

In einem anderen Fall tritt deutlich ein Muster von Kampf und Resignation hervor. Eine Kollegin hat seit geraumer Zeit keine allergischen Anfälle mehr. Plötzlich treten sie wieder auf. Eine Nachforschung ergibt, daß sie wegen großer Überlastung durch Routinearbeiten es veranlassen konnte, daß ein neuer Kollege ihren Bereich übernimmt. Sie wollte sich mehr der Wissenschaft widmen können. Leider stellt sich heraus – jedenfalls kommt es ihr so vor –, daß ihr Kollege für die angestrebte Arbeit völlig unbrauchbar ist. Nach einer Woche des bangen Zuwartens entschließt sie sich, die Arbeit wieder selber zu machen. Eigentlich hat sie nun sowohl die Arbeit als auch den Kollegen, den sie betreuen muß, am Hals. Ich führe ihr mit vorsichtiger Ironie vor Augen, daß sie nun ein sehr gutes Fallbeispiel für meine Vorlesungen sei, in denen ich Zusammenhänge zwischen immunologischen Erkrankungen und einem aus unbewußter Dynamik stammenden psychischem Streß referiere. Eine Woche später berichtet sie von einem anfallsfreien Wochenende.

Welche Erklärung läßt das zu? Die Patientin hat um ihren Nachfolger gekämpft, dann aber (aus eigenen Fehlschlüssen heraus) resigniert und war wieder erkrankt. Erst aufgrund meiner Andeutungen war es ihr gelungen, die Arbeit mit entsprechender Entschlossenheit tatsächlich an den Kollegen weiterzugeben, der sich übrigens dann doch als überaus kompetent herausstellte.

Die drei Fallbeispiele demonstrieren, daß wir bei aller Naturwissenschaft immer wieder vor ein Dilemma gestellt werden: Wie behalten wir trotz wichtiger molekularbiologischer Forschung den Menschen im Auge? Indem wir über den Körper hinaus den gesamten Menschen einbeziehen, stoßen wir in Bereiche vor, in denen nur mehr die Gesetze des Dialogs herrschen. Die Erkenntnisse, die wir dabei gewinnen, kommen nur zustande, wenn das betroffene Individuum bereit ist, an den Erkenntnissen selbst mitzuarbeiten. Jeder Weg zur Gesundheit läuft oft entlang der Bewußtwerdung der eigenen biografischen Daten. Das heißt nicht immer Psychotherapie, aber doch immer Gespräch. Die Psychologie kann da nur begleiten, wer sie zuläßt.

## Literatur

Ader R (ed) (1981) Psychoneuroimmunology. Academic Press, New York

Bartrop RW, Lazarus L, Luckhurst E, Kiloh LG, Penny R (1977) Depressed lymphozyte function after bereavement. Lancet i: 834–836

Berland W (1995) Unexpected cancer recovery: why patients believe they survive. Advances 11 (4): 5–19

Dillon KM, Totten MC (1989) Psychological factors, immunocompetence, and health of breast-feeding mothers and their infants. J Genet Psychol 150: 155–162

Fawzy FI, Fawzy NW, Hyun CS (1994) Short-term psychiatric intervention for patients with malignant melanoma: effects on psychosocial state, coping, and the immune system. In: Lewis CE, O'Sullivan C, Barraclough J (eds) The Psychoneuroimmunology of cancer. Oxford University Press, Oxford New York Tokyo

Glaser R, Kiecolt-Glaser JK, Bonneau RH, Malarkey W, Kennedy S, Hughes J (1992) Stress induced modulation of the immune response to recombinant hepatitis B vaccine. Psychosom Med 54: 22–29

Greer S, Morris T, Pettingale KW, Haybittle JL (1990) Psychological response to breast cancer and 15-year outcome. Lancet 335: 49–50

Kiecolt-Glaser JK, Fisher LD, Ogrocki P, Stout JC, Speicher CE, Glaser R (1987) Marital quality, marital disruption, and immune function. Psychosom Med 49: 13–34

Kiecolt-Glaser JK, Kennedy S, Malkoff S, Fisher L, Speicher CE, Glaser R (1988) Marital discord and immunity in males. Psychosom Med 50: 213–229

Kropiunigg U (1990) Psyche und Immunsystem. Springer, Wien

Lacroix JM, Offutt C (1988) Type A and genital herpes. J Psychosom Res 32: 207–212

Laudenslager M, Capitanio JP, Reite M (1985) Possible effects of early separation experiences on subsequent immune function in adult macaque monkeys. Am J Psychiat 142: 862–864

Levy SM, Herberman RB, Whiteside T, Sanzo K, Lee J, Kirkwood J (1990) Perceived social support and tumor estrogen/progesterone receptor status as predictors of natural killer cell activity in breast cancer patients. Psychosom Med 52: 73–85

Naor S, Assael M, Pecht M, Trainin N, Samuel D (1983) Correlation between emotional reaction to loss of an unborn child and lymphocyte response to mitogenic stimulation in women. Isr J Psychiat Relat Sci 20: 231–239

Overmier JB (1988) Psychological determinants of when stressors stress. In: Hellhammer D, Florin I, Weiner HT (Hrsg) Neurobiological approaches to human disease. Huber, Toronto, pp 236–259

Pennebaker JW, Kiecolt-Glaser JK, Glaser R (1988) Disclosure of traumas and immune function: health implications for psychotherapy. J Consult Clin Psychol 56: 239–245

Schedlowski M (1994) Streß, Hormone und zelluläre Immunfunktionen. Spectrum Akademischer Verlag, Heidelberg Berlin

Smith GR, McKenzie JM, Marmer DJ, Steele RW (1985) Psychological modulation of the human in vivo and in vitro immune response to varicella zoster. Arch Intern Med 145: 2110–2112

Souberbielle B, Dalgleish A (1994) Anti-tumor immune mechanism. In: Lewis CE, O'Sullivan C, Barraclough J (eds) The Psychoneuroimmunology of cancer. Oxford University Press, New York Tokyo, p 267–290

VanderPlate C, Kerrick G (1985) Stress reduction treatment of severe recurrent genital herpes. Biofeedback and Self-Regulation 10: 181–188

von Weizsäcker V (1941) Arzt und Kranker. Koehler & Amelang, Leipzig

# Psychotherapeutische Nachbehandlung als Modell

*Harry Merl*

### 1. Vorbemerkung

Die vorliegenden Beobachtungen stammen aus der Arbeit unseres Instituts mit einer kleinen Gruppe von 13 Personen mit eindeutig diagnostizierten und medizinisch behandelten malignen Erkrankungen der Brust, der Lymphdrüsen, des Dickdarms und der Hoden. In einem Fall von Brustkrebs haben ausgedehnte Metastasen bestanden. Alle Patienten sind teils während, teils nach der medizinischen Behandlung auf einer Fachabteilung, teils auf Zuweisung oder aus eigenem Interesse zur psychotherapeutischen Behandlung gekommen.

### 2. Vom Sinn der Psychotherapie

Psychotherapie konfrontiert Menschen mit ihren Einstellungen zu sich selbst und ihren Mitmenschen und hilft ihnen, neue Möglichkeiten zu finden und auch alte Lebensentscheidungen zu überprüfen und neue Entscheidungen zu treffen und damit ihre Lebenssituation in einer Weise neu zu organisieren, die ihnen ein besseres Leben und Zusammenleben ermöglicht, und so eine bessere Lebensqualität zu erreichen. Damit hat es jeder Mensch in wesentlich weiterem Maß, als er denkt, selbst in der Hand, auch die Grundlagen seiner Gesundheit zu verbessern. Dies ist im Zusammenhang mit der Krebserkrankung von großer Bedeutung, da damit alle medizinischen Maßnahmen durch seine aktive Mitarbeit unterstützt werden können.

Besondere Bedeutung kommt dabei der Bewältigung der Alltagsbelastungen zu. Sie sind Teil des gewohnten Lebens geworden, und oft veranlaßt erst die erzwungene Pause der Erkrankung zum Nachdenken. Großer

Stellenwert kommt dabei den Belastungen aus dem „System" Familie[1] zu, die oft über erstaunlich lange Zeit und trotz deutlicher Zeichen seitens des Organismus, daß „alles schon zuviel ist", ertragen wurden – dies alles unter Vernachlässigung des eigenen Bedarfs, nicht selten verbunden mit Mißachtung der eigenen Person, weil man „schlappmacht", „nicht mehr so kann, wie man sollte", z. B. wegen der andauernden Müdigkeit.

Ein schwer krebskranker und dadurch in seiner Beweglichkeit eingeschränkter Mann hat vor Jahren eine junge Frau in sein Haus aufgenommen und erhält sie gegen Mitarbeit im Haushalt. Er wird von ihr seit Jahren immer wieder über ihre Geldausgaben belogen und erträgt dies geduldig, ohne etwas dagegen zu unternehmen. Der Gedanke, sie wegzuschicken, läßt ihn sofort daran denken, ob sie dann noch lebensfähig sei. Als sie erklärt, daß der ihm für seinen Zustand vom Staat gewährte finanzielle Zuschuß eigentlich ihr zustehe, was ihn nach allem, was er für sie getan hat, außerordentlich schockiert, stellt er sie nicht zur Rede, sondern argumentiert im „Selbstgespräch", daß sie ja „eigentlich recht habe".

Die Psychotherapie ermöglicht es, sich damit auseinanderzusetzen und zu entscheiden, welche Belastungen abgebaut werden und welche in anderer Weise als bisher bewältigt werden können.

Es sind Einstellungen, welche dazu beitragen, daß ein chronischer und deshalb ignorierter „ökologischer Mangelzustand" des Organismus besteht, der auch die Abwehrkräfte des Organismus so schwächt, daß sie nicht nur den Ausbruch der Erkrankung nicht verhindern helfen, sondern auch die Gesundung nicht fördern können. Abgesehen von solchen Einstellungen gibt es ökologisch gewichtige negative Lebensereignisse, wie das Verlassenwerden durch einen Partner, der Tod eines nahen Angehörigen, eines geliebten Haustieres usw., Ereignisse, die mehr oder weniger plötzlich eingetreten sind und in die Welt des Betreffenden ein Loch gerissen haben, die unbewältigt sind und deshalb der weiteren Gesundung im Wege stehen. An solchen Punkten bricht offenbar die Fähigkeit, das Leben noch ohne manifeste Erkrankung zu ertragen, zusammen.

Daraus ergibt sich für den Psychotherapeuten die Aufgabe, dem Klienten zu vermitteln, daß es wichtig ist:

1. die Erkrankung als Warnung und Aufforderung zur Veränderung der derzeitigen Lebenssituation anzunehmen;
2. den eigenen körperlichen, seelischen und geistigen Bedarf wahrzunehmen, dessen Deckung dem Organismus Entspannung, neue Lebensenergie und Hoffnung bringt;

---

[1] Vom System „Familie" zu sprechen verdeutlicht die vielfältigen Wechselwirkungen aus dem familiären Beziehungsgeflecht, welche die Familienmitglieder nicht nur nicht durchschauen, sondern oft nur mehr „ertragen".

3. für die Alltagsbelastungen, besonders im familiären Bereich entsprechende Strategien zu erwerben;
4. unverarbeitete und damit seelische Energie bindende, d. h. traumatische Ereignisse, zu bewältigen und
5. die Wertschätzung der eigenen Person für ihre Fähigkeiten und Bestrebungen zu erhöhen, um Interesse an der Deckung dieses Bedarfs zu fördern.

Dies alles dient auch der Stärkung der Widerstandskraft des Organismus zur Abwehr von Erkrankungen überhaupt und damit auch der malignen Erkrankung bzw. Unterstützung der Gesundung. Dabei geht es immer wieder um die Ermutigung zu Entscheidungen, Dinge zu tun, welche, obwohl schon lange ersehnt, zurückgestellt waren und dem Leben Freude machen. Dieser Schwerpunkt auf praktikable Lösungen im Hier und Jetzt und im Hinblick auf die Zukunft ermöglicht dem Betroffenen, sich weniger mit seiner zurückliegenden Geschichte zu beschäftigen – außer, was die Verarbeitung von Verlusten bzw. ihre ökologische Bedeutung betrifft – als vielmehr mit den Bedürfnissen der Gegenwart, wie sie sich auch aus evtl. Verlusten ableiten lassen, und attraktiven Zukunftsperspektiven und damit persönlich lohnenden Zielen.

### 3. Die Einstellung der Klienten zur Psychotherapie

Wenn Klienten mit behandelter maligner Erkrankung zur Psychotherapie kommen, so sind sie oft, besonders wenn sie von ihren behandelnden Ärzten darauf hingewiesen wurden, einer Psychotherapie gegenüber eher skeptisch eingestellt. Dies hat in erster Linie damit zu tun, daß es sich sowohl bei der Erkrankung als auch der medizinischen Behandlung um dramatische Vorgänge am Körper handelt und man gerade bei solchen Erkrankungen viel mehr als bei anderen, beginnend bei der Expertenmeinung dazu bis hin zu allen medizinischen Maßnahmen, die Behandlung geschehen lassen muß.[2]

Die Frage der Änderung des Lebensstils stellt sich daher, besonders wenn kein Wissen oder keine Wertschätzung für den Nutzen der Psychotherapie besteht, auch für die primär behandelnden Ärzte nur sekundär

---

[2] Die Erwartung dieser Passivität durch die Mediziner wird ganz besonders daran deutlich, daß oft nach festgestellter Diagnose mitgeteilt wird, der/die Betreffende soll entweder gleich zur Operation „dableiben", da gleich operiert werde. Weitere Gespräche erfolgen zu diesem Zeitpunkt kaum. Die Verarbeitung eines Organverlusts fällt dann oft in den Bereich der Psychotherapie.

und erscheint den Betroffenen darüber hinaus gar nicht selbstverständlich oder ethisch begründbar. Die Frage einer Veränderung wird oft als unverantwortlicher Schritt angesehen, etwas, was man sich nicht vorstellen und schon gar nicht gönnen kann. Dazu kommt, daß jede Veränderung, die nicht absehbar ist, Angst macht. Es wird dann mit „Heiterkeit" vertreten, es fehle einem nur die Gesundheit, damit man wie bisher weitermachen könnte. Dies macht es dann notwendig klarzustellen, daß angesichts der Schwere der Erkrankung und der Rückfallgefahr letztlich der Betroffene selbst sich entscheiden muß – und damit wird er wieder zum Subjekt –, ob und was er selbst zu seiner weiteren Gesundung beitragen möchte.

Eine Frau, die an einer malignen Lymphdrüsenerkrankung erkrankt war, hatte sich in Auflehnung gegen die Strahlennachbehandlung zur Psychotherapie entschlossen. Obwohl in reifem Alter und sehr guter beruflicher und gesellschaftlicher Position, verbrachte sie die meiste Zeit bei ihren Eltern, wo sie sich seit frühester Kindheit für das Wohl ihrer Mutter verantwortlich fühlte und deshalb den ständigen Anschuldigungen ihres Vaters, nie etwas wirklich richtig für die Mutter und ihn zu machen, ausgesetzt war. Sie fühlte sich den Eltern auch zu Dank verpflichtet, weil diese ihren unehelich geborenen Sohn betreut hatten, damit sie arbeiten gehen konnte. Dafür fühlte sie sich auch als schlechte Mutter, obwohl dieser Sohn, der bereits erwachsen war und vor einer glänzenden Berufskarriere stand, ein sehr gutes Verhältnis zu ihr hatte. Ihre Situation wurde noch durch eine akute Krebserkrankung der Mutter, die diese aber gut überstanden hatte, verstärkt. Darüber hinaus hatte sie eine schmerzliche Scheidung kurz vor Ausbruch ihrer Erkrankung zu bewältigen. Ihre Auflehnung hatte zwar für den Entschluß zur Psychotherapie gereicht und auch für einige Entscheidungen, was ihre berufliche Situation betraf, aber nicht bei ihren Eltern zu wohnen, erschien ihr herzlos, auch wenn es nur darum ging, mehr Zeit als vorher in ihrer eigenen Wohnung zu bleiben, in der sie sich wohl fühlte. An diesem Punkt brach sie die Therapie ab.

## 4. Die Einstellung des Psychotherapeuten

Gerade bei Krebserkrankung ist auch die Psychotherapie stark mit der Möglichkeit des Todes befaßt. Wenn es auch stimmt, daß der Tod bei dieser Art von Erkrankung – nicht zuletzt durch den Mythos dieser Erkrankungen – stark ins Blickfeld rückt, so wird diese eher pessimistische Einstellung u. U. durch Psychotherapeuten psychologisch verbrämt weitergeführt, bis hin zur Überzeugung, man müsse bei jeder bösartigen Erkrankung gleich auf das Thema Tod zugehen. Dabei geht es für den Therapeuten gar nicht darum, den Tod nicht zur Kenntnis zu nehmen, sondern nach genauer „Lagebestimmung" sich dem Leben des Klienten an die Seite zu stellen und ihn auf- oder herauszufordern, sich seines Bedarfs und Wertes bewußt zu werden. Andererseits besteht für Psychotherapeuten die Gefahr – besonders mit Blick auf die Vergangenheit des Betroffenen –, diesen zu einem „inneren Reinemachen" zu veranlassen, um so einen „Aufschwung" zu erzwingen. Sowohl diese wie die erst erwähnte Einstellung spiegeln nur das Pendeln der Medizin zwischen heroischem Kampf um das Leben und Resignation vor der Erkrankung wider. Beides ist unzweckmäßig, da es entweder zu früh zur Resignation auffordert bzw. Hoffnungen wecken kann, die so nicht erfüllt werden können, abgesehen von der Belastung, die beide Einstellungen bedeuten.

Zweckmäßig ist es, für den/die TherapeutIn, aktiv für Leben und Hoffnung einzutreten, nicht als Prediger oder wie beschwörende Angehörige, sondern alles zu tun, um in erster Linie das Interesse des Klienten an sich selbst zu wecken.

Dies geschieht durch:

- deutlich ausgedrücktes Interesse am Leben des Klienten;
- Anerkennung für seine Wesenszüge und Fähigkeiten, nicht für Leistung;
- Suche nach dem Bedarf bzw. erstrebenswerten Zielen durch Fragen und andere Erfahrungsmöglichkeiten (z. B. „Zielspaziergang", bei dem auf einem kurzen Spaziergang ein intuitiv als irgendwie bedeutsam wahrgenommener Gegenstand oder Anblick auf ein unbewußtes ökologisch wichtiges Ziel der Seele hindeutet) und eventuelle Hindernisse für seine Deckung;
- Fragen nach *Ausnahmen*, d. h. Zeiten und Umständen, in denen dieser *Bedarf spürbar gedeckt* war;
- Ausdrücken von Freude und Anerkennung, wenn dem Klienten ein Schritt in dieser Hinsicht gelingt. Alles, was gelingt, ist Gelegenheit zu gemeinsamer Freude darüber. Dabei kommt dem Therapeuten das zu Hilfe, was auch beim Heranwachsenden wirksam ist, nämlich daß Anerkennung, die durch eine wohlwollende Autorität – und der/die TherapeutIn muß als solche erlebbar werden – deutlich ausgedrückt wird, allmählich in Selbstwert umgewandelt wird, besonders wenn sie nicht an Bedingungen dieser Autorität geknüpft ist („Du bist tüchtig, weil du tust, was ich will ..."), und sie ermutigt zu weiterem Handeln im Sinne der gezollten Anerkennung. Anerkennung wird besonders dann als wohltuend und aufbauend empfunden, wenn sie vorher weder im Umgang des Betroffenen mit sich selbst noch mit den Personen der familiären und weiteren Umwelt erlebt worden ist und alle Mühen zur Selbstverständlichkeit geworden sind, etwas, was, wie die Erfahrung lehrt, leider weit verbreitet ist, ganz besonders dort, wo die familiären

Verhältnisse schon vor einer Erkrankung problematisch und belastend sind;
- die Bereitschaft zu Anteilnahme und inniger Begegnung, die auch in sanfter körperlicher Berührung ihren Ausdruck finden kann, wenn dies angemessen ist (*Siegel*). Es ist ein Berühren des Lebens in respektvoller, aber spürbarer Weise;
- die Bereitschaft, flexibel zu sein, d. h. jeden, der zu Wort kommen will, zu Wort kommen zu lassen oder auch aktiv zum Gespräch einzuladen, d. h. nicht nur Gespräche mit dem Betroffenen, sondern auch mit Ehepartner bzw. Familie zu führen.

Dieser Arbeit kommt das sog. Gesundheitsbild zu Hilfe.

## 5. Das Gesundheitsbild (GB)

Gesundheit ist ein selbstverständliches Produkt des Organismus, d. h. ein Zustand, der vom Organismus selbst trotz aller Belastungen, so gut er nur kann und so weit wie möglich in jedem Augenblick aufrechterhalten und bei Erkrankung wann immer möglich wiederhergestellt wird. Erkrankung ist kein wirklicher Verlust der Gesundheit, sondern nur ein Zurückdrängen auf das gerade noch mögliche Maß, sodaß erwartet werden kann, daß sie sich wieder ausweiten wird, sobald sie nur kann, außer, wenn wesentliche Systeme, die an ihrer Produktion beteiligt sind, geschädigt sind, wie etwa das Immunsystem, z. B. bei AIDS.

Das GB ist das dazugehörige „Leitbild", das normalerweise bei jedem Menschen, auch von ihm bei sich selbst abgerufen werden kann (Anleitung siehe Anhang). Es dient dazu, sich seines Bedarfs in seiner Lebenssituation in seinem „Ökosystem", d. h. seinem familiären, und weiteren sozialen, speziell seinem beruflichen Feld, und seiner Möglichkeiten darin, für sich selbst zu sorgen und seine Gesundheit zu fördern, bewußt zu werden. In dieser Funktion ist es sowohl für den Therapeuten wie auch den Klienten ein Hilfsmittel, und für beide in doppelter Weise: Einerseits als „Diagnostikum", indem das Bild Aufschluß über bestehende Hindernisse auf dem Weg zur Gesundheit gibt, andererseits als „Therapeutikum", weil es eine angenehme autosuggestive Aufforderung ist, sich mit der Verwirklichung der Gesundheit zu beschäftigen, und weil es gleichzeitig einen Maßstab dafür darstellt.

> Eine schon vor längerer Zeit an Brustkrebs operierte Frau kam mit dem Wunsch, ihre Lebendigkeit wiederzufinden, nicht zuletzt, weil die Tumormarker-Befunde sich verschlechtert hatten. Als ich im Verlauf des Gesundheitsbildes die Frage stellte, wer

etwas dagegen haben könnte, wenn sie ihre volle Lebendigkeit habe, wurde sie traurig und still und meinte, das könnte sie ihrer Mutter nicht antun, die würde das nicht verstehen.

So wurde sie auf die Notwendigkeit aufmerksam, ihre Annahme in einer weiterreichenden Psychotherapie zu überprüfen, zu der sie sich auch unmittelbar darauf entschloß.

## 6. Die Durchführung des GB

Das GB ist ein Einstieg in Richtung der Zielvorstellung „Gesundheit" und erlaubt Fragen nach dem Bedarf des Lebens und dessen Zusammenhang mit Gesundheit. Dabei wird die Vorstellungsfähigkeit des Menschen benützt, sodaß die Betreffenden nicht nur ein Bild davon bekommen, wie sie aussehen, wenn sie gesund sind, sondern auch wie ihre Stimme klingt, und vor allem, wo sie im Körper ihre Gesundheit fühlen – etwas, was auf die typischen Körperregionen, in denen man Beschwerden oder Wohlbefinden fühlt, hinführt, und schließlich wie man in diesem Zustand riecht. Schon bei den Fragen zeigt sich, daß nicht nur jeder ein solches Bild hat, sondern auch die passenden Kleidungsstücke oder auch Parfums o.ä. zuhause hat und jedenfalls kennt, sie sich aber schon länger nicht zu verwenden gegönnt hat. In den weiteren Fragen geht es darum, was jemand in diesem Zustand für sich tun kann, vor allem, wie er für sich selbst sorgen kann, um in diesem Zustand zu bleiben, oder ihn immer wieder zu erreichen, und was für andere. Dabei zeigt sich, daß für sich selbst zu sorgen nicht im Gegensatz zu dem steht, was man für andere tun kann, ja daß man in diesem Zustand viel besser mit anderen umgehen kann, sodaß die Angst, „zu egoistisch zu sein", als unbegründet erkannt wird.

Die nächsten Fragen richten sich auf das Beziehungsgeflecht im „Ökosystem": Wer wird sich über den guten Zustand des Betreffenden freuen, und wer hätte etwas dagegen oder würde sich darüber ärgern oder sogar darunter leiden (d. h. von wem rechnet er mit Unterstützung und von wem mit Entmutigung), und – als wichtige und herausfordernde Frage – würde man deswegen darauf verzichten, (wie dies im 2. Beispiel beinahe der Fall war), und, wenn nicht, welche eigenen Einstellungen zur eigenen Person und anderen Menschen wären jetzt schon hilfreich dabei bzw. müßten dazu verändert werden? Dies konfrontiert mit den eigenen Einstellungen und vor allem bewußten, aber oft auch unbewußten Rücksichten und mit der Bereitschaft, sich damit auseinanderzusetzen und auch Veränderungen zu „riskieren". In diesem Zusammenhang ist manchmal der Hinweis notwendig, daß es für die, die unter der Gesundheit des

Betreffenden leiden könnten, sicher besser sei, wenn er/sie gesund ist, als krank oder u. U. tot. Sobald das Bild hervorgerufen ist, beginnt der Klient zu erleben, wie angenehm es sein könnte, gesund zu sein, und was er selbst alles tun könnte und nur manchmal, wenn überhaupt, oft nur unbewußt tut. Und es wird jetzt für ihn spürbar, daß es für ihn eine andere Lebensqualität gibt als die, die er bisher gekannt hat.

Ein akut an rasch fortschreitendem Magenkrebs erkrankter Mann äußerte mit verhaltenem Zorn auf seine Frau wenige Tage vor seinem Tod, daß er sich immer wieder gewünscht hätte, endlich seine Photographien zu bearbeiten, aber weil entweder seine Frau oder seine erwachsenen Söhne immer etwas von ihm gebraucht haben, es bis zu diesem Zeitpunkt hinausgeschoben habe.

Sobald das Bild „erstellt" ist, ist es als „Zielbild" im Raum verwendbar, von dem man seinen Abstand feststellen kann, auf das man zugehen kann und zu dem man viele andere als die gewohnten Wege entdecken und in das man schließlich „hineinschlüpfen" kann, was das positive Erlebnis noch zusätzlich und überraschend verstärkt und eine Ahnung vermittelt, was eine anzustrebende Veränderung bringen kann (siehe Anleitung im Anhang).

Es ist es eine angenehme, verlockende Vorstellung, die deswegen auch gut behalten wird und zu Möglichkeiten animiert, in ihrem Sinne anders als bisher zu handeln.

Die Vorstellung der eigenen Gesundheit ist bei Menschen, die an psychosomatischen Erkrankungen oder auch Krebs erkrankt sind, oft sehr verborgen und zunächst nicht oder nur in Bruchstücken abrufbar, bzw. wenn, dann oft verstanden als Bild eines von eigenen Idealvorstellungen geprägten Wunschbildes, oder es erscheint leblos und „flach", wird aber dann trotzdem als passendes Bild der Gesundheit verteidigt, als ob es ohnehin nichts zu ändern gäbe.

Eine an Brustkrebs erkrankte Frau, die großen Wert darauf legte, gut auszusehen, um ihrem Mann zu gefallen, meinte, ihr GB entspreche diesem Aussehen. Sie fand auch einiges heraus, was ihr gut täte, hat aber nichts davon in die Tat umgesetzt, sondern blieb die fürsorgliche, aufopfernde Frau ihres Mannes, der ihrer schon längst überdrüssig war und ihr die Anerkennung für alles das, was sie unter Aufbringen aller ihrer Kräfte für ihn tat, schon vor der Erkrankung verweigert hatte, und ihr diese nach Ausbruch der Erkrankung nur zum Schein gab und im übrigen jede Gelegenheit benützte, von zu Hause wegzukommen. Sie hatte kurz nach Ausbruch ihrer Erkrankung von einer Außenbeziehung erfahren und hoffte bis zuletzt, ihren Mann endlich doch von ihren Qualitäten überzeugen zu können. Sie starb einen Tag, nachdem sie ihn, um seinem gesellschaftlichen Ansehen zu dienen, zu einer anstrengenden Abendveranstaltung begleitet hatte.

Daß es sich dann nicht um ein „echtes" GB handelt, ist sowohl für den Betreffenden spürbar, indem sein Unbehagen stärker wird, wie auch für den Therapeuten beobachtbar und erfordert geduldige Arbeit, bis sich das „echte" spürbar lebendige GB herausschält.

Wenn das GB von Anfang an gut abrufbar ist, ist dies, was das Ziel der Therapie betrifft, eher günstig. Aber auch, wenn das GB nur in Andeutungen auftritt, ist es nützlich und erlaubt dem Therapeuten, sich bei seinen Bemühungen immer wieder darauf zu beziehen und das Gesamtbild allmählich zu erarbeiten.

Ein Vorteil dabei ist die Möglichkeit, auch von Symptomen oder Leidens- oder Problemzuständen auszugehen und das Freisein davon als Ausgangspunkt zu benützen. („Angenommen, Sie sind frei von ..., wie werden Sie dastehen, aussehen etc.")

Als persönliche Vorstellung vermittelt es dem Betreffenden vieles, was vertraut ist, auch wenn es, was er auch erkennt, von ihm weggeschoben wurde. Oft ist es aber auch überraschend und wird erst allmählich als vertraut „erkannt".

Als Hilfsmittel des Therapeuten in seiner Arbeit liegt es an ihm, damit kreativ umzugehen, um sein Ziel zu erreichen.

Es ist aber auch für ihn eine Bereicherung, weil es ihn auf das Gesundheitspotential des Menschen aufmerksam macht und auf die Kreativität, mit der Menschen damit umgehen. Es ist, als würde der Organismus sich danach sehnen und dementsprechend Signale geben, um (endlich) dorthin zu kommen.

## 7. Der Behandlungsverlauf

Die Behandlung beginnt mit einer Bestandsaufnahme. Dabei zeigt sich, daß, abgesehen von der oft merkwürdigen Reaktion der Umwelt auf die Krebserkrankung eines Menschen, die von der Aufforderung zur Leugnung der Erkrankung bis zum Rückzug von ihm reichen kann, verschiedene Bemerkungen von Ärzten oder auch Bekannten und auch Literatur das Gefühl vermittelt haben, man selbst oder irgendwelche Umstände aus der Vergangenheit seien schuld an der Erkrankung und man müsse das jetzt bereinigen bzw. sich jetzt um jeden Preis durchsetzen, wobei dann von den Klienten die Möglichkeit eines „Rückfalls" als Drohung eingesetzt wird, wenn die andern nicht „mitspielen".

Eine an Brustkrebs erkrankte Frau, die sehr viel über ihre Erkrankung gelesen hatte und von ihren behandelnden Ärzten (hoffentlich!) angeblich die Meinung gehört hatte, ihr Mann sei schuld an ihrer Erkrankung, versuchte ihren Mann so zu beeinflussen, daß er tun sollte, was sie wolle, „sonst werde ich wieder krank – willst du das?"

In der Therapie erkannte sie, daß sie immer schon von sich und jetzt von ihrem Mann ebensoviel erwartete, wie sie als Vorgesetzte von ihren Untergebenen auf ihrem geliebten Arbeitsplatz, an dem sie hochgeschätzt war („... mein Chef hat sich auf meine Meinung vollständig verlassen!") und den sie wegen ihrer Erkrankung aufgegeben hatte.

Erst wenn solche, meist höchst belastende Meinungen „entkräftet" sind, kann der Therapeut sein Angebot deutlich machen, nämlich den Klienten in seinem Bemühen um sein Leben so weit wie möglich zu unterstützen. Von da ab ist die Einführung des GB möglich. Zusätzlich ist eine theoretische Erklärung über den Zusammenhang zwischen eigener Sorge für die Gesundheit und der Bedeutung von Lebensfreude für ihr Zustandekommen und ihre Erhaltung nützlich. Dabei ist Vorsicht geboten, damit sicher ist, daß der Klient einerseits diesen Zusammenhang versteht, andererseits aber daraus keine Leistungserwartung abliest, die eine neue Belastung darstellen und u. U. seinen bisherigen Lebensstil fortsetzen würde.[3] Es ist aber auch immer notwendig, vor „Rückfällen" in vertraute, lange geübte alte Wege zu warnen, und nützlich, sie etwa mit Gift zu vergleichen, dessen Zufuhr dadurch wieder zugelassen wird.

Es erscheint wichtig, dem Klienten zu seiner Sicherheit mitzuteilen, daß er dann, wenn er etwas für sein Leben Erstrebenswertes tun werde, dies an einem Gefühl von Befriedigung und Freude „im Bauch" merken werde, und an der/den durch das GB verdeutlichten Stelle(n) an seinem Körper als sicheres Signal seines Lebens an ihn dafür, daß er ihm „das Richtige" angeboten habe.

So ist das GB dabei ein wichtiges Begleitinstrument. Es stellt den ersten zukunftsorientierten Schritt in die Therapie dar und läßt sich auf allen weiteren Schritten immer wieder einsetzen. Wichtig ist für den Klienten der Hinweis, daß das GB nicht immer gleich aussehen muß, sondern, ähnlich der Vielfalt, die dem Gesunden zur Verfügung steht, immer anders aussehen kann. Daß es „stimmt", bezeugt immer der Zustand.

Eine junge, nach Darmkrebs operierte Frau, die sehr leistungsorientiert war und ihren Eltern alle Liebe und Fürsorge, die sie von ihnen erfahren hatte, durch ihren Studienerfolg abgelten wollte, merkte durch das GB, wie sehr sie dadurch auf die notwendige Erholung verzichtete und daß sie die Signale ihrer Erschöpfung, durch Kaffee überwinden wollte. Sie erzählte in diesem Zusammenhang, daß sie auf viele persönliche Ziele verzichtete, um den Eltern die Freude an ihrer Gesellschaft nicht zu

---

[3] Etwas von dieser Jagd nach der Gesundheit, die manchmal atemlos erscheint, vermittelt das Buch „Mut und Gnade" von Ken und Treya Wilber (Scherz Verlag 1994), in dem beide, neben einer meiner Meinung nach unzureichenden Operation, den Umgang und schließlichen Tod von Treya an Brustkrebs beschreiben.

nehmen. Sie fürchtete besonders um ihren Vater, der sie als Diskussionspartnerin brauche und es genieße, wenn er recht behalte, und krank werden könnte, wenn er dies verlöre.

Von diesem Beginn an, nach dem die Klientin sichtlich gedieh und ihr Leben ihrem Alter gemäß gestaltete, wechselte die Therapie zwischen Einzelsitzungen und Gesprächen mit der Familie ab. Diese ließen sie erkennen, daß es ihren Eltern mehr als um alles andere um ihr (ihrer Tochter) Wohlbefinden ging und wie große Sorgen sie sich beide wegen der Fürsorglichkeit der Tochter gemacht hatten. Ihre zunehmende Selbständigkeit war für die Eltern ein Zeichen, daß ihre Tochter gesund ist, und die Behandlung wurde nach 2 Jahren erfolgreich abgeschlossen.

Eine junge, in kinderloser Ehe verheiratete Frau nach Brustkrebsoperation erlebte beim ersten GB am Beginn der Therapie zunächst das Gefühl drohender Haltlosigkeit im Vergleich zu den festen, aber wegen Verpflichtung gegenüber ihrer Ursprungsfamilie höchst belastenden Bahnen von vor der Erkrankung. Sie eroberte Schritt um Schritt ihren eigenen Wege, um mit den von ihr vermuteten Erwartungen ihrer Eltern anders umzugehen. Das verbesserte ihre Beziehung zu ihrem Mann, und sie fand darüber hinaus, daß dadurch nicht nur die befürchtete Verfemung durch ihre Eltern ausblieb, sondern sich dadurch deren Verhältnis zu ihr positiv gestaltete.

Als es um eine Rekonstruktion der Brust auf der operierten Seite ging, äußerte sie ihren Zwiespalt in dieser Hinsicht, denn eine Brust wie die Mutter wollte sie nicht haben, weil sie sich darin mit ihr nicht vergleichen wollte. Mit Hilfe eines darauf abgestimmten GB konnte sie sich mit ihrer eigenen Brust „anfreunden". Die wenige Tage danach durchgeführte Operation war so erfolgreich, daß selbst die Chirurgen staunten. Die Durchblutung des Gewebes setzte schneller ein, als üblich, und die Klientin war nach Aussagen der Chirurgen im Vergleich wesentlich schneller beschwerdefrei als andere nach einer solchen Operation.

## 8. Weitere Vorsichtsmaßnahmen

Krebspatienten geben sich oft robust, sind aber ihren Mitmenschen gegenüber äußerst sensibel. Diese Sensibilität besonders ihrer Familie gegenüber zeigt sich an der Bereitschaft zu „Rückfällen" in ihr altes Verhalten, nicht zuletzt weil es das lange geübte Verhalten zum Wohl anderer, besonders im System „Familie", ist und von diesen natürlich reklamiert wird und ein anderes noch nicht „erarbeitet" ist.

Eine nach Brustkrebsoperation zur Psychotherapie zugewiesene Frau hatte schon lange vorher zwar mit ihrem Mann im gemeinsamen Haushalt gelebt, doch war die Beziehung kalt und leer geworden. Nach der Operation entschloß sie sich zur Scheidung, wurde aber kurz davor unsicher, weil sie annahm, er würde ohne sie nicht existieren können, da sie immer für ihn alles getan und er sich darauf verlassen hatte, und sah ihn vor ihrem geistigen Auge hilflos in der Wohnung, die er sich gefunden hatte, sitzen. Nach der Scheidung rief er öfter an, und sie wagte kaum selbst zu bestimmen, wann ihr sein Anruf willkommen war und wann nicht. Als ihr dies doch gelang, konnte sie beobachten, daß ihr Mann zunehmend selbständiger und beweglicher geworden war, als sie sich je vorstellen konnte, und sie sich mit ihm besser als in der Zeit ihrer Ehe verstand.

Diese Sensibilität zeigt sich auch dem Therapeuten gegenüber. Je mehr die Klienten ihn als vertrautes und verläßliches und sie wertschätzendes Gegenüber erleben – d. h. er zu einer ökologisch wichtigen Person wird, auf die sie sich stützen lernen und den sie nicht enttäuschen wollen, desto mehr werden sie durch lange Urlaube oder vermeintliche Kritik verunsichert und verletzt, ohne daß sie es zeigen oder ausdrücken, oder wenn, dann nur in Form von „witzigen Bemerkungen". Aus eben diesem Grund kann auch zu großer Eifer des Therapeuten die Klienten dazu veranlassen, mit ihm „mitzuspielen" und gleichzeitig ihre Sehnsucht nach dem Tod als Zuflucht vor der Unerträglichkeit ihres Lebens zu kaschieren. Alle diese Fälle sollten angesprochen werden.

Auch ist die Erfahrung, krebskrank zu sein, eine traumatische Erfahrung. Abgesehen vom Mythos der „Unheilbarkeit und Todesnähe" ist durch die ständigen Kontrolluntersuchungen und Ermahnungen, auf Veränderungen zu achten, das Gefühl, wieder gesund zu sein ist, sehr labil. Daß dies normal ist, ist wichtig, mitzuteilen. Dementsprechend erscheint es auch wichtig, die Behandlung langsam zu beenden und die Möglichkeit, sie wieder aufzunehmen, offen zu lassen. Das gibt Sicherheit und stärkt das Vertrauen in eigene Fähigkeiten, aber auch in den Begleiter bis zu diesem Punkt.

## 9. Erste Ergebnisse

Die Therapien sind nicht als Kurztherapien anzulegen. Der Klient braucht in der Regel Zeit, eine stabile und stützende Beziehung aufzubauen, auch wenn er selbst sie nicht gönnt. Sobald er ermutigt ist, etwas für sich und auch zu seiner Freude zu tun, verbessert sich der Zustand deutlich. Das Interesse an der Therapie wird vermehrt und das GB wird deutlicher. Dann zeigen sich manchmal dramatische Besserungen in Richtung Gesundheit. Der Nutzen der Psychotherapie scheint sich daran zu bestätigen. Leider auch in der Form, daß bei „Rückfall" in den alten Lebensstil die Verschlechterung des Zustands bzw. der Befunde ebenso prompt zu beobachten und auch zu erwarten, ja fast vorherzusagen sind. Insofern sind auch die Befunde ein hilfreicher Indikator für den Psychotherapeuten.

## 10. Zusammenfassung

Soweit bis jetzt beurteilbar, ist der Zusammenhang zwischen Deckung des Lebensbedarfs, Wertschätzung gegenüber der eigenen Person, besserem Umgang mit den Belastungen des Alltags insbesondere aus der engeren familiären Beziehungswelt und der Zunahme an Gesundheit therapeutisch verwertbar. Die so dazu gewonnene Stärke dient dann der Bekämpfung der Erkrankung in einem Gesamtbehandlungsplan und verbessert die Aussicht auf Gesundung. Dabei kommt dem direkten Ansprechen der Gesundheit durch das Gesundheitsbild die Bedeutung zu, die Betroffenen zu animieren und aktivieren, selbst ihr Leben in die Hand zu nehmen, neue Entscheidungen zu treffen und neue bessere Strategien für den Umgang mit ihrem Leben zu entwickeln, d. h. die Lebensqualität nicht nur für sich, sondern letztlich auch für alle Beteiligten zu verbessern.

## Anhang

### A. Die Herstellung des GB

*Wie sehe ich aus, wenn ich meine Gesundheit erreicht habe?*

Vom *Sehen* her:

- Wie stehe ich da, wenn ich mich körperlich, seelisch und geistig ganz gesund und kräftig fühle?
- Wie ist meine Frisur?
- Wie sehen meine Augen aus?
- Wie sieht mein Mund aus?
- Welche Kleidung trage ich in diesem Zustand heute? Oder trage ich keine Kleidung?
    - Welchen Schnitt hat meine Kleidung? Weich – elegant?
    - Was trage ich am Ober- und was am Unterkörper?
    - Welche Farben trage ich?
- Welche Strümpfe trage ich?
- Welche Schuhe trage ich? Oder trage ich gar keine Schuhe?

Vom *Hören* her:

- Wie klingt meine Stimme? Lauter, leiser, höher, tiefer?

Vom *Fühlen* her:

- Wo im Körper fühle ich meine Gesundheit am deutlichsten?
- Im Kopf?

- Im Nacken?
- An den Schultern?
- In den Armen und Händen
- In der Brust?
- Über dem Herzen?
- In der Atmung?
- Im Oberbauch?
- Im Unterbauch?
- In den Geschlechtsteilen?
- Im Rücken?
- Im Kreuz?
- In den Beinen und Füßen?

Vom *Riechen* her:

- Wie rieche ich, wenn ich mich so gesund und kräftig fühle? Nach einem bestimmten Duft, nach Frische, nach Seeluft, nach gesundem Schweiß?
- Wie riecht mein Atem?

Vom *Schmecken* her:

- Welchen Geschmack habe ich im Mund?

### B. Das Aufsuchen des GB

- Eine Markierung für dieses Bild suchen (z. B. ein oder mehrere Blatt Papier o. ä.).
- Welches Muster läßt sich für heute aus der Markierung legen, das zum heutigen Zustand von Gesundheit paßt?
- Markierung am Boden auflegen und Entfernung vom GB im dzt. Zustand bestimmen.
- Auf das Bild zugehen und hineinschlüpfen („wie in einen Mantel").
- Wenn das GB für Markierung zu weit entfernt erscheint, trotzdem Markierung suchen und festlegen und einfach darauf zugehen, „soweit es geht".
- „Hindernisse" auf dem Weg beobachten.

Dann (oder auch gleich nach der Erstellung des GB) (sich) fragen:

- Was kann ich als Gesunde(r) alles tun?
- Was kann ich für mich tun?

- Was kann ich für andere tun?
- Wer von den Menschen, mit denen ich zusammenlebe und -arbeite, wird sich über mich in meiner Gesundheit freuen?
- Wer traut mir diesen Zustand zu und wird mich dazu ermutigen und dabei unterstützen?
- Wer wäre dagegen oder würde gar darunter leiden?
- Welche Einstellung zu mir selbst und anderen ist dem Erreichen dieses Zustands von Gesundheit förderlich?
- Was tue ich schon jetzt spontan und vielleicht unbewußt, um zu diesem Zustand zu kommen?
- Welche Einstellung zu mir selbst und anderen müßte ich vielleicht ein wenig ändern, um diesen Zustand zu erreichen?
- Welchen Namen gebe ich meinem Zustand von Gesundheit, mit dem ich ihn immer rufen kann?
- Was kann ich jetzt schon als ersten Schritt im Umgang mit mir selbst und den Menschen, mit denen ich zusammenlebe und zusammenarbeite, in Richtung GB tun?
- Eine zum GB passende Handbewegung machen.
- Namen und Handbewegungen sind Anker.

### C. Die Festigung des GB

- Täglich einmal das für den Tag passende Muster auflegen.
- Einmal täglich dort, wo es am leichtesten gelingt, auflegen und darauf zugehen.
- Täglich öfter die Handbewegung machen.
- Dazwischen die Markierung dort aufbewahren, wo man Wichtiges bei sich trägt.

### Literatur

Merl H (1993) Das Gesundheitsbild – eine (neue?) Methode. Psychother Psychosom 38: 310–322
Siegel B (1993) How to live between office visits. Harper-Collins, New York
Siegel B (1993) Prognose Hoffnung. Econ

# Über die Fähigkeit,
# psychosoziale Hilfe anzunehmen

*Michael E. Harrer*

### "Ich schaffe es alleine!"

An einer Strahlentherapie-Ambulanz in Wien wurden 30 Patienten nach Abschluß ihrer Bestrahlung im Rahmen einer Krebserkrankung befragt, ob sie rückblickend gerne auch mit einem Psychologen oder Sozialarbeiter gesprochen hätten. Dies wurde von allen Patienten verneint. Im Anschluß daran wurden weitere 38 Patienten am Beginn der Behandlung zu einem ausführlichen Gespräch geladen. Von diesen wünschten acht Patienten *von sich aus eine Fortsetzung* der Gespräche, 17 machten von der Einladung zu Folgegesprächen Gebrauch, und bei zehn Patienten kamen nach dem ersten Gespräch keine weiteren zustande. Drei Patienten meinten trotz offensichtlicher Mühe, nach außen hin ihre Fassung zu wahren, sie seien es nicht gewohnt, über ihr Erleben zu sprechen, und wollten dies auch jetzt nicht tun.

Wie ist nun diese scheinbar *paradoxe Situation* zu erklären, daß viele krebskranke Menschen einerseits durch Krankheit und Therapie stark belastet sind, andererseits aber angebotene Unterstützung zunächst ablehnen und sie erst nach konkretem Kennenlernen annehmen können?

In den Gesprächen zeigte sich sehr häufig die Tendenz, jegliche Hilfsbedürftigkeit hintanzustellen, alle Bewältigungsarbeit aus eigener Kraft zu schaffen und niemanden zu belasten (Hohenberg und Frischenschlager, 1989).

### Fatales Vorurteil: Sind Psychologen und
### Psychotherapeuten nur für "Verrückte" da?

Viele Menschen können sich gar nicht vorstellen, wie solche Gespräche mit Psychologen, Psychotherapeuten oder Sozialarbeitern ablaufen, was sie zum Inhalt und was sie zum Ziel haben. Außerdem ist im Bewußtsein großer Bevölkerungsteile noch alles, was mit der Vorsilbe „Psycho-" beginnt, irgendwie verdächtig und für „Verrückte" reserviert. Durch die Krankheit und ihre Einschränkungen ist ohnehin schon das *Selbstwertgefühl* häufig beeinträchtigt. Der Vorschlag des Arztes, psychosoziale Unterstützung in Anspruch zu nehmen, wird vor allem dann als zusätzliche „Kränkung" und Abwertung erlebt, wenn dieser als Hinweis auf eine mangelnde Fähigkeit, mit der Krankheit fertigzuwerden und als persönliches Scheitern interpretiert wird. Aus diesem Grund wird er dann gar nicht so selten mit den Worten oder dem Gedanken „Ich spinne doch nicht" abgelehnt. Diese Vorurteile sind schlichtweg falsch und erhöhen unnötigerweise die Hemmschwelle zum Aufsuchen eines Psychologen, Psychotherapeuten oder einer entsprechenden Beratungsstelle. Viele Menschen sehen im nachhinein das Überwinden dieser Schwelle als wesentlichen Schritt in Richtung Gesundheit und nicht als Zeichen von Schwäche, sondern im Gegenteil als Zeichen von *Stärke und Mut*.

Außerdem kann die *Befürchtung* bestehen, daß die Psychotherapie etwas Angstmachendes zutage fördert. Statt einer Stabilisierung des ohnehin oft mühsam aufrechterhaltenen inneren und äußeren Gleichgewichts könnte dieses labilisiert und Beziehungen, Bewältigungsstrategien oder Lebensziele in Frage gestellt werden. Die *Ziele von Psychotherapie* bei Krebskranken sind aber von der Krankheitsphase und den individuellen Wünschen und Bedürfnissen des Patienten abhängig. In Zeiten großer Belastung wird Unterstützung bei der *Krankheitsbewältigung* und *Stabilisierung* das Hauptziel sein. Später kann es natürlich auch zum gemeinsamen Überdenken der Lebensgestaltung kommen. Grundsätzlich konzentriert sich die Psychotherapie bei Krebskranken vor allem auf die *Ressourcen*, d. h. die gesunden und funktionierenden Anteile des Patienten und seines Umfeldes, und versucht, diese weiter auszubauen. In jenem Maße, in dem Vertrauen zum Therapeuten aufgebaut wird, verlieren Patienten ihre Ängste und Unsicherheiten gegenüber der Therapie. Die anfänglichen Hindernisse werden vergessen, wenn die Unterstützung erlebt wird oder wie erleichternd es sein kann, „sich auszusprechen", und daß einfach alle Gefühle da sein und ausgedrückt werden dürfen.

## Krebs in Familie und Partnerschaft: Frauen fällt es meist leichter, über die Krankheit zu sprechen

Entsprechend dem klassischen *„männlichen"* Rollenbild, das durch Stärke und Leistungsfähigkeit geprägt ist, zogen es in einer Befragung (Aymanns, 1992) männliche Patienten eher vor, *daß in der Familie nicht* ausführlich über die Krankheit gesprochen wird. Dies erleichterte ihnen bedrohungsabwehrende Bewältigungsreaktionen, und das Ausmaß der Hoffnungslosigkeit nahm über die Zeit eher ab. Für sie war es oft leichter, professionelle, außenstehende Hilfe in Anspruch zu nehmen, als in der Familie „Schwächen" – oder das, was sie als solche sahen – offen zu zeigen.

Für *Frauen* ergaben sich umgekehrte Zusammenhänge: Die Bedrohungsabwehr wird eher erschwert, und die *Hoffnungslosigkeit* nimmt über die Zeit zu, wenn sich die Familie dem kommunikativen Austausch über die Krankheit entzieht. In einem Projekt in Hamburg (Schlömer, 1993) waren 74% der psychotherapeutisch betreuten Krebspatienten Frauen, während der Anteil der in der Abteilung bestrahlten Frauen nur 42% betrug. In Diskussionen mit den Ärzten wurde deutlich, daß Frauen – im Gegensatz zu den männlichen Patienten – eher Gefühle wie Unsicherheit und Angst zeigen konnten. Offensichtlich machte es dieses Verhalten den Betreuern leichter, auf die Frauen zuzugehen und ihnen psychologische Unterstützung anzubieten.

Krebserkrankungen führen häufig zu *Kommunikationsschwierigkeiten* zwischen Partnern oder in der Familie, belastende Themen werden oft ausgeklammert. Gerade auch dann kann psychotherapeutische Unterstützung in Form von Paar- oder Familiengesprächen zur Überwindung von Unsicherheiten und Ängsten und zur Entlastung aller beitragen. Notwendig ist dazu nur die Entscheidung, für das *gemeinsame* Problem außenstehende Hilfe aufzusuchen.

### Patientenrechte, Krankenversicherung

Auch auf der gesetzlichen Ebene wird die veränderte öffentliche Einstellung gegenüber psychologischer Unterstützung und Psychotherapie deutlich: Für den *stationären Bereich* haben nach dem Ende 1993 beschlossenen Krankenanstaltengesetz die Träger von Krankenanstalten dafür zu sorgen, daß „auf Wunsch des Pfleglings eine psychologische Unterstützung möglich ist". Für den *ambulanten Bereich* leisten die Krankenkassen einen Kostenbeitrag zu Psychotherapie, die Verhandlungen über dessen Höhe sind derzeit noch nicht abgeschlossen.

### Wer bietet psychosoziale Unterstützung an, wie wird über dieses Angebot informiert?

Derzeit bestehen auch noch bei medizinischem Personal im onkologischen Bereich häufig unklare Vorstellungen und Vorurteile bezüglich

„Psychoonkologie". Ein Psychotherapeut oder „Psychoonkologe" ist an den meisten Krankenhäusern noch nicht verfügbar, der vorhandene Psychiater wird meist dann in „Feuerwehrfunktion" bei Krisensituationen beigezogen, wenn sich die Betreuer überfordert fühlen. Dies kann beispielsweise bei starken, eigentlich „normalen", durchaus angemessenen emotionalen Reaktionen von Patienten der Fall sein. Diese „Überweisung" oder Beiziehung des Psychiaters zu diesem Zeitpunkt kann vom Patienten auch als Wegschieben oder Versagen des Arztes erlebt werden. Beides möchte der betreuende Arzt natürlich nicht vermitteln, sodaß er sich wirklich nur im Notfall dazu entschließt. Ein Ausweg aus diesem Dilemma kann entsprechend dem *„bio-psycho-sozialen Modell"* die *primäre* Einbeziehung der psychischen und sozialen Dimension von Anfang an sein. Es ist zu spät, dieser erst Bedeutung zuzumessen, wenn entsprechend dem *medizinischen Defizitmodell* vermeintliche „psychische Störungen" auftreten.

Inwieweit überhaupt vermittelt werden kann, daß psychosoziale Unterstützung sinnvoll und hilfreich ist, hängt – wie bei allen Therapieformen – von der Haltung und eigenen Überzeugung des Übermittelnden ab. Eigene grundsätzliche Ambivalenz und die Unsicherheit über die Art und Weise, wie entsprechende Empfehlungen mitgeteilt werden können, spüren die Patienten meist genau.

## „Hilfe für Helfer"

Die Situation Krebskranker kann nicht losgelöst von ihren Angehörigen und professionellen Betreuern gesehen werden. Auch diese erreichen oft die Grenzen ihrer Belastbarkeit: So sind mehr als die Hälfte der Beschäftigten onkologischer Stationen im Sinne eines *„Burn-out-Syndroms"* gefährdet (Ullrich, 1987). Die Bewältigungsstrategien sind denen der Patienten ähnlich: *Verleugnung* und *Abgrenzung*, gut charakterisiert durch den Ausspruch einer Krankenschwester: „Du mußt lernen, das geht Dich alles nichts an, nach acht Stunden Tür zu ..." (Kathan, 1991).

Viele der (fragwürdigen) Umgangsformen und Selbstverständlichkeiten im Krankenhausalltag sind als *Abwehr- und Bewältigungsmaßnahmen* von medizinischem Personal zu sehen. So kann vordergründig das emotionale Gleichgewicht gewahrt und die Arbeitsfähigkeit erhalten bleiben. Wenn die fachliche und zeitliche Überforderung noch groß ist, dann werden alle psychosozialen Maßnahmen, die „Zeit kosten", als unannehmbare Zusatzbelastung erlebt. Eine Krankenschwester spricht das aus: „Wenn ich am Wochenende neben den Diensten auch noch zu einer Fortbildung gehe, dann ist meine Beziehung zu Ende." Vordergründig an „*Zeitproblemen*" scheitern häufig Stations- und Patientenbesprechungen, Supervisionen und Fortbildungen. Ein reflektierendes Infragestellen eigener Verhaltensweisen und eine intensivere Auseinandersetzung mit der psychischen, vor allem emotionalen Problematik der Patienten wird zum Selbstschutz oft gemieden.

Es stellt sich außerdem die Frage, inwieweit ein Wissen, welche Verbesserungsmöglichkeiten der Betreuung es gäbe (z. B. individuelleres und intensiveres Eingehen auf den einzelnen Patienten), nicht ohnehin oft schon besteht. Die Umsetzung dieses Wissens scheitert meist an *institutionellen Problemen* (wie Personalmangel, Personalschlüssel, räumlichen Voraussetzungen), an denen Fortbildungsveranstaltungen nichts ändern können.

## Forderungen zur Verbesserung der Situation

1. Ob Betreuungsangebote von Patienten angenommen werden und wie sie erlebt werden, hängt wesentlich vom *Zeitpunkt* und der Art des Angebots ab. Nachsorge muß bei der Vorsorge beginnen, psychische Betreuung sollte bereits bei Aufkommen eines Krebsverdachts einsetzen und in einen Betreuungsprozeß neben der stationären körperlichen Therapie und der ambulanten Chemo- und Strahlentherapie übergehen. Der wichtigste Faktor ist, daß diese Betreuung *grundsätzlich allen Patienten* zuteil werden muß (Fiegl, 1993).

So steht bei den Perspektiven einer effizienten psychosozialen Versorgung Tumorkranker an erster Stelle der Empfehlungen eine Verankerung professioneller Betreuer, z. B. in Form von Liaisondiensten im *Akutkrankenhaus* (Kerekjarto und Schug, 1987). Der psychosoziale Mitarbeiter wahrt durch seine *Präsenz* vom Zeitpunkt der Aufklärung über das präoperative Gespräch und den stationären Aufenthalt bis hin zur ambulanten Nachsorge die Kontinuität. Durch die primäre Einbeziehung kann eine spätere „Kränkung" durch Zuziehung des Spezialisten verhindert werden. Der Kontakt wird in einer Phase hergestellt, in der der Patient dafür am empfänglichsten ist und ihn meist auch am dringendsten braucht. Er kann dann später bei Bedarf auf ihn zurückkommen.

2. Patienten sind häufig außerstande, ihre Angst und Belastung zu äußern, und bieten vordergründig eine sehr gefaßte Haltung. Der psychosoziale Betreuer muß daher den Patienten *einen Schritt entgegenkommen*, sie von sich aus zu einem Gespräch unter vier Augen einladen und bei Bedarf Angehörige miteinbeziehen.

3. Wo ein spezieller „Psychoonkologe" nicht vorhanden ist und Patienten überwiesen werden müssen, ist die Art und Weise dieser *Überweisung* für ihren Erfolg entscheidend. Um die wünschenswerte positive *Einstellung* übermitteln zu können, ist es für medizinisches Personal vielfach erst notwendig, sich auf diesem Gebiet zu informieren und sich eine klare Haltung zu erarbeiten. Die nötigen *kommunikativen Fähigkeiten* können erworben werden.

4. So würde eine *Erweiterung der psychosozialen Kompetenz* bei ärztlichem und pflegerischen Personal den Patienten zugute kommen und gleichzeitig die *Berufszufriedenheit* im onkologischen Bereich erhöhen (nach Hampel und Gebel-Martinez, 1989). Die Problematik liegt allerdings auch hier in der Akzeptanz der Angebote. Gerade *Pflegepersonal*, das oft an der Grenze der Belastbarkeit arbeitet, ist verständlicherweise nicht bereit, sich auch noch in der Freizeit mit der Problematik auseinanderzusetzen. In der *ärztlichen* Ausbildung ist dem Erwerb psychosozialer Kompetenz mehr Raum einzuräumen, spezifische Fortbildungen sind für ärztliches und Pflegepersonal sinnvoll. Supervision und regelmäßige interdisziplinäre Stations- und Patientenbesprechungen sind zur *Verbesserung der Kommunikation zwischen den Betreuern* zu fordern.

5. Der *Austausch* zwischen somatisch orientierten Medizinern, Pflegepersonal und „Psychoonkologen" bzw. Psychotherapeuten im allgemeinen sollte gefördert werden, um eine *Integration* beider Sichtweisen in der Patientenbetreuung zu erreichen. Schwierigkeiten ergeben sich derzeit durch unterschiedliche Sprachen und ein fehlendes wirklich integratives Menschenbild und medizinisches Modell (siehe „bio-psycho-soziales Modell"). Eine *„Psychiatrisierung"* von Krebspatienten ist auf jeden Fall zu vermeiden!

6. *Öffentlichkeitsarbeit* in Form von *Information* über Psychotherapie und *Abbau von Vorurteilen* gegenüber den „Psycho-Fächern" ist notwendig. Psychosoziale Hilfe in Anspruch zu nehmen darf nicht mehr stigmatisierend sein. Psychotherapie sollte als hilfreiche Möglichkeit der Unterstützung in Krisen, schwierigen und belastenden Situationen, als entwicklungs- und wachstumsfördernd gesehen werden und als *so wertvoll, daß sie nicht nur „kranken" Menschen vorbehalten bleiben sollte.*

## Literatur

Aymanns P (1992) Krebserkrankung und Familie. Huber, Bern Stuttgart Toronto
Fiegl J (1993) Zur psychosozialen Betreuung von Krebspatienten im Krankenhaus. Psychother Forum 1: 236–237

Hampel E, Gebel-Martinez E (1989) Pilotstudie zur psychosozialen Versorgung von Tumorpatienten in der Region des ITZ Tübingen. Interdisziplinäres Tumorzentrum Tübingen

Hohenberg G, Frischenschlager O (1989) Psychosoziale Betreuung radioonkologischer Patienten. Öst Ärztezeitg 44: 50–56

Kathan B (1991) „Mein sozialer Tic ist geheilt". Krankenschwestern sprechen über ihre Belastungen. VOR-ORT, Innsbruck

Kerekjarto M, Schug S (1987) Psychosoziale Betreuung von Tumorpatienten im ambulanten und stationären Bereich. In: Nagel GA et al (Hrsg) Aktuelle Onkologie 37. Zuckschwerdt, München Bern Wien San Francisco

Schlömer U (1993) Psychotherapeutische Begleitung von Strahlentherapiepatienten. Psychother Forum 1: 205–214

Ullrich A (1987) Krebsstation: Belastungen der Helfer. Peter Lang, Frankfurt Bern New York Paris

# Bedingungen würdiger Onkologie

*Andreas Heller, Ralph Grossmann, Irma Schwartz*

Vorbemerkung

Dieser Beitrag richtet sich weniger an Angehörige und Betroffene, sondern an Professionelle und im Krankenhaus Beschäftigte. Er soll eine Perspektive aufzeigen, die in der Diskussion um „menschliches Sterben im Krankenhaus" nicht im Blick ist.

## 1. Krankenhaus – kein Ort fürs Sterben

Das Sterben und die Sterbenden sind im derzeitigen Krankenhaus kein Thema; und das ist verständlich. Im Krankenhaus als Organisation dominiert die medizinisch-naturwissenschaftliche Sichtweise. Die alltägliche Arbeitsorganisation und die beruflichen Handlungsabläufe werden auf die Funktions- und Handlungsfähigkeit der medizinischen Berufsgruppe ausgerichtet. Diese ist in ihrem spezialisierten Handeln einer maximalen Lebensverlängerung verpflichtet. Die ganze Erfolgsgeschichte der Medizin basiert auf diesem Kampf gegen den Tod, der mit buchstäblicher Todesverachtung geführt wird. Aus dieser professionellen Verleugnung des Todes wird jene Energie gewonnen, diesen letztlich aussichtslosen Kampf überhaupt immer wieder neu bestreiten zu können.

Der Erfolg im Kampf gegen den Tod begründet sich weiterhin in der Ausdifferenzierung der Medizin. Die medizinischen Interventionen zentrieren sich auf die Wahrnehmung von Krankheiten, auf Organe, auf Details des menschlichen Organismus. Der Mensch als Ganzer spielt in der medizinischen Behandlungs- und Therapielogik eine eher geringe Rolle. Im Sterben wird der Mensch als Frau oder Mann samt seinem sozialen Umfeld wieder sichtbar. Auf diese Situation ist die Medizin nur unzulänglich vorbereitet. In der Regel kann bis zum letzten Atemzug medizinisch, technisch, medikamentös immer etwas gemacht werden. Der Mensch gerät in dieser Perspektive in die Rolle eines zu bearbeitenden Werkstücks, in das ingenieurhaft eingegriffen wird. Ganz im Sinne einer hochspezialisierten und technisch ausdifferenzierten Diagnose- und Labormedizin wird medizinisch deshalb erfolgreich gehandelt, weil man der Logik der eigenen Fachdisziplin verpflichtet ist und entlang ihrer Kriterien Handlungssicherheit gewinnt. Probleme treten verstärkt dann auf, wenn Kommunikation und Kooperation über die fachspezifischen Begrenzungen (Medizin und Psychologie/Psychotherapie) und die Grenzen der Organisationen (ambulante und stationäre Versorgung) notwendig werden. Im Kontakt mit den PatientInnen und ihren Angehörigen wird die Handlungsfähigkeit nicht selten durch die eigene Hilflosigkeit und Sprachlosigkeit überschattet und beeinträchtigt.

Gerade weil das Krankenhaus als medizinisch dominierte Organisation in der derzeitigen Ausrichtung den Tod nicht akzeptieren kann (und darf) und gerade daraus seine Leistungsfähigkeit gewinnt, können menschlichere Bedingungen des Sterben nur langsam entwickelt werden.

## 2. Die Ambivalenzen des Sterbens

Die Einschätzungen im Krankenhaus, Veränderungen zugunsten einer besseren Versorgung von Sterbenden und einer angemessenen Unterstützung der Professionellen in diesem Feld sind eher zurückhaltend, wenn nicht resignativ. Die Gegensätze zwischen persönlicher Einsicht und faktischer Realität, zwischen individuellem Bewußtsein und strukturellen Bedingungen, zwischen engagiertem Wollen und organisationellem Nicht-Können begründen diese Stimmung. Hinzu kommt, daß alle Professionellen angesichts des Sterbens an ihre berufliche und persönliche Grenze kommen. Als Menschen sind auch sie Betroffene, die ihren eigenen Tod noch vor sich haben. Diese psychisch-biographische bzw. existenzielle Tiefendimension, die trivial zu sein scheint, darf in ihrer Bedeutung für die soziale und professionelle Kontaktgestaltung und Betreuungskontinuität mit chronisch Kranken nicht unterschätzt werden. Ein psychosoziales Kernproblem der Betreuung Schwerkranker und Sterbender ist die persönliche Betroffenheit und Anteilnahme der Helfenden, ihre Identifikationsbereitschaft und -fähigkeit angesichts von Schwerkranken und ihren verzweifelten Situationen, die sich sowohl in Hilflosigkeit, Ohnmacht und Überforderungsgefühlen ausdrücken kann, aber auch in Zorn, Wut und Aggressivität. Die oft aggressiven Impulse von sterbenden PatientInnen haben in einer Organisation wie dem herkömmlichen Krankenhaus wenig Platz und werden häufig medikamentös beruhigt, statt mit therapeutischer Hilfe ausgedrückt. Die psychische Disposition, der in diesem Feld nicht selten depressiv getönten Grundstruktur der Helfenden, verstärkt eher ein Abwehrverhalten.[1]

### 3. Sterben zwischen Intimität und Professionalität

Zweifelsfrei gehört das Sterben lebensgeschichtlich zu den intimsten und persönlichsten Erfahrungen des menschlichen Lebens. In einem tiefgreifenden Prozeß gesellschaftlicher Ausdifferenzierung[2] hat sich das Sterben aus einem familial-nachbarschaftlichen Zusammenhang in einen professionell dominierten Bereich verlagert. Im Krankenhaus gehört das Sterben zur alltäglichen Routine. Dennoch sind wenig routinisierte Absprachen getroffen, und nur in geringem Maße sind die Handlungsabläufe, etwa auf Stationsebene, vorbereitend organisiert. Erst recht fehlen zielgerichtete Maßnahmen, durch die sich die verschiedenen Berufsgruppen zugunsten einer subjekt- und rollenstützenden Kommunikation aufeinander beziehen könnten. Sterben im Alltag ist Routine, bringt aber die Profesionellen immer wieder in eine spezifische Labilität. Sterben im Krankenhaus und die Entwicklung von Bedingungen des Sterbens müssen im Spannungfeld von Intimität und Routine gesehen werden. Im Umgang mit Sterbenden steht das Krankenhaus vor der äußerst anspruchsvollen Aufgabe, den Routinefall wieder in eine persönliche Intimität schützende Situation umzuwandeln.

Im Sterben kommt wieder der ganze Mensch, in seiner soziopsychosomatischen Ganzheit in den Blick; auf diese Situation ist eine lediglich organbezogene Medizin nicht vorbreitet. Hier zeigt sich deutlich die Ergänzungsbedürftigkeit durch fachliche Perspektiven (Pflege, Psychologie, Psychotherapie, Sozialarbeit, Theologie), um einen breiten Konsens dahingehend zu erreichen, daß im Sterben die Individualität der Person, die Charakteristika der Persönlichkeit zum Ausdruck kommen können. Oft genug versuchen gerade engagierte Personen im Krankenhaus durch persönlichen Einsatz diesen intimen und individuellen Rahmen herzustellen, indem sie beharrlich die strukturellen und organisationellen Bedin-

---

[1] Eine kritische, professionell gestützte Selbstreflexion der helfenden Berufe, die sich in besonderer Weise auf den Umgang mit Sterbenden konzentriert haben, ist unerläßlich, um Werte, Zielsetzungen und ethische Implikationen sichtbarer zu machen. Vgl Heller und Schwartz (1994, S. 211–219).

[2] Vgl Elias (1987).

gungen der Organisation ignorieren und ausblenden. Diese Ignoranz soll nicht moralisch mißverstanden werden. Die Aufmerksamkeit für den Sterbenden und die persönliche Betroffenheit des Sterbens absorbiert Energien und schränkt das Blickfeld der Handelnden auf die unmittelbare Situation ein. Diese spezifische Beschränktheit gehört zur Normalsituation des Sterbens. Erst wenn eine systematische Selbstbeobachtung und Selbstauswertung der Arbeit jener Menschen erfolgt, die professionell Sterbende begleiten, können die Ergänzungen und Angewiesenheiten in den Blick kommen und ritualisiert geregelt werden.

## 4. Sterben zwischen individueller Spezialisierung und organisationeller Ausdifferenzierung

In einer historischen Tradition wurde die Betreuung Schwerkranker und Sterbender der Seelsorge zugewiesen, die sich auch zuständig für diese Rollenübernahme machte. Dieser „Todesgeruch" haftet der Seelsorge bis heute an, auch wenn das eigene Selbstverständnis sich theoretisch-theologisch tiefgreifend gewandelt hat. Mittlerweile konkurrenzieren verschiedene nichtmedizinische Berufe, die allesamt für eine größere menschliche Nähe, für mehr Humanität stehen (Sozialarbeit, Psychologie, Seelsorge, und vor allem Pflege) mit unterschiedlichen Ambitionen um den Sterbenden. Diese latente Konkurrenzsituation in eine produktive Kooperation zu überführen, die fachliche Spezialisierung einzubinden in einen interprofessionell zu gestaltenden Arbeitszusammenhang zugunsten der Betroffenen und der helfenden Berufe, ist eine Aufgabe, die weithin erst noch geleistet werden muß.

## 5. Sterben zwischen persönlicher Begleitung und Organisationsentwicklung

In den letzten Jahren ist vor allem auch im Rahmen psychoonkologischer Orientierung die Betreuung Schwerkranker und Sterbender ein in der Fachöffentlichkeit resonanzfähiges Thema geworden. Sterbebegleitung wurde und wird eher als eine ausschließlich gesprächsorientierte, therapeutisch-stützende Beziehung gesehen. Darin wird dem Wechselspiel zwischen somatischer Erkrankung und psychischer Bearbeitung Bedeutung geschenkt. Diese Ausrichtung auf Sterbebegleitung als eine interpersonale Beziehung ist dringend ergänzungsbedürftig: Gesellschaftliche Organisationen entwickeln sich in der Regel durch interne Ausdifferenzierung und fachliche Spezialisierung. Neue gesellschaftliche Aufgaben bekommen ihren Status, ihre Legitimation und fachliche Aufmerksamkeit nur, wenn es neue Stellen und Organsiationsformen gibt, die sich dieser Aufgaben anerkannt annehmen. Es ist wichtig, organisatorische Strukturen zu schaffen, die den Bedürfnissen von Sterbenden gerecht werden und nicht nur der „Logik maximaler Lebensverlängerung" dienen. Nur so läßt sich in den etablierten Organisationen eine angemessene interprofessionelle Begleitung der Sterbenden und Unterstützung der Professionellen organisieren. Das heißt auch, daß die eher kurative und rehabilitative Behandlungsweise der Medizin durch eine palliative, lindernde pflegerisch-medizinische Akzentsetzung ergänzt werden muß. Die Einrichtung eigener organisatorischer Einheiten ist natürlich nicht als eine ausschließliche Alternative zu sehen. Auch auf der Ebene der Fachabteilungen werden Spezialisierungen und Ausdifferenzierungen stattfinden müssen. Zweifellos besteht ein Risiko der Spezialisierung darin, andere Bereiche zu entlasten und Aufgaben im Sinne der Delegation als gelöst zu sehen. Die Entwicklung von neuen organisatorischen Einheiten (etwa von Palliativstationen) hat eine wichtige Innovationsfunktion für ein Krankenhaus. Solche Modelle, die mit dem gesamten Haus vernetzt sind, die die Qualität für das Personal steigern, fachliche Beratung und Expertise vermitteln und somit Beiträge für die Gesamtentwicklung eines Krankenhauses leisten, sind zu fördern. In einem umfassenden Verständnis von Organisationsentwicklung stehen Spezialisierung und Integration in einem Gesamtzusammenhang und müssen notwendigerweise produktiv aufeinander bezogen werden.

## Literatur

Elias N (1987) Über die Einsamkeit der Sterbenden in unseren Tagen. Frankfurt
Grossmann R (1993) Gesundheitsförderung durch Organisationsentwicklung – Organisationsentwicklung durch Projektmanagement. In: Pelikan JM, Demmer H, Hurrelmann K (Hrsg) Gesundheitsförderung durch Organisationsentwicklung. Konzepte, Strategien und Projekte für Betriebe, Krankenhäuser und Schulen. Juventa, Weinheim München, S 43–60
Grossmann R, Heller A (1993) Leiten im modernen Krankenhaus. Schwerpunkte für die Leitungsarbeit der Pflegekräfte. Pflegemanagement 4: 15–19
Heller A (Hrsg) (1994) Kultur des Sterbens – Bedingungen für das Lebensende gestalten. Lambertus, Freiburg
Heller A, Schwartz I (1994) Psychotherapie angesichts des Todes. Aspekte thanatotherapeutischen Handelns im Krankenhaus. In: Pritz A (Hrsg) Psychotherapie im Krankenhaus. Orac, Wien

# Aktuelle ethische Fragen in der Krebsmedizin[1]

*Stella Reiter-Theil*

## 1. Alte und neue Fragen: Was muß, was darf der Arzt tun?

Die Medizin setzt sich schon seit ihren Anfängen, wenigstens seit der Antike, mit ethischen Fragen nach dem guten und gerechten ärztlichen Handeln auseinander (Eckart, 1990). Ein berühmtes Beispiel dafür ist der *Eid des Hippokrates* aus vorchristlicher Zeit, nach dem sich der Arzt dazu verpflichtet, das Bestmögliche für den Patienten zu tun, ihm keinen Schaden zuzufügen und Leben zu schützen (Eckart, 1990, S. 49). Der Rückgriff auf die Tradition ärztlicher Ethik oder auf eine christliche Orientierung in der Heilkunde genügt nicht mehr. Die moderne Medizin gibt den Menschen neue Fragen und Probleme auf: Ist das medizinisch „maximal Machbare" auch das im Interesse des Patienten Bestmögliche? Soll das Sterben eines unheilbar Kranken mit allen Mitteln hinausgezögert werden, wenn die Angehörigen dies wünschen? Inwieweit kann statistisches Wissen über den wahrscheinlichen Nutzen oder Schaden einer Behandlung eine Entscheidung im Einzelfall begründen?

Gegenüber der traditionellen Auffassung von Medizin sind vor allem die modernen Ergänzungen zum Bild des Arztes und des Patienten andersartig und neu. Nicht mehr wie Vater – oder Mutter – und Kind zueinander stehen, was die hippokratische Auffassung nahelegte, sondern nach Möglichkeit partnerschaftlich und dienstleistungsorientiert soll diese Beziehung heute gestaltet werden. Das erfordert der Begriff vom „mündigen Patienten", der sich über seine Krankheit, über verschiedene Behand-

---

[1] Für die anregende Diskussion einer früheren Fassung dieses Beitrags danke ich Dr. Johannes Mohm, wissenschaftlicher Mitarbeiter im Projekt „Patienten-Forum" von 1994–1995, sehr herzlich.

lungsmöglichkeiten, deren Risiken und Kosten informiert und dann bewußt entscheidet (vgl. das „Vertragsmodell", Wolff, S. 207f); dabei wird die Kooperation zwischen Behandelndem und Behandeltem, wie sie gerade bei chronischen Leiden notwendig ist, stark betont (vgl. das „Partnerschaftsmodell", Wolff, S. 208f). Abweichungen von diesem Wunschbild, die in Folge von Schmerz, Angst und Unwissen zustandekommen, sind zwar für Leidende charakteristisch, jedoch keine Argumente gegen das Ideal des mündigen, informierten Patienten, der bewußt über sein Leben verfügt. Dementsprechend werden auch an die Behandelnden neue Anforderungen gestellt: Er/sie soll nicht nur fachlich kompetent sein, sondern auch die Kunst der Gesprächsführung und der Begleitung von selbständigen Entscheidungen verstehen. Dazu gehört besonders, dem Patienten wichtige Information in verständlicher und angemessener Weise zu vermitteln, zu beraten, ohne zu bevormunden.

## 2. Ethische Orientierung für Behandelnde und Behandelte

Medizinethische Themen wie „künstliche Befruchtung", „Sterbehilfe" oder „Hirntod" haben in den Medien eine beeindruckende Allgegenwart erreicht. Aber an deutschsprachigen Universitäten und Krankenhäusern ist man gegenüber der Entwicklung in den USA und manchen nord- oder westeuropäischen Ländern weit im Rückstand (Kahlke und Reiter-Theil, 1992). Weder im Bereich der medizinischen oder pflegerischen Ausbildung, noch im Klinikalltag ist ausreichend dafür gesorgt, daß ethische Fragen ihren „Platz", ihren *Ansprechpartner* hätten. Ganz zu schweigen davon, daß Patienten und Angehörige über Ethik in der Medizin unterrichtet würden. Woher also ethische Orientierung, ein Bewußtsein von Rechten und Pflichten, Wert- und Zielkonflikten, Abwägung von Vor- und Nachteilen nehmen? Angestammte Moralvorstellungen darüber, was „man" tun oder nicht tun solle, Religion, kulturelle Maßstäbe, Weltanschauung – sie können heute keine allgemein verbindlichen Antworten darauf geben, welche Entscheidung im Einzelfall richtig ist.

Aus der „multikulturellen" Gesellschaft der USA stammt der *Ansatz der vier ethischen Prinzipien*, die als eine Art kleinster gemeinsamer Nenner, als Minimalkonsens seit etwa 15 Jahren Orientierungshilfe geben (Beauchamp und Childress, 1989). Diese vier Prinzipien sind nicht nur für Behandelnde bestimmt. Auch Laien, Gesunde, Kranke und Angehörige sollten sich mit ihnen auseinandersetzen (Kahlke und Reiter-Theil, 1995).

– Das erste Prinzip betrifft den *Respekt* des Arztes oder Pflegenden vor der *Selbstbestimmung*, der Autonomie des Patienten.

- Im zweiten Prinzip wird gefordert, daß die Behandlung dem Patienten *nicht schaden*, ja vielmehr Schaden abwenden solle.
- Die Therapie soll dem Patienten *nützen*, verlangt das dritte Prinzip.
- Und viertens wird die Forderung nach *Gerechtigkeit* in der Medizin erhoben.

Diese Prinzipien befreien die Medizin nicht etwa von ihren ethischen Problemen, sie sind jedoch sehr brauchbar, wenn es darum geht, eigene Gedanken zu ordnen, etwas vielleicht nur undeutlich Wahrgenommenes in klarere Begriffe zu fassen. Nicht zuletzt kann man sich auf sie stützen, wenn man eine Überzeugung, Kritik oder Widerspruch im konkreten Falle begründen will.

Zwei Beispiele sollen die ethischen Fragen und Verpflichtungen, die sich aus diesen Prinzipien ergeben, veranschaulichen:

Eine Patientin wird wegen eines Tumors am Darm operiert. Der Ehemann erwartet den Chirurgen voller Unruhe auf dem Gang des Krankenhauses. Er weiß, daß die Gefährlichkeit der Krebserkrankung in diesem Fall erst unter der Operation klar einzuschätzen sein würde.

„Wie geht es meiner Frau? Wie war die Operation? Ist es schlimm? Wie weit ist der Krebs ausgedehnt?", fragt er den Operateur, als dieser erscheint.

Der Arzt erkennt die Sorge des Mannes. Leider ist der Befund noch deutlich ungünstiger als erwartet. Wie soll er sich jetzt verhalten? Gibt er dem Ehemann Auskunft, verletzt er seine Verpflichtung, zuallererst die Patientin aufzuklären. Er riskiert, daß die Information – vielleicht in veränderter Form – die geschwächte Patientin unmittelbar nach dem Erwachen aus der Narkose erreicht, daß es möglicherweise zu Mißverständnissen oder Unklarheiten kommt. Hält er die Auskunft über den bedrohlichen Befund jedoch in dieser Situation zurück, wird der Ehemann u. U. noch stärker beunruhigt und stundenlang mit seiner Angst alleingelassen, bis ein Gespräch zu dritt möglich wird.

Fehlende oder ungenügende Aufklärung über krankheits- oder behandlungsbezogene Fragen durch den Arzt widersprechen dem Prinzip 1, Respekt vor der Autonomie des Patienten. Aber nicht nur die Aufklärung, sondern auch die Einhaltung der Schweigepflicht und der Schutz der Privatsphäre des Kranken sind aus diesem Respekt heraus geboten. Diese stehen jedoch zugleich in engem Zusammenhang mit den Prinzipien 2 und 3, daß die Behandlung – auch die menschliche Seite der Behandlung – nicht schaden, sondern nützen solle.

Das Medizinrecht in westlichen Demokratien gewichtet den Persönlichkeitsschutz des Patienten sehr stark (Deutsch, 1991), so daß es schwer ist, Entscheidungen gegen den Willen des Patienten zu vertreten und verteidigen, selbst dann, wenn die Prioritäten des Leidenden „unvernünftig" erscheinen.

Ein älterer Mann leidet an Lungenkrebs im fortgeschrittenen Stadium. Für ihn besteht keine Aussicht auf Heilung durch eine Operation. Aber durch eine Chemotherapie könnte sein Leben wahrscheinlich verlängert werden, erklärt ihm die behandelnde Ärztin. Auch seine Frau und seine drei erwachsenen Kinder möchten gern, daß alles dafür getan wird, ihn am Leben zu halten. Der Patient fürchtet sich aber vor den Belastungen der Chemotherapie. Er fühlt sich den belastenden Neben- und Nachwirkungen nicht gewachsen. Er kann sich nicht überwinden, „ja" zu dieser Behandlung zu sagen. Lieber will er, daß sein Leben früher zu Ende geht.

Was ist richtig: Die Haltung des Mannes akzeptieren oder versuchen, ihn zu einer Chemotherapie zu ermutigen? Gilt für die Angehörigen und die Behandelnden die gleiche Richtschnur?

Ungerechtigkeit zu erfahren, gehört zu den schmerzhaftesten Erfahrungen im Leben. Das gilt auch für Fragen der medizinischen Versorgung. Zugleich ist Gerechtigkeit eines der wichtigsten Themen in der Ethik und ihrer Geschichte überhaupt. Wie aber gerechte Verteilung, gerechter Zugang zu Angeboten der Medizin, therapeutischer Zuwendung und gesundheitsfördernden Gütern realisiert werden kann, ist angesichts steigender Bedürfnisse und der immer teurer werdenden Heilkunst ein großes Problem. Im konkreten – eigenen – „Fall" wird ungerechte Behandlung leichter greifbar und vielleicht auch beantwortbar sein, als es die globalen gesundheitspolitischen Fragen sind. Zur Mündigkeit des Bürgers gehört indessen auch die Auseinandersetzung mit den Problemen um die Gerechtigkeit im Gemeinwesen. Die Beteiligung der (betroffenen) Laien sollte also nicht nur die Diskussion über individuelle Schicksale und persönliche Erfahrungen mit der Medizin umfassen, sondern auch die Auseinandersetzung über eine möglichst befriedigende Versöhnung widerstreitender Interessen unterschiedlicher Gruppen im Gesundheitssystem.

### 3. Wer ist kompetent, wer ist verantwortlich?

Medizin, Pflege, Psychologie – die Gesundheitsberufe spezialisieren sich unaufhaltsam angesichts der explosiven Zunahme von Daten und Funden, Wissen und Können. Zugleich haben die „Experten", die von Berufs wegen mit kranken Menschen umgehen, Kompetenz, d. h. Zuständigkeit abgegeben, z. B. an die Patienten. Von der rechtlichen und ethischen Möglichkeit, als Patient/in selbst für oder gegen eine Behandlung zu entscheiden, läßt sich aber nur Gebrauch machen, wenn man um dieses Recht weiß. Und auch dann noch kann es sehr schwer oder unmöglich werden, über sich selbst zu bestimmen. Die Zuständigkeit des Patienten für das eigene Leben in Gesundheit und Krankheit nicht nur zu fordern, sondern auch zu fördern, ist daher ein wichtiges Anliegen der Ethik in der Medizin. Medizinethische Fragen sollten daher künftig stärker als bisher mit Laien, Gesunden und Kranken diskutiert werden. Zur Analyse kniffliger ethischer Problemstellungen, zur systematischen Aufarbeitung von Argumentationslinien und -lücken, für den Unterricht, die Begutachtung oder Beratung als Hilfestellung für Entscheidungsträger gibt es Ethik-Experten, zunehmend auch in der Medizin. Hingegen für höchstpersönliche Vorstellungen und Entscheidungen über ein lebenswertes und sinnvolles Leben gibt es keine fachliche Grundlage, kein professionelles Expertentum (Höffe, 1993, S. 276ff).

In der Behandlung schwerer Erkrankungen, zumal im Krankenhaus, steht dem Patienten nicht ein einzelner Arzt gegenüber, sondern eine ganze Reihe von Spezialisten, im günstigen Fall ein Behandlungsteam.

Nicht nur zwischen Arzt und Patient, Pflegekraft und Patient, Arzt und Pflegekraft usw. muß es daher zu Absprache und Zusammenarbeit kommen. Helfer mit unterschiedlichen Ausbildungen, Aufgaben und Kontakten zum Leidenden stehen in der Verantwortung, ihren Anteil zu einer guten Versorgung beizutragen. Sinnvollerweise sollten sich die in einem solchen Zusammenhang Tätigen über ihre Verpflichtungen und Zielsetzungen, Möglichkeiten und Grenzen verständigen, eine gemeinsame Handlungsgrundlage besitzen oder entwickeln.

Diese Herausforderung stellt sich jedoch im Alltag häufig als Überforderung dar: aufgrund von Zuständigkeiten, die sich überschneiden, unterschiedlichen Auffassungen über angezeigte Maßnahmen der Diagnostik oder Therapie und fehlende zeitliche oder organisatorische Möglichkeiten, über offene Fragen zu sprechen. Geteilte bzw. unklare Zuständigkeit oder Kompetenz gegenüber dem Patienten bedeutet mitunter auch geteilte bzw. unklare Verantwortung für Entscheidungen und Maßnahmen.

Zu den Aufgaben der Ethik in der Medizin gehört daher auch, für das Zusammenwirken unterschiedlicher fachlicher und persönlicher Kompetenzen klare Begriffe und Handlungsmodelle zu erarbeiten. Dabei geht es um die Verantwortung des einzelnen als Teil der Verantwortung aller Beteiligten für das Ganze.

## 4. Ausblick: Patientenforum Medizinische Ethik[2]

Miteinander sprechen und voneinander lernen sind zwei Ziele, die mit einem innovativen Projekt verfolgt werden. Die sich ausweitende Diskussion über ethische Fragen in der Medizin soll nicht nur von Fachleuten

---

[2] Für großzügige Förderung der bisherigen Veranstaltungen sei der B. Braun-Stiftung, Melsungen, ebenso wie der Firma Zeneca, Plankstadt, herzlich gedankt.

wie Ärzten, Juristen und Geisteswissenschaftlern getragen werden. Fragen nach Ziel und Maß in der Medizin, nach dem richtigen Handeln angesichts von Leiden und Sterben gehen alle an. Mit einem offenen Forum im *Krankenhaus* wurde ein Veranstaltungstyp entwickelt, der es erlaubt, Gespräche über ethische Fragen zwischen Patienten, Ärzten, Pflegekräften, Psychologen und Vertretern der Ethik zu führen (Christ et al., 1995; Mohm, 1995; Reiter-Theil, 1995; Reiter-Theil und Hiddemann, 1996).

Der „Geist" dieses Forums soll aber darüber hinaus auch in die Arbeit der Medien und ihre Darstellung der Medizin eindringen. Auch in der Vermittlung von Ethik im Unterricht für Studierende der Medizin und anderer Gesundheitsberufe sollte der Standpunkt der Betroffenen fester Bestandteil von theoretischen und praktischen Übungen sein. Ethische Argumente aus der Sicht eines Patienten für seine persönliche Wahl zu formulieren, auch wenn man sich für die andere, die ärztliche Seite qualifizieren will, ist ein wichtiges Training für die ethische Kompetenz des Behandelnden. Unterschiedliche ethische Positionen zwischen den beteiligten Berufsgruppen zu diskutieren, ist eine weitere Herausforderung in der Patientenversorgung, auf die Ethikaus- und fortbildungsveranstaltungen vorbereiten können (Reiter-Theil et al., 1993; Kahlke und Reiter-Theil, 1995).

Alle diese Aktivitäten stehen und fallen aber wiederum damit, daß jeder Umgang mit Menschen – erst recht mit leidenden – von dem Respekt der Selbstbestimmung jedes einzelnen getragen sein sollte und vor der moralischen Entmündigung des anderen Halt machen muß.[3]

## Literatur

Beauchamp TL, Childress JF (1989) Principles of biomedical ethics. Oxford University Press, New York Oxford

Christ G, Mohm J, Reiter-Theil S (1995) Patientenforum Medizinische Ethik – ein Modellprojekt der Akademie für Ethik in der Medizin. In: Ehninger G, Günther H (Hrsg) 7. Dresdner hämatologisch-onkologisches Gespräch. Individuelle Therapieentscheidungen bei „unbegrenzten Möglichkeiten". 18./19. November 1994, Pechstein. S 100–109

Deutsch E (1992) Arztrecht und Arzneimittelrecht. Springer, Berlin Heidelberg New York Tokyo

---

[3] Ich danke Herrn Prof. Dr. Wolfgang Hiddemann, Direktor der Abteilung Hämatologie/Onkologie der Universität Göttingen, für die gute Kooperation bei der Etablierung des Modells *Patientenforum Medizinische Ethik* in Göttingen und Feiburg, ebenso den Mitgliedern der Arbeitsgruppe *Patientenethik* der Akademie für Ethik in der Medizin e.V.

Eckart W (1990) Geschichte der Medizin. Springer, Berlin Heidelberg New York Tokyo

Höffe O (1993) Moral als Preis der Moderne. Ein Versuch über Wissenschaft, Technik und Umwelt. Suhrkamp, Frankfurt

Kahlke W, Reiter-Theil S (1995) (Hrsg) Ethik in der Medizin. Enke, Stuttgart

Kahlke W, Reiter-Theil S (1992) Ausbildung in medizinischer Ethik – Stand und Perspektiven in Deutschland. MMG 17: 227–233

Mohm J (1995) Patientenforum Medizinische Ethik „Aufklärung und Einwilligung". Akademie für Ethik in der Medizin (Göttingen) in Kooperation mit der Medizinischen Hochschule Hannover, 1. 12. 1993. Ethik Med (Hannover) 1: 38–40

Reiter-Theil S (im Druck) Ethische Probleme der Aufklärung in der Onkologie. Forum der Deutschen Krebsgesellschaft

Reiter-Theil S, Kahlke W, Dressel R (1993) Teachers' Training Course. Ein Projekt der Akademie für Ethik in der Medizin. Forum Medizinische Ethik, WMW 9/10, XLIX-LI

Reiter-Theil S (1995) Von der Ethik in der Psychotherapie zur patientenorientierten Medizinethik. Das Modell Patientenforum Medizinische Ethik. In: Beckmann D, Reiter L (Hrsg) Der Psychotherapeut im Spannungsfeld von Praxis, Forschung und sozialer Verantwortung. Hans Strotzka zum Gedenken. Psychosozial 18: 25–33

Reiter-Theil S, Hiddemann W (1996) Der Beitrag von Patienten zur Ethik in der Medizin: Problemwahrnehmung, Perspektivenwechsel, Mitverantwortung. ÄBW

Wolff HP (1989) Arzt und Patient. In: Sass H-M (Hrsg) Medizin und Ethik. Reclam, Stuttgart

# Hausärztliche Betreuung Krebskranker

*Roland Paukner*

„Krebs" – eine Diagnose, die das Leben eines Patienten meist schlagartig verändert. Nichts ist mehr so wie vorher, sein Denken, Fühlen und Handeln werden in Zukunft davon mitbestimmt werden. In dieser Situation brauchen fast alle Menschen Unterstützung und Hilfe durch andere, die ihnen nahestehen. Darüber hinaus wird aber auch professionelle Hilfe fast immer notwendig sein. Eine dieser Hilfen kann der Beistand des Arztes sein, sofern der Patient dies wünscht.

## Der Krebspatient und sein Hausarzt – eine Beziehung

Hat der Patient seit längerer Zeit einen Hausarzt, hat sich in diesem Fall wohl schon eine mehr oder weniger intensive Arzt-Patient-Beziehung aufgebaut. In den meisten Fällen ist der Hausarzt ein Allgemeinmediziner, dem neben seiner primärärztlichen Funktion auch eine familienärztliche Funktion zufällt. Darüber hinaus ist der Beruf des Allgemeinmediziners durch soziale Integrationsfunktionen, durch Koordinationsfunktionen im Gesundheits- und Sozialwesen, sowie durch die Funktion eines medizinischen Generalisten gekennzeichnet.

## Die Bekämpfung des Unheils als gemeinsame Aufgabe

Aus dem vorher Gesagten ergibt sich bereits, daß wirkliche Hilfe für den Patienten wohl nur durch Zusammenwirken von Patient, Angehörigen, privaten Betreuern und professioneller Hilfe erreicht werden kann. In diesen Beziehungen wird sich der Patient mehr oder weniger deutlich einen oder mehrere primäre Ansprechpartner auswählen, denen er sich vornehmlich anvertraut. In vielen Fällen wird dies der Allgemeinmediziner sein, insbesondere dann, wenn er schon lange der Hausarzt des Patienten ist. Eine vertiefte Beziehung zwischen Arzt und Patient kann die Folge des gemeinsamen Bemühens sein, die Krankheit zu bewältigen.

### Der betroffene Nichtbetroffene

Wenn hier von Gemeinsamkeit zwischen Arzt und Patient bei der Bekämpfung der Krankheit und ihrer Folgen die Rede ist, so ist doch ganz ausdrücklich festzuhalten, daß die Ausgangspositionen beider natürlich völlig verschieden sind. Gemeinsames Ziel ist, die Krankheit zu bewältigen, überhaupt nicht gemeinsam ist in der Regel das Betroffensein davon. (Und zwar durchaus im Doppelsinn des Wortes gemeint!) Nichts triebe den Patienten eher in Isolation und Sprachlosigkeit als der Satz „Wir werden das schon machen". Den Patienten bedroht die Krankheit, nicht den Arzt! Die Angst, Schmerzen zu erleiden oder an der Krankheit zu sterben, ist die Angst des Patienten! Erst wenn dem begleitenden Hausarzt die Unterschiedlichkeit in der Betroffenheit bewußt ist, werden Arzt und Patient auch die Gemeinsamkeiten in ihrer Beziehung entdecken können.

### Der Weg durch das Unheil

Beide, Arzt und Patient, werden den Gang auf diesem Weg natürlich völlig unterschiedlich erleben. Trotzdem kann es ein gemeinsamer Weg werden. Der Hausarzt kann dem Patienten Begleiter sein, nicht mehr! Aber auch nicht weniger! Die Unterschiedlichkeit in der Betroffenheit ist nochmals festzuhalten und alle Beteiligten tun gut daran, sich diese immer wieder bewußt zu machen. Nur wenn das klar ist und beim Arzt Empathie vorhanden ist, werden beide versuchen können, diesen Weg miteinander zu gehen. Sie werden sich aufeinander einlassen müssen, trotzdem wird der Arzt sich abgrenzen müssen, um nicht in kurzer Zeit ein hilfloser Helfer zu werden. Diese im Arzt-Patient-Verhältnis wie auch im Verhältnis zu den anderen Helfern notwendige Grenzziehung wird vom Patienten unter Umständen sehr schmerzlich erlebt. Sie kann tiefe Gefühle des Verlassenwerdens und der Verzweiflung auslösen. Je besser beide sich diese Möglichkeit schon vorher vor Augen geführt haben, je klarer sich beide den Unterschied in der Situation bewußt gemacht haben, desto besser werden sie auf die negativen Gefühle vorbereitet sein.

## Der Beginn des Weges

Am Anfang steht meistens die Sorge wegen eines neu aufgetretenen Symptoms. In dieser Phase hat der Hausarzt vor allem darauf zu achten, daß die Gefahr eines möglicherweise „abwendbar gefährlichen Verlaufes" (Braun) nicht verdrängt und übersehen wird. Er wird daher alle erforderlichen, für den Patienten oft sehr belastenden, Untersuchungen veranlassen und dem Patienten vor allem für die Kommunikation über die Sinnhaftigkeit von Untersuchungen und für die Interpretation ihrer Ergebnisse zur Verfügung stehen. Die Sorge über ein Symptom und das Erschrecken über eine Diagnose können durchaus gemeinsam sein, wenn auch, wie schon vorhin gesagt, in sehr unterschiedlicher Betroffenheit.

## Erste Weggabelung

Ist die Phase der versuchten Verdrängung und Verleugnung vorbei, so gilt es für den Hausarzt, die Wut und den Zorn des Patienten über sein Schicksal in Energie gegen die Krankheit umzusetzen. Er sollte mit dem Patienten in dieser Phase beginnen, Strategien gegen die Krankheit zu entwickeln und notwendige Therapiemaßnahmen mit ihm diskutieren. Ziel jeder Krebstherapie muß es wohl sein, entweder die Chancen, die Krankheit zu überwinden, wahrzunehmen, oder nur jene Therapiemaßnahmen einzuleiten, die eine Lebensverbesserung für den Patienten bringen. Ob das mit den geplanten Therapiemaßnahmen gelingt, ist nicht immer hundertprozentig vorherzusagen. Die Medizin soll dem Patienten in dieser Situation Hoffnung geben, aber sie soll auch die Grenzen des Machbaren nicht verleugnen. Je ehrlicher Hausarzt und Patient in dieser Frage miteinander umgehen, umso größer wird das Vertrauen zueinander sein, das sie im Kampf gegen die Erkrankung noch beide sehr brauchen werden. Andererseits muß der Hausarzt individuell auf den Patienten reagieren; der eine Patient will viel, wenige alle Konsequenzen wissen, andere Patienten wollen wenig wissen und die Verantwortung und Führung dem Arzt überlassen. Der Arzt tut gut daran, Fragen des Patienten ehrlich zu beantworten. Auf Fragen, die nicht gestellt werden, will der Patient auch meist keine Antwort haben. Es muß zwischen den beiden aber jederzeit klar sein, daß Fragen gestellt werden können, und diese auch beantwortet werden. Stimmt der Patient einer Therapiemaßnahme nicht zu, obwohl er über die Chancen und Risken ehrlich und im Rahmen dessen, was er wissen wollte, aufgeklärt wurde, so hat der Arzt das zu akzeptieren, was juridisch ohnehin keine Frage ist. Komplizierter ist es für das zukünftige Arzt-Patienten-Verhältnis. In dieser Situation muß der Arzt das Signal setzen, daß er zwar die Therapiemöglichkeiten vielleicht anders als der Patient einschätzt, aber daß das an seinem Engagement für den Patienten nichts ändern und er ihm daher genauso wie bisher zur Verfügung stehen wird. Die totale Aufklärung über alle Risken medizinischer Maßnahmen, die unter Umständen eintreten könnten, sowie das (ungefragte!) zwingende Mitteilen böser Prognosen, wie es mitunter von Juristen gefordert wird, halte ich in letzter Konsequenz für ärztlich nicht vertretbar. Hier bestehen noch etliche offene Fragen über ärztliche Ethik zwischen Juristen und Medizinern.

## Der weitere Weg

Der weitere Weg des Patienten, den er mit seinem Hausarzt geht, wird nach der Diagnose „Krebs" immer einer sein, der das ganze Leben durchzieht. Ist die Krankheit geheilt, so werden lebenslang Kontrollen erforderlich bleiben, kehrt die Erkrankung zurück, so werden neuerlich Therapiemaßnahmen diskutiert werden müssen. Bei unterschiedlicher Betroffenheit wird die Freude über Therapieerfolge und gute Befunde eine gemeinsame sein, wie auch die Frustration über schlechte Befunde oder einen schlechten Verlauf der Krankheit unterschiedlich aber gemeinsam sein wird. Von der Professionalität des Hausarztes ist zu fordern, daß er bei schlechten Befunden oder einem schlechten Verlauf der Erkrankung den Patienten aber auch seine Angehörigen und Betreuer nicht in die Verzweiflung abstürzen läßt. Es gilt, verbleibende sinnvolle Therapiemaßnahmen zu überlegen und den Patienten durch Schmerzen und Depressionen zu begleiten und diese zu bekämpfen. Dem Arzt, insbesondere dem vertrauten Hausarzt, wird sehr rasch klar werden, wie unterschiedlich die Bedürfnisse der einzelnen Patienten in dieser Phase der Erkrankung sind. Verlangt der eine Patient nach Schmerzstillung, lehnt sie der andere ab oder möchte trotz Schmerzen niedrigere Dosen, um klar zu bleiben. Will der eine Patient noch Therapiemaßnahmen, die sein Leben verlängern könnten, möchte der andere Ruhe. Viel Einfühlungsvermögen ist vom Arzt und den Betreuern des Patienten in dieser Phase erforderlich. Mitunter werden sie auch mit philosophischen, religiösen und anderen weltanschaulichen Fragen konfrontiert. Wie immer auch der eigene Standpunkt des Arztes dabei ist, gehört es zum ärztlichen Handeln, sich auch dabei möglichst in die Welt des Patienten einzufühlen. Es geht hier nicht darum, daß der Arzt Antworten auf Fragen gibt, auf die es für ihn vielleicht keine Antwort gibt. Es geht darum, daß der Patient sich mit seinen weltanschaulichen Standpunkten verstanden fühlt.

### Den Weg zu Ende gehen

Irgendwann signalisieren die meisten Patienten auf die eine oder andere Weise, daß für sie der Weg zu Ende geht. Die Phase der Hinnahme des Schicksals ist eingetreten. Kann der Patient in seiner gewohnten häuslichen Umgebung bleiben, so ist der Hausarzt nun besonders gefordert. Gerade in dieser Phase der Erkrankung erfordern die komplexen Bedürfnisse des Patienten meist eine intensive Zusammenarbeit im Team der Betreuer. Auch die Stützung der Angehörigen ist nicht zu vergessen. Der Patient setzt möglicherweise Signale, daß er über seine letzte Lebensphase und den Tod sprechen will. Um ihn in dieser existentiellen Krisensituation nicht zu isolieren, bedarf es ein hohes Maß an Aufmerksamkeit, um diese Signale nicht zu übersehen. Ist der Hausarzt ein wichtiger, vertrauter Ansprechpartner für den Patienten, so kann durchaus er mit diesen Signalen konfrontiert werden.

### Einander loslassen können

In der letzten Phase der Krankheit gilt es besonders, in den Patienten hineinzuhorchen, was er gerade braucht. Vor allem gilt es, sinnlos gewordene medizinische Maßnahmen zu unterlassen. Gleichzeitig darf der Patient sich von der Medizin nicht „austherapiert" und abgeschrieben vorkommen. Kein Mensch ist je „austherapiert"! Die Bekämpfung der Schmerzen, das Therapieren der Depression, die medizinische Begleitung der letzten Lebensphase, mit dem einzigen Ziel, dem Patienten subjektive Erleichterung zu bringen, ist eine ganz wesentliche Aufgabe ärztlichen Handelns. Nur eine pervertierte Medizin kann diese Aufgabe nicht mehr als die ihre wahrnehmen.

### Zurückbleiben

Der Tod des Patienten ist für alle Mitbetroffenen auch die Konfrontation mit dem eigenen Ende dieses Lebens. Hat der Patient viel gelitten, wird es meist als Erlösung empfunden. Trotzdem bleibt die existentielle Frage des

Menschen nach dem Sinn. Für einige Menschen wird es Antwort darauf geben, für andere nicht. Jedenfalls wird es für alle, die mit dem Tod eines von ihnen betreuten Menschen konfrontiert sind, ein existentielles Erlebnis sein, sofern es nicht verdrängt wird. Sind Angehörige mitbetroffen, so stellen sich für den Hausarzt in seiner familienmedizinischen Kompetenz weitere Aufgaben der Stützung und Begleitung. Für ihn selbst bleibt es meist – will er es auch wirklich wahrnehmen – ein Stück existentielles Lernen und existentieller Erfahrung, das er von seinem ehemaligen Patienten mitnehmen kann.

# Krebsvorsorge, Krebserkennung und Behandlung, Krebsnachsorge in einer Allgemeinpraxis

*Walter Mezgolich*

Eigentlich zögere ich schon beim Wort Allgemeinpraxis. Was ist denn das, ein Allgemeinmediziner? Im üblichen Verständnis gilt sie/er als Ärztin/ Arzt, der kein Facharzt ist, meist ein Vertragspartner der Krankenkassen, den man aufsucht, wenn man krank geschrieben werden muß oder will, und der am ehesten Hausbesuche durchführt. Die Allgemeinmediziner behandeln häufige unkomplizierte Krankheitsbilder, vom grippalen Infekt bis zur Lungenentzündung, die unzähligen Beschwerden des Bewegungsapparates und andere Leiden wie den hohen Blutdruck. Jeder von uns kennt die Allgemeinpraxis und jeder von uns hat so seine Kenntnisse und Erfahrungen was die Allgemeinmedizin leistet und was zu leisten sie im Stande ist. Entsprechen Ausbildung und Einrichtung nicht mehr, so wird der Erkrankte zum Facharzt oder an die Fachabteilung eines Krankenhauses überwiesen.

In der Erwartung von Heilungserfolgen bei schwereren Erkrankungen spielt die Allgemeinmedizin eine marginale Rolle.

## Was kann ein Allgemeinmediziner zur eventuellen Verhinderung einer Krebserkrankung beitragen?

Den anderen und sich selber das Rauchen mies machen, gutartige Darmpolypen abtragen lassen, Magengeschwüre ausheilen, verdächtige Muttermale beobachten und Scheidenabstriche begutachten lassen – das ist, soweit ich es sehe, unser gesamtmedizinischer Vorbeugungsbeitrag. Wir wissen noch sehr wenig darüber, wieso einer an Krebs erkrankt. Auch die an sich sehr interessanten Vermutungen, daß Krebs durch eine Schwächung unseres Abwehrsystems entstehen könnte, und die damit verbundenen Ergebnisse der Streßforschung haben bis jetzt keine brauchbaren Ergebnisse gebracht. Die hin und wieder auftauchende Vorstellung einer zur Krebserkrankung prädisponierenden Krebspersönlichkeit ist für mich auch so ein hilfloser Versuch, etwas zu erkennen, wo nichts zu erkennen ist.

## Die Diagnose

Die angebotenen Vorsorgeuntersuchungen haben in bezug auf Krebs nur einen geringen Vorsorgewert. Um einen Tumor in einem bildgebenden Verfahren sichtbar zu machen, muß er aus 10 hoch 9 Zellen aufgebaut sein und damit einen Durchmesser von 1 cm haben. Die wenigsten Tumore machen bei einer solchen Ausdehnung schon Beschwerden. Treten Beschwerden auf, so sind dies meist tumoröse Veränderungen an der Körperoberfläche, Blut im Hustenschleim, im Erbrochenen, im Stuhl oder Harn, langdauernder Husten, Schmerzen, unklarer Gewichtsverlust, Müdigkeit und Blässe, Gelbfärbung der Haut und der Augen, Verdauungsbeschwerden, selten langdauerndes Fieber, Appetitlosigkeit, Schwindel. Es sind eine Fülle von Beschwerden, deren Zuordnung zu einem Organsystem oft nicht gelingt.
 Die Expertenmedizin ist hauptsächlich organbezogen organisiert. Der Gynäkologe, der Gastroenterologe, der Proktologe seien als Beispiele erwähnt. Wird ein Mensch von den Symptomen einer Krankheit befallen und kann er sie einem Organsystem zuordnen, wird er den dafür zuständigen Experten zu Rate ziehen. Bei der Vielzahl von Symptomen und der Schwierigkeit der Organzuordnung – ich nehme ab und weiß nicht wieso, ich habe Blut in meinem Speichel entdeckt und weiß nicht, woher es kommt – neigen viele Menschen dazu, einen Allgemeinmediziner, den Hausarzt, aufzusuchen, um sich von ihm beraten zu lassen. Wir alle haben Angst vor einer Krebserkrankung, und wir sind über die Anzeichen einer solchen bedrohlichen Erkrankung, wie ich sie oben angeführt habe, informiert. Gerade die Stellung des Hausarztes in unserem medizinischen Versorgungssystem ermöglicht ein Auffangen dieser Angst, so daß man leichter darüber reden kann und gemeinsam Strategien entwickeln kann.

## Die Stellung des Hausarztes

Die Beziehung zu den Patienten geht meist weit über das schulmedizinische Wissen hinaus, oder noch richtiger, es erweitert dieses beträchtlich um Mitmenschlichkeit. Die Menschen, die sich an mich wenden, sind mir sympathisch oder unsympathisch, manchmal ärgern sie mich, oft freue ich mich an ihnen. Sterben sie, bin ich betroffen, manchmal traurig, ich freue mich über ihre Erfolge und wenn sie scheitern, empfinde ich Mitleid oder Schadenfreude. Ich bin eingebunden. Mit jedem von ihnen entsteht mit der Zeit Bekanntschaft und Beziehung. Auffallend viele Allgemeinmediziner absolvieren eine psychotherapeutische Ausbildung, wohinter wohl steckt, daß es befriedigender ist, sich auch als Person zur Verfügung zu stellen und auch sich abgrenzen zu können, als ausschließlich sachliche Hilfe zu bieten.

Ich wurde auf mehrere Karzinomerkrankungen dadurch aufmerksam, daß ich den betroffenen Menschen oder Verwandten von ihnen auf der Straße, beim Einkaufen begegnete, und aus dem „Wie geht's?" wurde der begründete Verdacht auf eine Erkrankung. Über die Medien sind die Menschen gut informiert über die ersten Anzeichen einer möglichen Krebserkrankung. Nimmt einer so etwas an sich wahr, tritt Angst auf. Die Angst teilen und weitere Schritte einzuleiten oder die Angst zu zerstreuen ist vor allem Aufgabe des Allgemeinmediziners.

Zusammenfassend zur Diagnostik: Es geht um das Erkennen der Gefährdung und deren Bestätigung mit anderer ärztlicher Unterstützung.

## Die Behandlung

Es gibt: Chirurgen, Neurochirurgen, Urologen, Orthopäden, Internisten, Dermatologen, Gynäkologen, Onkologen, Radioonkologen und Psychoonkologen. Sie alle behandeln krebskranke Menschen. Ich gehe davon aus, daß bei den meisten Krebserkrankungen die rechtzeitige Operation die größte Heilungschance bietet. Das bedeutet, daß die erste Behandlung der Erkrankung in einem Krankenhaus stattfinden wird. Lebt der Kranke in einer Familie oder einem ähnlichen Verband und ist der Allgemeinmediziner auch family-doctor, kann er sich als Vermittler zwischen dem Krankenhaus und den Angehörigen einschalten, oder er wird darum gebeten. Es geschieht immer wieder, daß ich von den Angehörigen gebeten werde, im Spital anzurufen und mich über den Zustand und die Prognose des Erkrankten zu erkundigen. Ich mache dann meistens die Erfahrung, daß der Krankenhausarzt mir glaubhaft versichert, daß die Angehörigen so detailreich informiert wurden, daß dem nichts mehr hinzuzufügen sei. Ich verstehe die Absicht der Angehörigen so, daß sie mich als Hausarzt so stark wie möglich einbinden wollen, um Sicherheit und Beruhigung zu erfahren, durch die mögliche Optimierung des Informationsflusses. Ich muß gestehen, daß es mir anfangs nicht leicht fiel, dem nachzukommen. Als ich ein junger Arzt war, war der Status des praktischen Arztes nicht sehr hoch. Auch mir erschien dieser Bereich nicht sehr attraktiv, und ich wurde vorerst einmal Chirurg. Im Krankenhaus wird eine eigene Sprache gesprochen, den Informationsfluß zwischen den einzelnen Abteilungen prägt eine sehr prägnante Nomenklatur zur ziel- und zweckgerichteten Information. Verläßt der Arzt das Krankenhaus, gerät er mehr und mehr unter den Einfluß der weicheren und weiteren Umgangssprache der Patienten, und sie wird mehr und mehr zu seiner eigenen. Das führt zu einem nicht nur sprachlichen Auseinanderdriften zwischen Krankenhausärzten und den Niedergelassenen. So kann es schon sein, daß bei den meist unter Zeitdruck stattfindenden telefonischen Kontakten Sprach- und Vorstellungsschwierigkeiten auftreten. Der Allgemeinmediziner fühlt sich von der Ausdruckswelt des Krankenhausarztes überfahren, und der Krankenhausarzt kennt nicht wirklich die Arbeitsbedingungen des in freier Praxis tätigen Allgemeinarztes.

Die Erstbehandlung und Betreuung findet in der Regel im Krankenhaus statt. Das ist so auch gut und richtig. Die Behandlungsangebote aus dem primären Versorgungsbereich, die es auch gibt, sind obscur und zeugen von Kritik- und Verantwortungslosigkeit der Behandler. In der Phase der Ersterkrankung findet auch eine Betreuung und Beratung der Angehörigen statt. In dieser Behandlungsphase entscheidet es sich auch meist, ob Heilung zu erwarten ist. Ist dies der Fall, erfolgt die Tumornachsorge im Krankenhaus und durch den Hausarzt und es erstaunt mich immer wieder, wie wenig Spuren und Veränderungen eine solche durchgestandene lebensbedrohliche Erkrankung hinterläßt. Anders wenn die Heilung unsicher ist oder es klar wird, daß sie überhaupt nicht stattfinden kann.

## Patienteninformation

Entsteht aus der Anamnese oder der körperlichen Untersuchung der Verdacht auf eine Krebserkrankung, teile ich meine Befürchtung dem Patienten mit. Bestätigt sich durch die nachfolgenden Untersuchenden die Diagnose Krebs, teile ich sie mit und informiere den Betroffenen über die Behandlungsmöglichkeiten. Ich rate zu einer Krebsbehandlung auch dann, wenn ich durch das fortgeschrittene Tumorstadium der Meinung bin, daß die Behandlung nicht hilfreich sein kann. Ich rate dazu, weil die Erkrankten in der Zeit viele Meinungen hören und viele Ratschläge bekommen werden und sie, wenn die Krankheit ihren Verlauf nimmt, zu ihrer Verzweiflung nicht auch noch das Gefühl bekommen sollen, etwas versäumt zu haben.

## Die Zeit der Unsicherheit – bin ich geheilt oder nicht?

In der Regel wird der betroffene Mensch von mehreren Ärzten betreut. Im Krankenhaus bemüht man sich durch entsprechende Therapieangebote, das Krankheitsgeschehen auszurotten oder einzudämmen. Der Hausarzt übernimmt die Betreuung daheim. Die körperlichen Veränderungen und Beschwerden werden von ihm so weit er es kann erklärt und zugeordnet. So trägt er dazu bei, dem Geschehen etwas von seiner Bedrohlichkeit zu nehmen. Einerseits soll er aber keine Heilungs-Illusionen erwecken, andererseits aber grundlose oder begründete Verzweiflung auffangen und zerstreuen, oder sie so weit wie möglich erträglich machen.

Die Belastungen einer Behandlung durch Bestrahlung und Chemotherapie können sehr groß sein. Ist die Behandlung hilfreich, unterstütze ich den Patienten beim Durchhalten. Will der Patient die Behandlung abbrechen und hat sie auch meiner Meinung nach wenig Sinn, unterstütze ich ihn auch dabei. Entscheidungen, wie der Abbruch einer Therapie, sind Entscheidungen zum Tod und müssen mit sehr viel Empathie begleitet werden.

## Der unheilbar Kranke und Sterbende

Wenn alle Behandlungsversuche gescheitert sind und das Siechtum immer mehr Pflege notwendig macht, sollte geklärt werden, ob der Kranke im Spital oder daheim betreut werden kann. Die Pflege daheim ist trotz der unterstützenden Dienste – Heimhilfe, mobile Schwestern, Hausarzt und Hospizdienst – für die Angehörigen zeitlich und seelisch belastend. Ich fördere die Pflege daheim sehr, und immer mehr Betroffene in meinem Wirkungsbereich entschließen sich dazu. Ich fühle mich verpflichtet, jeden Tag, auch am Wochenende, ein oder zwei Visiten zu machen, und ich widme den Betreuern ebenso viel Aufmerksamkeit wie dem Betreuten.

## Warum fördere ich die Heimkrankenpflege?

Wir alle leben in Beziehungen. Eine besondere Stellung in unserem Leben nimmt der Platz ein, zu dem wir immer zurückkehren. In der Regel ist das unsere Wohnung, die meist auch Zentrum unserer Beziehungen ist. Es ist der Platz der meisten Vertrautheit, wenn auch die Beziehungen an diesem Ort turbulent sein können. In der Todesbedrohung sind wir am vertrauten Ort am meisten getröstet. Die Beziehungen – die Ehefrau, der Ehemann, die Lebensgefährten, die Kinder – können in der Gegenwart des

Todes, losgelöst von den alltäglich mitunter trennenden Bedürfnissen, noch einmal fürsorgliche Liebe und Wertschätzung erfahren – eine Quelle des Trostes für den Sterbenden und die Zurückbleibenden.

## Gespräche mit Todkranken

Ich habe nie zu einem Kranken gesagt: „Sie werden nur mehr so und so lange leben", außer er hat es überzeugend gewünscht. Für mich lebt ein Mensch, solange er lebt, und wenn er tot ist, ist er tot. Wir müssen sehr aufmerksam auf die Bedürfnisse und die Bedürftigkeit von Sterbenden eingehen, ihre schwindende Verbundenheit zur Welt spüren und die Lebenskraft, so lang sie da ist, unterstützen. Jeder von uns hängt am Leben, bis ihm die Sinne vergehen. Ich sehe es nicht als meine Aufgabe, einen Menschen aufs Sterben vorzubereiten, ich sehe es als meine Aufgabe, das Sterben zu erleichtern. Keiner von den Menschen, die ich beim Sterben begleiten konnte, wollten über den Tod reden, sondern darüber, wie der nächste Tag sein wird.

## Zusammenfassung

Der Krebs ist die zweithäufigste Todesursache in den entwickelten Ländern. Wenn drei Menschen beisammen stehen, wird einer von ihnen an Krebs sterben. Das Leiden und Sterben an Krebs dauert oft lange und stellt hohe Anforderungen an die Leidensfähigkeit der Erkrankten und die Bereitschaft der Betreuenden. Die Allgemeinmediziner sind auf Grund ihrer Stellung in den medizinischen Diensten – eine von der Persönlichkeit des Arztes abhängige, mehr oder weniger gute Mischung aus Naturwissenschaft und Seelsorge – besonders gefordert, diese Aufgabe wahrzunehmen. Sie arbeiten und leben im unmittelbaren Lebensbereich der Menschen, die sich ihnen anvertrauen. Ein Sieg über das Karcinom wird am ehesten durch die Entdeckungen der Immunologie und der Genforschung zu erreichen sein. Bis dahin sind wir mit der möglichen Verhinderung des Krebstodes durch rechtzeitige Diagnose und, wenn das nicht möglich ist, zur Sicherung einer ausreichenden Lebensqualität und eines menschenwürdigen und schmerzfreien Lebensendes beauftragt.

Am Beginn dieser kleinen Arbeit stand die Frage „Was ist denn das, ein Allgemeinmediziner?"

Es zählen nicht nur die Fakten. Es zählt nicht nur der Ablauf von Diagnose und Therapie, von Nachsorge und Schmerzfreihaltung. Es zählt auch Respekt vor dem Schicksal des anderen und die Liebe zum Leben.

# Mit dem Rauchen aufhören – über den eigenen Schatten springen

*Andreas Nagler*

## Einleitung

Wenn Sie mit dem Rauchen aufhören oder jemandem dabei beistehen wollen, dann sollten Sie wissen, daß das meist außerordentlich schwierig ist – aber doch möglich. Die Erfolgsraten nach 1 Jahr liegen bei weniger als 10%.[1]

Ich werde Ihnen auf den nächsten Seiten einige grundlegende Zusammenhänge und persönliche Erfahrungen aus meinen eigenen Entwöhnungen, aber auch aus meinen Raucherentwöhnungsgruppen, mitteilen, die Ihnen dabei helfen können, es doch zu schaffen. Manche Aussagen werden Sie wundern, stehen sie doch zum Teil in krassem Gegensatz zu dem, was häufig behauptet wird. Ich habe in solchen Fällen die entsprechenden Literaturstellen angeführt, damit Sie sich selbst ein Bild machen können.

Ich habe selbst viel und begeistert geraucht: 24 Jahre ungefähr 40–60 Zigaretten pro Tag – ich weiß also, wovon ich hier schreibe – ich war bereits einmal 3 Jahre und bin jetzt wieder eineinhalb Jahre völlig „clean". Wenn Sie das auch sein wollen, dann widme ich Ihnen diese folgenden Seiten und wünsche Ihnen viel Erfolg!

## Überblick

Im ersten Abschnitt möchte ich kurz die Nachteile des Rauchens hervorheben: *Rauchen macht krank und tot.* Im zweiten Teil wird der Suchtcharakter des Tabakrauchens dargestellt; ohne daß Sie zugeben, daß Ihr Laster eine

---

[1] Henningfield J (1995) Nicotine medications for smoking cessation. New England Journal of Medicine 333: 1196.

Sucht ist, werden Sie kaum damit aufhören können: *Rauchen = Sucht*. Zur leichteren Entwöhnung folgt ein Kapitel über Nikotinersatz mit konkreten Dosierungsvorschlägen und einer Diskussion von Nebenwirkungen und Kontraindikationen: *Nikotin als Medikament*. Danach zeige ich Ihnen Möglichkeiten, Ihr Rauchverhalten schrittweise einerseits bewußt zu machen und andererseits zu verändern: *Rauchen verlernen*. Damit diese Veränderung von Dauer sein kann, erscheint es günstig zu sein, nicht nur eine Ihrer Eigenschaften zu ändern, sondern bei dieser Gelegenheit eine grundlegendere Veränderung zu unternehmen: *Ein anderer Mensch werden*. Um all das als harmonisches Werden verstehen zu können: *Der Weg ist das Ziel*.

## 1. Rauchen macht krank & tot

Tabakrauchen ist die wichtigste verhinderbare Todesursache überhaupt.[2] Rauchen verursacht die meisten Fälle (80%) von Lungenkrebs und chronisch obstruktiven Lungenerkrankungen (Bronchitis und Emphysem), einen Teil der Schlaganfälle und der koronariellen Herzkrankheit (Angina pektoris und Herzinfarkt).

Damit tötet das Zigarettenrauchen mehr Menschen als AIDS, Autounfälle, Mord und Selbstmord, sowie Alkohol und Feuer zusammen.[3]

Sollten Sie also ein Raucher oder eine Raucherin sein, die gelegentlich vor einer der eben genannten Todesursachen Angst hat, so erscheint es als eine gute Idee, zuerst einmal mit dem Rauchen aufzuhören und sich erst dann um alles andere zu kümmern.

## 2. Rauchen = Sucht

Nikotin ist eine der am stärksten süchtig machenden Substanzen.[4] Schon seit 1988 ist es klar: Tabakrauchen kann eine Sucht hervorrufen wie das intravenöse Spritzen von Heroin.[5] Etwa ein Drittel bis eine Hälfte der Gelegenheitsraucher wird physisch abhängig.[6] Die meisten körperlich abhängigen Menschen erreichen niemals eine langdauernde Abstinenz;

---

[2] Golding J (1995) Smoking. In: Brewis (ed) Respiratory medicine. Saunders, London.

[3] Kessler D et al. (1996) The Food and Drug Administrations regulation of tobacco products. New England Journal of Medicine 335: 991.

[4] Ebd.

[5] Kunze M (1992) Rauchertherapie: Konsensus in den deutschsprachigen Ländern. Soz Präventivmedizin 37: 223–230.

[6] Siehe FN 1, S. 1196.

die Hälfte der Abhängigen stirbt daher vorzeitig an den Folgen des Tabakrauchens.[7]

Alle weitverbreiteten Zigaretten liefern ausreichend Nikotin, um einerseits die Nikotinsucht zu ermöglichen, aber auch um diese Abhängigkeit aufrecht zu erhalten: Zigaretten liefern 6–11 mg Nikotin, davon nehmen Raucher 1–3 mg Nikotin auf; ungeachtet dessen, was auch immer von der Erzeugerfirma auf die Packung geschrieben wird.[8]

Im August 1995 wird vom Präsidenten der Vereinigten Staaten, Bill Clinton, verkündet, daß die Food and Drug Administration befunden hat, daß Nikotin in Zigaretten eine Droge ist und daß somit Zigaretten als Mittel für die Drogenaufnahme zu bezeichnen sind. In der Folge wurde von der Food and Drug Administration darauf hingewiesen, daß Rauchen in der Kindheit als „Kinderkrankheit" beginne, und ein Drogenbekämpfungsprogramm vorgestellt, das den Zigarettengebrauch bei jungen Leuten durch die Beschränkung der Werbung und des Verkaufs reduzieren soll. Weiters wurde festgestellt, daß einige Zigarettenhersteller Nikotin und Teerkonzentrationen gezielt verändern, um so die Nikotinsucht optimal zu etablieren und aufrechtzuerhalten.[9]

Ich hoffe sehr, daß Sie, wie ich selbst, dadurch wütend werden und so einen Grund mehr haben, mit dem Rauchen aufzuhören. Denn leider gibt es in Europa keine so deutlichen Stellungnahmen und auch keinerlei weitreichende Bekämpfungsprogramme.

Wenn Sie trotzdem selbst zu rauchen aufhören und dabei eines oder mehrere der folgenden Entzugssymptome erleben, so haben Sie ein Zeichen Ihrer Sucht identifiziert und müssen nicht mehr nur der Wissenschaft glauben, daß auch Sie süchtig sind:

– schlechte Laune, Gereiztheit, Ärger, Depression;
– Konzentrationsschwierigkeiten, Ruhelosigkeit, Ängstlichkeit, Schlaflosigkeit;
– langsamer Puls, vermehrter Appetit, Gewichtszunahme.

## 3. Nikotin als Medikament

### a) Wirkungsprinzip

Zigarettenrauch enthält einerseits Nikotin, das eine der am stärksten süchtig machenden Substanzen ist; anderseits Schadstoffe, die die weiter oben

---

[7] Ebd.
[8] Ebd.
[9] Siehe FN 3, S. 988.

genannten unerfreulichen Krankheiten verursachen können. Zur leichteren Entwöhnung kann man nur mehr Nikotin alleine einnehmen und die anderen Schadstoffe weglassen. So können Sie Nikotin als Medikament benützen und mit dem Zigarettenrauchen aufhören, ohne kräftige Entzugserscheinungen zu bekommen. In dieser so gewonnenen Zeit haben Sie Gelegenheit, das Rauchen zu verlernen und ein anderer Mensch zu werden, dem vielleicht andere Dinge wichtiger sind als das Rauchen. Nikotin als Medikament mildert nämlich die Entzugssymptome, es erzeugt eine angenehme Stimmung und steigert die Toleranz für Streß, aber auch für Langeweile.

### b) Verwendung

Nikotin als Medikament gibt es als Pflaster, Kaugummi, Nasenspray und als Inhalator. Nasenspray und Inhalator sind noch nicht lange auf dem Markt, und da ich noch keine Erfahrungen damit gemacht habe, werde ich hier nur über Kaugummi und Pflaster berichten:

Ich empfehle die Kombination aus beiden: das Pflaster, um eine dauernde niedrige Nikotinversorgung zu gewährleisten, und den Kaugummi, um das Ansteigen der Konzentration von Nikotin im Blut wie beim Inhalieren einer Zigarette zu simulieren. Eine der suchterzeugenden Eigenschaften des Zigarettenrauchens ist nämlich gerade diese plötzliche Erhöhung der Nikotinkonzentration im Blut, wie bei einer intravenösen Injektion.

Die Dosierung muß natürlich sorgfältig abgewogen werden; ich nenne Ihnen Vorschläge aus der Literatur, die Sie vor der Einnahme des Medikaments mit Ihrem Arzt besprechen sollen:

Wenn Sie mehr als 10 Zigaretten pro Tag rauchen, dann sollten Sie das stärkste Pflaster der jeweiligen Firma nehmen. Wenn Sie zwischen 5 und 10 Zigaretten pro Tag rauchen, dann nehmen Sie das mittelstarke Pflaster. Wenn Sie weniger als 5 Zigaretten pro Tag rauchen, dann werden Sie wahrscheinlich kaum stärkere Entzugssymptome haben und könnten es auch ohne Pflaster versuchen.

Die Pflaster in diesen Dosierungen werden Ihnen weniger Nikotin geben als die Zigaretten, die Sie früher geraucht haben, aber genug, um Ihre Entzugssymptome zu lindern.[10]

Zusätzlich können Sie den Kaugummi verwenden, falls Sie trotz Pflaster eine unbändige Lust auf Zigaretten verspüren: um nicht eine zu hohe Nikotindosis zu erreichen, empfehle ich geviertelte Kaugummis der stär-

---

[10] Siehe FN 1, S. 1200.

keren Dosis (4 mg), die aber sehr vorsichtig gekaut werden sollen – nicht so heftig wie die, die Sie als Süßigkeit kennen: Nehmen Sie den Kaugummi zwischen die Backenzähne und beißen Sie zweimal darauf, dann legen Sie den Gummi in die Backe und warten auf die Wirkung – dementsprechend kauen Sie weiter oder warten, bis Ihr „craving"[11] geschwunden ist.

*c) Kontraindikationen und unerwünschte Nebenwirkungen*

„Die große Mehrheit der Patienten kann Nikotin als Medikament sicher verwenden. Die einzige Kontraindikation besteht in einer Überempfindlichkeit oder Allergie gegen Nikotin, die selten ist, oder in einer Überempfindlichkeit gegen einen Bestandteil des Pflasters oder des Kaugummis.

Unerwünschte Nebenwirkungen von Nikotinkaugummis sind Schluckauf, Rülpsen, Wundsein der Backe und Müdigkeit der Kaumuskulatur. Beim Pflaster treten Hautreaktionen wie Jucken und Schwellung auf, die aber meist innerhalb eines Tages verschwinden. Vorteilhaft ist die Applikation an wechselnden Hautsstellen am Rumpf. Pflaster, die 24 h verwendet werden sollen, können Schlafstörungen hervorrufen, die aber nur schwer von Entzugssymptomen zu unterscheiden sind; sie verschwinden, wenn das Pflaster vor dem Schlaf entfernt wird.

Manchmal gibt es Abhängigkeit von der Ersatztherapie: 15–20% der abstinenten Patienten verwenden den Kaugummi länger als 1 Jahr.

Nikotin aus Pflastern und Kaugummis verursacht weniger Herzkreislaufveränderungen als Nikotin aus der Zigarette. In einer Studie hatten Nikotinpflaster keine ungünstigen Effekte bei Patienten mit aktiver Herzkreislauferkrankung.

Nikotinersatztherapie bei schwangeren Frauen ist nicht risikolos, scheint aber empfehlenswert zu sein, wenn mehr als 10–15 Zigaretten pro Tag geraucht werden und das Aufhören mit dem Rauchen ohne Nikotinersatz nicht gelingt."[12]

## 4. Rauchen verlernen

Das können Sie, indem Sie a) Risikosituationen erkennen und sich darauf vorbereiten, b) Rauchsituationen einschränken, c) keinerlei Ausreden akzeptieren, d) jemand anderen zur Unterstützung haben und e) sich konsequent für Ihren Erfolg belohnen.

---

[11] Engl.: heftiges Verlangen, wird im Zusammenhang mit Sucht verwendet.
[12] Siehe FN 1, S. 1200–1201.

*a) Risikosituationen erkennen*

Ich hoffe, Sie hatten bei dem Abschnitt über das Nikotin als Medikament ausreichend Gelegenheit, eine wichtige Strategie der Rauchentwöhnung kennenzulernen: Das Erkennen von Risikosituationen für die Entwöhnung, wie das Lesen von längeren monotonen Passagen ohne freudvolle Abwechslung – im allgemeinen: das Identifizieren einer Frustration wesentlicher Bedürfnisse, die Sie zum Rauchen bringen könnte. Um dieses Erkennen zu verbessern, empfehle ich dringend eine Phase des „bewußten Rauchens" vor dem eigentlichen Aufhören.

Dabei sollen Sie einerseits über die Momente, in denen Sie Gusto[13] auf eine Zigarette haben, und andererseits über die Situationen, in denen sie tatsächlich rauchen, etwa zwei Wochen Buch führen. Das umständliche Notieren führt schon oft dazu, daß Sie weniger rauchen, weil es Ihnen zu blöd wird, wegen so einer Zigarette den Notizzettel und den Bleistift zu suchen: Das waren die eher unnötigen Zigaretten.

Die wichtigeren Situationen sind die, in denen Sie tatsächlich rauchen; diese zeigen Ihnen zukünftige Gefahrenquellen Ihrer Entwöhnung.

Zur Tagesbilanz werden jeden Abend die Notizen der Gustosituationen nach Häufigkeit und Dringlichkeit geordnet: Die einfachen Situationen werden gleich einmal zum Üben genommen: Was Sie weglassen können, lassen Sie gleich einmal weg. (Siehe auch: b) Rauchsituationen einschränken.)

Für die schwierigen Situationen empfiehlt es sich, präzise Vermeidungsstrategien zu entwerfen und diese dann rigoros umzusetzen: Wenn es Ihnen unmöglich erscheint, zum morgendlichen Kaffee nicht zu rauchen, dann gibt es ganz einfach keinen Kaffee zum Frühstück mehr: Tee tut es auch, und der wird dann im Stehen getrunken, um der Versuchung einfach überhaupt keinen Raum zu lassen – wer raucht denn schon gerne im Stehen?

*b) Rauchsituationen einschränken*

Genau so, wie Sie ab jetzt die unwichtigen Zigaretten weglassen, können Sie das auch in für Sie maßgeschneiderten Situationen machen: Wenn Sie den Kontakt mit anderen Menschen lieben und dabei gerne rauchen, so kann es für Sie interessant sein, keine Zigaretten mehr von anderen anzunehmen – keine rituellen Geschenke mehr, die doch auch sagen sollen: Du bist einer von uns Rauchern. Denn gerade das wollen Sie ja

---

[13] Wienerisch: Lust auf etwas haben.

nicht mehr sein. Oder wenn Ihnen Ihre Nächsten viel bedeuten: keine Zigarette mehr nach dem Essen im Sitzen, im Speisezimmer, in der Wohnung. Nach dem Essen, wenn es schon sein muß, wird nur mehr im Freien geraucht. Als angenehmen Nebeneffekt brauchen Sie dann auch keine Schuldgefühle mehr zu haben wegen des Sekundärrauchens Ihrer Kinder und Freunde.

So nehmen, wie von selbst, die Gelegenheiten, in denen Sie rauchen, ab, und Ihre rauchfreie Zeit nimmt zu.

### c) Keinerlei Ausreden akzeptieren

Ausreden sind Verknüpfungen von irgendwelchen Geschehnissen mit der Erlaubnis zu rauchen; diese können aber einer objektiven Prüfung nicht standhalten.

Weder eine Streiterei noch ein kaputtes Auto, auch nicht die Verabredung mit dem Traumpartner rechtfertigen das Rauchen einer Zigarette: Hier handelt es sich bloß um aufregende Situationen, die Sie mit oder ohne Zigarette überleben werden; es ist nur Ihre Entscheidung, ob Sie dabei rauchen oder nicht.

In welcher Situation auch immer: Genießen Sie die Aufregung ohne Zigarette.

### d) Das „Buddy"-Prinzip

Schwieriges unternimmt man besser nicht alleine, dies ist schon vom Tauchen und Bergsteigen her bekannt. Also ist es auch beim Aufhören mit dem Rauchen günstig, sich eine Vertraute oder einen Vertrauten zu suchen, die Sie bei Schwierigkeiten immer wieder zu Hilfe holen können. Es sollte eine Person sein, der Sie leicht von eigenen Schwächen oder gar von Rückfällen erzählen können; also ein Freund oder eine Freundin, die die Bezeichnung „Buddy"[14] wirklich verdient. Diese Person sollte darüber hinaus unbedingt Nichtraucher oder besser noch Exraucher und rund um die Uhr leicht zu erreichen sein, denn sie soll Sie auffangen können, wann auch immer Sie glauben, es alleine nicht mehr zu schaffen.

Ähnliches gilt dann, wenn Sie gemeinsam mit einer Gruppe von Menschen zusammen zu rauchen aufhören, nur daß dann zusätzliche günstige Phänomene für Ihr Ziel nutzbar werden können:

Erstens merken Sie sehr bald, daß Sie mit Ihren Schwierigkeiten nicht alleine sind; zweitens können Sie Ihre Probleme mit anderen besprechen,

---

[14] Freund, Kumpel, Gefährte.

die in einer sehr ähnlichen Situation sind wie Sie selbst. Die Erfahrungen der anderen können Ihnen helfen, und auch Sie können den anderen beim Erreichen des nun gemeinsamen Ziels behilflich sein. So kann ein Zusammengehörigkeitsgefühl entstehen, das Ihnen zusätzliche Kraft gibt, die Sie vielleicht manchmal brauchen können. Und nicht zuletzt werden Sie sich sagen, wenn die anderen das können, dann kann ich das sicher auch.

*e) Erfolg wird belohnt*

Wenn Sie den ersten Tag nichts geraucht haben oder die erste schwierige Situation gemeistert haben, dann ist ganz sicher eine Belohnung gerechtfertigt: Und damit meine ich nicht eine Kleinigkeit, denn das, was Sie sich vorgenommen haben, ist keine Kleinigkeit, sondern vermutlich eine der schwersten Unternehmungen Ihres Lebens. Ich meine etwas, das tatsächlich für Sie wichtig ist, das Sie sich aber bisher nicht geleistet haben. Durch die Aufgabe Ihres kostspieligen Lasters haben Sie jetzt eine gewisse Summe Geld zu Ihrer Verfügung. Und die sollten Sie jetzt ausgeben, um sich für Ihre außerordentliche Leistung zu belohnen: zum Beispiel für eine Reise, dorthin, wohin Sie immer schon wollten; für ein sehr unvernünftiges Hobby, wie Fallschirmspringen, für ein sehr schönes Ding, das Sie immer schon wollten. Ich denke, da wird Ihnen sicher etwas einfallen.

## 5. Ein anderer Mensch werden

Wenn Sie jetzt schon an Ihre unerfüllten Wünsche denken, warum wollen Sie sich nicht gleich umfassender verändern, also nicht nur mit etwas aufhören, sondern vielmehr anfangen, so zu werden, wie Sie wirklich wollen? Vielleicht wundern Sie sich, aber ich versichere Ihnen, daß das zum Gelingen Ihrer Entwöhnung beitragen wird.

Stellen Sie sich vor, Sie malen zwei Bilder von sich: das eine, wie Sie jetzt sind, aber mit einer Zigarette im Mund, und das andere, wie Sie in Zukunft sein wollen, aber ohne Zigarette ...

Für mich war es einerseits der Mann im Kaffeehaus: klug und gebildet und von angenehmem Äußeren; allerdings mit einer etwas fahlen Hautfarbe und diesem unangenehmen Geruch der Zigaretten. Andererseits aber: der Mann mit dem elastischen Schritt, der genug Kraft und Ausdauer hat, alles, was auch immer er will, zu tun: Klettern, Tauchen, Motorradfahren ...

Und der werde ich gerade und rieche nicht mehr nach Zigaretten, oder nur selten, wenn ich aus dem Kaffeehaus komme – nach den Zigaretten der anderen. Um diesen Wunsch in die Wirklichkeit umzusetzen, habe ich mit dem Laufen angefangen und laufe bis zum heutigen Tag zwei- bis dreimal in der Woche etwa 9 km. Ich fühle mich dabei unverschämt gut.

Ich empfehle Ihnen, etwas Ähnliches zu finden, das Sie vom Istzustand in Richtung Wunschbild führen kann; es ist außerordentlich günstig, nicht nur mit etwas aufzuhören, sondern gleichzeitig mit etwas anzufangen, das für Sie Frühling und Leben bedeutet und das Ihnen viel Spaß macht.

### 6. Der Weg ist das Ziel

Jeder Schritt bedeutet ganz einfach, keinen Zug von einer Zigarette zu machen. Aber wenn Sie auf Ihrem Weg hinfallen und doch einmal eine Zigarette rauchen, stehen Sie einfach wieder auf, schütteln Sie den Staub ab und beginnen den Weg von neuem. Lassen Sie jeden Gedanken von Schuld hinter sich: Eine Zigarette ist eine Zigarette, mehr nicht.

### Zusammenfassung

Zigarettenrauchen ist Sucht und gesundheitsgefährdend. Mit Hilfe von Nikotin als Medikament, aber auch durch viele andere Methoden, an die Sie glauben, können Sie Zeit gewinnen, um das Rauchen zu verlernen, und so werden, wie Sie sein wollen. Das wird Ihnen die Kraft geben, die Sie brauchen, um Ihren Weg zu gehen. Vielleicht führt er Sie aus dem Schatten des Rauchs dorthin, wohin Sie wollen.

---

Wollen Sie ein Buch als Wegbegleiter? Allen Carr (1996) Endlich Nichtraucher. Goldmann Taschenbücher (Anm. des Hrsg.)

# Palliativpflege

*Agnes Glaser-Hekman*

Das Wort Palliativ ist abgeleitet von „Pallium", „palliare", mit einen Mantel bedecken, im Sinne des Linderns von Symptomen einer Erkrankung. Bei dieser Pflege bekommt der Patient einen Mantel der Fürsorge umgehängt: to care. Es ist eine Pflege, die lindern möchte, wenn nicht mehr geheilt werden kann.

Das International Council of Nursing (ICN) hat als Hauptaufgaben der Pflege folgendes bezeichnet:

- Gesundheit erhalten,
- Krankheit verhüten,
- Gesundheit wiederherstellen,
- Leiden lindern.

Die Engländer sagen: „Care, not cure!" Die Definition von Palliativmedizin und -pflege lautet: Die Behandlung von Patienten mit aktiver, progressiver, weit fortgeschrittener Erkrankung und einer begrenzten Lebenserwartung, für die das Hauptziel der Begleitung die Lebensqualität ist.

Der Schwerpunkt unseres Gesundheitssystems liegt zweifellos im kurativen Bereich. Heilung oder Beseitigung einer Krankheitsursache steht im Mittelpunkt: to cure.

Die Therapie wird gemessen an festgestellten Defiziten, die Krankheit wird behandelt, der Mensch bleibt auf der Strecke. Die Orientierung in der Pflege verlief und verläuft nach dem gleichen Muster.

Die Eigenständigkeit und das verstärkte Selbstbewußtsein in der Pflege bewirkt, daß diese sich wegbewegt von der defizitären Sichtweise. Es wird wieder versucht, den ganzen Menschen zu behandeln.

Der ganze Mensch ist auch das Stichwort in der Palliativpflege.

## Wenn nichts mehr getan werden kann, ist noch alles zu tun

Den Zeitpunkt, an dem dieser Satz ausgesprochen wird, nennen die Engländer: Point of no return. Es soll der Zeitpunkt sein, wo mit dem Patienten und seinen Angehörigen über eine weitere Therapieform gesprochen wird.

Ist kurativ tätig sein nicht mehr sinnvoll, weil eine Heilung nicht mehr möglich ist und die Lebensqualität darunter leidet, dann soll auf eine palliative Behandlung hingewiesen werden.

Immer wieder wird das Absetzen einer Kausaltherapie gleichgesetzt mit „nichts mehr tun können". Es ist jedoch eine Lüge zu sagen, daß nichts mehr getan werden kann! Wenn Patienten unter der Option des „Nichts-mehr-tun-Könnens" entlassen werden, dann führt dies geradewegs in eine für den Patienten ausweglose Situation, wo Einsamkeit, Hilflosigkeit, Depression und Schmerz das Leben bestimmen. Leben können bis zuletzt ist unter diesen Umständen unmöglich! Ganz abgesehen von vielen Pflegeproblemen, die auftauchen können, kann immer etwas getan werden, und wenn es „nur" zwei Schultern sind, die helfen, dieses Leid mitzutragen.

Natürlich setzt eine palliative Behandlung ein „wahrhaftiges Umgehen" miteinander voraus. Dies beinhaltet auch eine Offenheit dem Patienten und deren Angehörigen gegenüber, eine Offenheit in Bezug auf die Erkrankung, auf das körperliche Befinden und die Zukunft. Da tun wir uns oft sehr schwer.

Die Palliativpflege integriert die psychischen und spirituellen Bedürfnisse, sie bietet Unterstützung an, damit das Leben des Patienten bis zum Tod so aktiv wie möglich sein kann, sie bietet der Familie während der Erkrankung des Patienten, aber auch in der Trauerphase, Unterstützung an. Sie bejaht das Leben und sieht das Sterben als einen normalen Prozeß, sie will den Tod weder beschleunigen noch hinauszögern, und sie sorgt für Schmerzlinderung und Linderung anderer Symptome.

Cicely Saunders, die die Hospizbewegung in die 60er Jahren sozusagen reanimiert hat, hat den Begriff „total pain" geprägt. Mit „total pain" ist der Gesamtzustand, das schlechte Befinden, der totale Schmerz gemeint, unter dem die Menschen leiden, wenn sie unheilbar krank sind.

Das Verordnen der Medikamente ist „Arztsache". Wir als Pflegepersonen haben aber auch eine Fülle von Möglichkeiten, diese Patienten zu behandeln. Schmerzpatienten behandeln bzw. pflegen ist eine vielseitige und hochqualifizierte Tätigkeit, wobei die Erhaltung oder Erhöhung der Lebensqualität stets im Mittelpunkt stehen.

Die Erhaltung oder Verbesserung der Lebensqualität wird erreicht durch das Zusammenspiel von:

- Schmerztherapie,
- Symptomkontrolle,
- ganzheitlicher Pflege.

Die Schmerztherapie ist ein wesentlicher Bestandteil der Symptomkontrolle, aber auch der Palliativpflege. Der Leitsatz soll sein: „Pain is what the patient says it is", „Schmerz ist, was der Patient als Schmerz empfindet". Wir gehen davon aus, daß Schmerz vier Dimensionen hat:

- eine physische Dimension,
- eine psychische Dimension,
- eine soziale Dimension,
- eine spirituelle Dimension.

Die Pflege kann auf diesen vier Säulen aufgebaut werden. Ein paar Hauptmerkmale der Pflege sind:

- Der Kranke ist mein Lehrer. Damit ist gemeint: Schmerz (welcher auch immer) ist das, was der Patient Ihnen sagt, daß es ist. Es ist vermessen zu glauben, daß wir es besser wissen, wo der Patient Probleme bzw. Schmerzen hat. Wichtig ist immer die Selbstbestimmung des Patienten, und es ist anzustreben, diesen Zustand herzustellen, damit der Patient selber entscheiden kann. Die Therapie wird individuell auf den Patienten und nach seinen Wünschen abgestimmt.
  E. Bruera sagt: „Wir möchten nicht Palliativpflege ‚von der Stange', sondern ‚nach Maß', nicht Fabrikware, sondern Boutique-Palliation." Der Kranke ist auch mein Lehrer im Tagesablauf. Deshalb passen sich die Betreuer dem Patienten an. Das heißt, daß der Patient sich nicht integrieren muß im bestehenden System. Das funktioniert im Einzelfall auch im Krankenhaus.
- Der ganze Mensch muß behandelt werden, nicht nur die Krankheit.
- Wir wollen Schmerz verhindern, alles Invasive wird vermieden, z.B. wenn Medikamente rektal verabreicht werden können, dann greifen wir nicht gleich zur Spritze. Die sogenannte „therapia minima" bedeutet einen maximalen Aufwand an pflegerischer und ärztlicher Betreuung. Die palliative Behandlung ist viel zeitintensiver und emotional belastender.
- Wir versuchen, eine vierdimensionale schmerztherapeutische Pflege anzubieten.
- Versuchen Sie, wahrhaftig zu sein. Lügen haben kurze Beine, auch bei sterbenden Menschen. Sagen Sie, daß Sie es nicht wissen, wenn Fragen

gestellt werden, die Sie nicht beantworten können. Was Sie sagen, muß wahr sein!
– Der Patient und der Angehörige sind gemeinsame Partner des behandelnden Teams. Angehörige sollten bei jeglichem Informationsaustausch und in der Pflege einbezogen werden. Denken Sie hierbei an die Problematik der Aufklärung oder an eine eventuelle Entlassung.
– Zu guter Letzt sei noch erwähnt, daß die ganzheitliche Betreuung schwerkranker Menschen durch ein interdisziplinäres Team erfolgen soll. Es soll hier ein Miteinander für den Kranken sein! Für fachliche Eitelkeiten ist in der palliativen Betreuung kein Platz!
– Eine ständige Evaluierung der Pflegeprobleme mit dem Patienten zusammen ist unbedingt erforderlich, das Wohlbefinden des Kranken steht hierbei im Mittelpunkt, damit der Kranke auch leben kann bis zuletzt.

## Schwerpunkte bei der praktischen Umsetzung von Palliativpflege

– Das Pflegepersonal sollte untereinander einig sein und gut zuhören können, es sollte sich gegenseitig mehr helfen und unterstützen sowie mehr Bereitschaft zu einem Erfahrungs- und Wissensaustausch im multidisziplinären Team zeigen.
– Damit wird eine Festigung des eigenen Teams und eine bessere Zusammenarbeit mit anderen Gruppen bewirkt.
– Dies wiederum führt zu einer Verbesserung der Pflegequalität und somit zu mehr Befriedigung in der eigenen Arbeit.
– Gefühlen des Versagens und der Frustration, wie sie bei der Pflege von Sterbenden häufig auftauchen, würde sozusagen die Grundlage entzogen.
– Damit dieses empfindliche Gleichgewicht nicht gestört wird, ist es wichtig, daß die Pflegenden sich regelmäßig mit einem externen Supervisor aussprechen können.

Dies alles ist in Hospizen im anglo-amerikanischen Raum nichts Neues, Palliativmedizin und -pflege werden hier schon 30 Jahre praktiziert und sind ein wichtiger Teil der Gesundheitssorge.

# Anhang

## 1. Onkologie-Coaching

*Postgraduale Fortbildung, Burn-out-Prophylaxe und
Ressourcen-Management für ÄrztInnen, Betreuungspersonal
und Interessierte*

Statistisch gesehen erkrankt jeder dritte an Krebs. Moderne Therapieverfahren wie die adoptive Immuntherapie, Gentherapie, Gamma-Knife-Bestrahlung, Verbesserungen der Operationsmethoden, neue Substanzen in der Chemotherapie und neue Verfahren in der Strahlentherapie sowie Fortschritte im Verständnis um das Entstehen und die Entwicklung bösartiger Erkrankungen in der Molekularbiologie und Molekulargenetik haben die Onkologie zu einem sich rasant entwickelnden Zweig der Medizin gemacht.

Trotzdem ist Krebs ein Tabuthema geblieben. In unserer Gesellschaft werden Betroffene, Angehörige und Betreuer nach wie vor ausgegrenzt und auch von Ärzten anderer Fachgebiete als „Sonderfälle" und „Außenseiter" behandelt. Die Angst vor Unheilbarkeit und langem schwerem Leiden führt dazu, daß man diesem Thema und den damit befaßten Personen am liebsten ausweicht – und daß vieles ungesagt bleibt oder versäumt wird, aus Angst, etwas falsch zu machen.

Umgekehrt stürzt die Diagnose Krebs die meisten Patienten in existenzielle Not und tiefe Verzweiflung. Ziemlich hilflos stehen sie dann an der Weggabelung zwischen Schulmedizin, ausschließlich komplementären Maßnahmen und alternativen Maßnahmen.

Die immer komplexer werdenden Ansätze moderner Krebstherapie wecken in vielen Kranken und deren Angehörigen große Hoffnungen, lösen aber auch massive Ängste aus, an eine „seelenlose Apparate-Medizin" und „medizinische Maschinerie" ausgeliefert zu sein. Auch das Bedürfnis des Patienten nach einem Eigenbeitrag und der Selbstgestaltung von Gesundheitsmaßnahmen kann im Rahmen schulmedizinischer Vorgaben kaum befriedigt werden. Dazu kommt, daß komplementäre und alternative Maßnahmen nicht so einschneidend unangenehm und gefährlich sind wie Therapien mittels Stahl, Strahl und Chemie.

*Onkologie-Coaching* ist eine fachübergreifende Initiative von Ärzten, Pflegepersonen und Psychotherapeuten, die diese Barriere abbauen helfen soll. Ziel ist die kompetente Gestaltung der Beziehung zum Patienten: durch gezielte Gesprächsführung innerhalb kurzer Zeit und effektivere Information. Das kann die Arbeit erleichtern und die Kooperation des Patienten fördern. *Onkologie-Coaching* wendet sich an alle Betroffenen: ÄrztInnen, Pflegepersonen, PhysiotherapeutInnen, RadiotherapeutInnen sowie Interessierte und ist ein gezieltes Ausbildungsprogramm zur optimalen Obsorge onkologischer Patienten. Das Programm wird als Modulsystem angeboten. Es umfaßt 12 Einheiten, die beliebig gewählt werden können. Es kann das „große" bzw. „kleine" Zertifikat (12 bzw. 6 Modul-Bausteine) angestrebt werden. Daneben sind auch Einzelanmeldungen zu ausgewählten Bausteinen möglich. Die Fortbildung wird von der Österr. Krebshilfe und der Ärztekammer unterstützt. Für Fachärzte und Ärzte f. Allgemeinmedizin sind jeweils 6 Stunden als *Diplomfortbildung der ÖÄK* im Modul Psychiatrie anrechenbar.

| | |
|---|---|
| Zeit: | Jeweils an Samstagen (ausnahmsweise auch freitags), 6 Termine im Jahr über maximal 3 Jahre verteilt; 9–18 Uhr. Die Termine für Basis 2 und Aufbau 1–12 werden mit den Teilnehmern des Basisseminars 1 einvernehmlich festgesetzt und sind danach bei Einzelanmeldungen telefonisch zu erfragen. |
| Kosten: | öS 1.200,– Ust-frei/Tag |
| Ort: | Wr. Krebshilfe-Zentrum Theresiengasse 46 1180 Wien Tel. 01/408 70 48 |

Fallweise werden zu den Seminaren auch Patienten als Referenten beigezogen, um damit die spezifischen Patientenbedürfnisse und die Zusammenarbeit mit Selbsthilfegruppen zu unterstreichen.

## Bausteine/Module

*Basisseminar 1: Burn-out-Prophylaxe*

Grundlagen der Gesprächsführung und Psychotherapie, Patientenprobleme und Gefühle identifizieren, Umgang mit Patienten die Schwierigkeiten haben, ihre Krankheit zu akzeptieren, oder die sich beispielsweise durch aggressives und schuldzuweisendes Verhalten zu schützen versuchen. Umgang mit fordernden Patienten und Angehörigen, persönliche Psychohygiene.

*Basisseminar 2: Umgang mit Wahrheit – Aufklärung als Prozeß*

Der schwierige Patient, mit Schuld und Beschuldigung umgehen, Grundformen der Angst, Kommunikationsstile, Konfliktlösungsstrategien, Strategien kreativer Streß-Bewältigung, individuelle Streß-Bewältigungsmuster, Formen onkologischer Versorgung, stationäre Akutversorgung, Liaison- und Konsiliardienst, Rehabilitation, Palliativ- und Hospizmedizin, Versorgung in der Familie.

*Aufbaukurs 1: Individuelles Ressourcenmanagement I*

Stärke-Schwächen-Analyse, Selbstgestaltung, Kraftquellen erschließen, Freude und Hoffnung finden, Selbstschutz, eigene Grenzen erkennen und Nein-Sagen lernen, um effektiv arbeiten zu können, Patientenziele und -ressourcen identifizieren.

*Aufbaukurs 2: Individuelles Ressourcenmanagement II*

Individuelles Zeit- und Energiemanagement, Lebenskunst, persönliche Streßmuster und strukturelle Stressoren, Burn-out-Prophylaxe, persönliche Streßinventur, Krebs und Sexualität.

*Aufbaukurs 3: Individuelles Ressourcenmanagement III*

Abgrenzung – eine Gratwanderung zwischen Empathie und Selbstschutz. Selbstmanagement im täglichen Alltag. Reflexion der Interaktionen zwischen Patienten, Angehörigen und professionellen Mitarbeitern.

*Aufbaukurs 4: Team-Ressourcenmanagement*

Teamgeistentwicklung, Supervision, Teamcoaching, Balintarbeit, Intervision, Fallbesprechungen, Fallkonferenzen, Organisationsentwicklung, Zusammenarbeit mit anderen Berufsgruppen.

*Aufbaukurs 5: Der Patient und sein privates Stützsystem*

Erleichterungen für alle Beteiligten. Antworten auf die wichtigsten Fragen in der stationären Phase. Wie können Familie, Freunde, Hausarzt und professionelle Betreuungsdienste die ambulante Pflege unterstützen?

*Aufbaukurs 6: Kinder und Krebs*

Besonderheiten in der Betreuung von Kindern und jugendlichen Krebskranken, Bedeutung der Angehörigen und Auswirkungen auf die Familie (in Zusammenarbeit mit dem St. Anna Kinderspital).

*Aufbaukurs 7: Tod und Trauer*

Sterbebegleitung, Umgang mit Schwerkranken, patienten- und angehörigengerechte Information. Kreative Trauerbewältigung, Trauerrituale, persönliche Erfahrungen mit Abschied und Tod, Symbol- und Körpersprache von Sterbenden, Palliativstationen, Hospizdienste und Heimversorgung, Sinnfragen, Religiosität, Spiritualität und Glaube, die Angst vor dem Sterben „entgiften".

*Aufbaukurs 8: Psychopharmaka und Psychotherapie*

Klassifikation psychiatrischer Störungen bei Krebskranken, zielführende psychotherapeutische Interventionen in Kombination mit medikamentöser Therapie. Möglichkeiten und Grenzen verschiedener Psychotherapiemethoden.

*Aufbaukurs 9: Lebensqualität in der Onkologie*

LQ der Patienten: Patientensubjektivität zählt, Panoramawechsel in der Medizin: Zunahme chronischer Verläufe, Dimensionen der LQ, Fragebögen, LQ-Forschung.

LQ des Personals: Auswirkungen der Krankheits- und der familiären Dynamik des Patienten auf das Team.

LQ der Angehörigen: Systemische Betrachtungsweise und Angehörigenunterstützung.

*Aufbaukurs 10: Psychotherapeutischer Interventionen*

Spezifische psychosoziale und psychotherapeutische Hilfestellungen, kritische Auseinandersetzung mit psychotherapeutischen Methoden, imaginativen Verfahren und Entspannungstechniken, psychische Störungen bei Krebskranken, Selbsthypnose in der Schmerzbewältigung, Einflußnahme auf Übelkeit und Erbrechen, Krisenintervention, supportive Therapie, kreative Therapieverfahren, Kurz- und Langzeittherapie, Familien- und Gruppentherapie.

*Aufbaukurs 11: Psychosoziale Kompetenz*

Erfolgreiche Kommunikation, Gesprächsführung mit schwierigen Patienten und Angehörigen, Krebs und Sexualität, palliative Krebstherapie, Hospiz, Helfen durch Beziehung, psychoonkologische Diagnostik und Indikationsstellung, Modelle der Krankheitsverarbeitung, Krankheitsphasen. Historischer Abriß der Psychoonkologie, somatopsychische und psychosomatische Konzepte.

*Aufbaukurs 12: Ethik*

Ethische Aspekte in den verschiedenen Krankheitsphasen, „heilsame" Verhältnisse für Institution, Team und Person. Leistungs- und Lebensqualität durch erfolgreiche Systemsteuerung, Probleme der Forschung und Evaluation, Sinnfrage, Religiosität, Spiritualität und Glaube.

**Patienten als Referenten**

Kehlkopflose über Spracherlernung und Bedürfnisse an die Behandlung, Stomaträger über ihre Krankheitsbewältigung, Selbsthilfegruppenmitglieder über Vor- und Nachteile, Akzeptanz und Implementierung von SH-Gruppen, Krebs und soziales Umfeld, Umgang mit dem medizinischen System aus Patientensicht, „Was war hilfreich für meine Krankheitsverarbeitung?", kritische Positionierung zu alternativen Methoden, Sexualstörungen und Körperhygiene aus Patientensicht.

**Ergänzungskurs:** Grundlagen der Onkologie (bei Bedarf)

Vor- und Nachsorge, Ätiologie, Epidemiologie, Diagnostik, Therapie, Klassifikationssysteme, Darstellung verschiedener onkologischer Krankheitsbilder. Sozialrechtliche Grundlagenkenntnisse. Rechtliche Aspekte (für nicht-onkologische Gesundheitsberufe und Interessenten).

**Koordination und Leitung**

Dr. Walter König, geb. 1948, FA f. Psychiatrie, Psychotherapeut (Integrative Gestalttherapie, systemische Familientherapie), Lehrbeauftragter für Supervision, Vorsitzender der ÖSPO (Österreichische Gesellschaft für Somatische und Psychosoziale Onkologie und Hämatologie).

Die ÖSPO übernimmt die Garantie für die kompetente Leitung der einzelnen Seminare. Bei Leiterwechsel werden Sie zeitgerecht informiert.

**Anmeldung und weitere Informationen**

Wiener Krebshilfe, Tel. 01/408 70 48, Fax 01/408 22 41, ÖSPO: Tel. 01/214 62 70

**Bankverbindung**

Wir ersuchen um Einzahlung auf das Seminarkonto der ÖSPO, Konto-Nr. 603 568 403, BLZ 20 111, bei der Bank Austria bis spätestens 3 Wochen vor dem jeweils genannten Termin. Die Anmeldung ist mit vollständiger Bezahlung des Seminarbeitrages gültig.

**Stornierung**

Im Falle eines Rücktritts bis 2 Wochen vor dem Termin werden 50%, bei späterem Rücktritt 80% des Seminarbeitrages einbehalten, sofern kein Ersatzteilnehmer gestellt wird.

## 2. Ziele und Aufgaben der ÖSPO
## (Österreichische Gesellschaft für Somatische und Psychosoziale Onkologie und Hämatologie)

Es gibt viele qualitative Betreuungsansätze für Krebskranke, deren Angehörige und Betreuer. Die besondere Notlage von Krebsbetroffenen macht deutlich, daß jedes seriöse und professionelle Behandlungskonzept seinen wichtigen Platz in der Versorgungskette hat.

In Extremsituationen wird sowohl das persönliche soziale Netz von Krebskranken und deren Familien oft als zu wenig tragfähig empfunden wie auch die Vernetzung der verschiedenen Versorgungsmodelle. Zur Gründung der ÖSPO hat vor allem der Wunsch nach Kooperation und gegenseitigem Austausch aller in der Onkologie engagierten Berufsgruppen geführt.

Dementsprechend will die ÖSPO, bestehend aus Krebspatienten, Angehörigen und Vertretern verschiedener Berufsgruppen, Institutionen und Vereine, die Betreuung Krebskranker aus unterschiedlichen Blickwinkeln fokussieren – mit Betonung von Wertschätzung der persönlichen Begegnung, Kommunikation, Information und Vernetzung in Hinblick auf eine „Integrierte Beziehungsmedizin", die Konzepte aus naturwissenschaftlicher Medizin, Sozialmedizin und Psychosomatik zusammenführt.

*Ziele*

Die ÖSPO bietet eine interdisziplinäre Plattform für professionelle und ehrenamtliche Gesundheitsberufe, die mit dem Thema Krebs zu tun haben. Der Verein will den somatisch-psychosozialen Behandlungsansatz durch Zusammenführen der Initiativen für Krebs-Betroffene und durch Erkenntnisse wissenschaftlich begründeter Psychoonkologie fördern. Die ÖSPO bezieht Stellung gegen einen kurativen Anspruch von Psychotherapie als Krebstherapie und den Mythos der „Krebspersönlichkeit". Im Zusammenwirken kann voneinander gelernt und ein gemeinsames Therapieverständnis weiterentwickelt werden.

*Aufgaben*

Durch angewandte Theorie und Praxis von Erfahrungen anderer Gesundheitsberufe – konkret durch Fort- und Weiterbildungsseminare, Kongresse und monatliche Arbeitstreffen – sollen Transparenz und Objektierung der Arbeit, gegenseitiges Verständnis und damit die Lebensqualität in der

Onkologie für alle Beteiligten gefördert werden. Betroffenen, Angehörigen und Betreuern wird ein um so besserer Umgang mit Krebserkrankungen gelingen, je befriedigender alle Betroffenen miteinander kooperieren und ihr soziales Umfeld gestalten. Die Integration psychosozialer Wissenschaften in onkologische Weiterbildungsveranstaltungen soll die Fortentwicklung der Psychosozialen Onkologie und die Qualität der Krebsmedizin sichern.

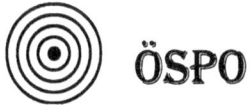

ÖSTERREICHISCHE GESELLSCHAFT FÜR SOMATISCHE UND
PSYCHOSOZIALE ONKOLOGIE UND HÄMATOLOGIE

A-1020 Wien, Praterstraße 17, Tel. und Fax +43/1/214 62 70

## Vorstand

Dr. Walter König, Psychiater, Psychotherapeut, Wien; DDr. Johann Klocker, Tumorambulanz LKH Klagenfurt; Univ.-Prof. Dr. Renate Heinz, Hämatologie, Hanusch-KH; Univ.-Prof. Dr. Christine Marosi, Klinik I, AKH Wien; Prim. Univ.-Prof. Dr. Erich Neumann, Evangel. KH Wien; Reg.-Rat Martha Frühwirt †, Vors. Frauenselbsthilfe nach Krebs; Dipl.-Sr. Marianne Perl, St. Anna Kinderspital; Prim. Univ.-Prof. A. Schratter-Sehn, Strahlentherapie KFJ-Spital Wien.

## Ziele

Die ÖSPO versteht sich als Plattform aller professionellen und ehrenamtlichen Gesundheitsberufe, die sich die Betreuung von Tumorpatienten zu ihrem Anliegen gemacht haben, einschließlich der Patienten und deren Angehörigen. Die besondere Effizienz der ÖSPO soll aus der Vernetzung der verschiedenen Berufsgruppen, Behandlungsansätze und Blickwinkel und durch Integration psychosozialer Wissenschaften erwachsen. Dadurch sollen Kommunikation und Kreativität, Patienten- und Betreuerzufriedenheit, gegenseitiges Verständnis und damit die Lebensqualität der Onkologie für alle Beteiligten gefördert werden.

## Erwartungen

*Vorstand:* Präsentation der Anliegen der ÖSPO bei Tagungen und in der Öffentlichkeit, Organisation von Fortbildungen und Angeboten, die mit *Ihrer* Hilfe und Kompetenz erarbeitet werden.

*Beirat:* Zielunterstützung und kreative Anregung auf Basis der Möglichkeiten der jeweiligen beruflichen und gesellschaftlichen Position.

*Aktive Mitglieder:* Wir brauchen *Sie* als Experten, um gemeinsame Ziele und Bedürfnisse zu erarbeiten!

*Passive Mitglieder:* Förderung durch finanzielle Unterstützung.

---

Bitte schicken Sie diesen Abschnitt zurück

✂ — — — — — — — — — — — — — — — — — — — — — — — —

## BEITRITTSERKLÄRUNG ZUR ÖSPO

ÖSPO: Lobby für Krebspatienten, deren Angehörige, Pflegepersonal, medizinisch-technische Dienste, Ärzte, Psychologen und Psychotherapeuten, Sozialarbeiter, Seelsorger, Selbsthilfegruppen-Mitglieder, Interessierte und Förderer

Ich, _____

_____

(Name, Beruf, Adresse, Tel. privat, Tel. beruflich)

trete der ÖSPO bei als:
- Beiratsmitglied
- Aktives Mitglied
- Passives Mitglied
- Ich entscheide mich noch nicht und will mir erst ein Bild von der ÖSPO-Idee machen.
- Bitte senden Sie mir die Vereinsstatuten.
- Bitte senden Sie mir ein Kongreßprogramm.

Mitgliedsbeitrag: S 500,- (für in Ausbildung stehende, nicht verdienende Berufsgruppen S 300,-)

_____    _____
Datum                    Unterschrift

## 3. Das Wiener Krebshilfe Beratungszentrum

Das Beratungszentrum der Wiener Krebshilfe wurde nach Beschluß des Vorstandes im September 1993 unter der Patronanz Bundeskanzler Vranitzkys eröffnet. Es soll die bis dahin vor allem im Vorsorgebereich gelegene Arbeit der Österreichischen Krebshilfe ergänzen und zusätzlich zur Nachsorge onkologischer Patienten beitragen. Aber nicht nur die Patienten selbst sollen im Krebshilfeberatungszentrum Kontakte, Informationen und Beratung finden, sondern auch die Angehörigen und Freunde Krebskranker sowie das medizinische und pflegerische Personal.

Daß dieses Konzept geglückt ist, zeigen einige kurze Darstellungen unserer Statistik des Vorjahres. Es wurden über 4400 Kontakte im Beratungszentrum registriert.

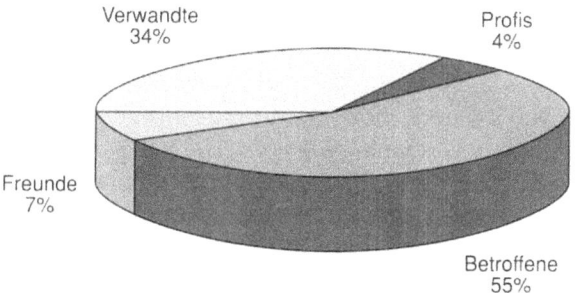

Obwohl Betroffene und Angehörige den Hauptteil der Kontakte stellen, konnten wir doch auch einen erheblichen Anteil an medizinischem Personal erreichen. Zusätzlich zu den ständigen Beratungskontakten konnten wir 1996 und auch 1997 Fortbildungsveranstaltungen für Ärzte und Pflegepersonal durchführen, die mit Begeisterung aufgenommen wurden. Bei einigen dieser kostenlosen Veranstaltungen mußten wir sogar Wartelisten anlegen, da das Interesse so enorm war.

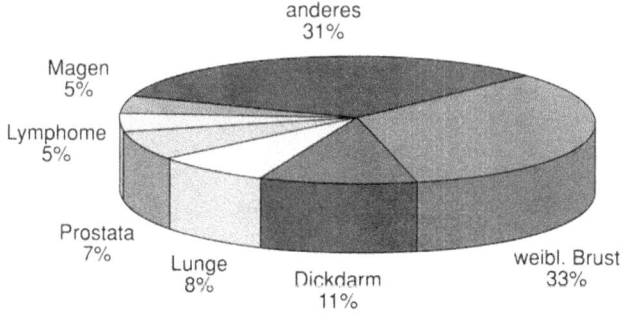

Am häufigsten drehten sich die Anfragen um das Mammakarzinom, gefolgt von Fragen zu Dickdarmkrebs und Lungenkrebs. Diese Verteilung spiegelt sich auch im Geschlechterverhältnis wieder:

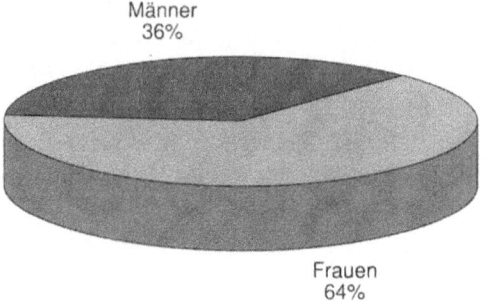

Fast zwei Drittel unserer Kontaktpersonen waren Frauen. Aus psychologischen Untersuchungen wird klar, daß dieser Prozentsatz typische Verhaltensweisen widerspiegelt. Frauen neigen dazu, über ihre Probleme zu sprechen und Informationen zu suchen, während bei Männern dieses Verhalten eher zu vermehrten Ängsten führen kann.

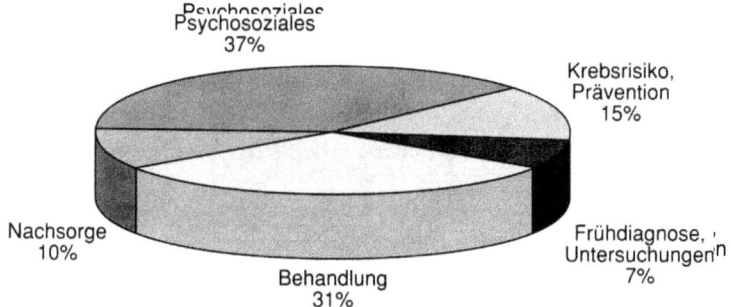

Mit 37 Prozent stellt der Bereich Psychosoziales den größten Anteil an Gesprächsinhalten. Dabei geht es um Fragen nach Selbsthilfegruppen, um die Suche nach Psychotherapeuten, um psychologische Begleitung, Sozialrecht und um Fragen, die sich rund um den großen Themenbereich Sterben und Hospiz drehen. Mit 31 Prozent an zweiter Stelle steht der Themenkomplex Behandlung. Dieser reicht von Operation, Chemo-, Strahlen- und Hormontherapie bis hin zu Fragen nach komplementären, also die schulmedizinische Therapie ergänzenden Methoden, sowie Gesprächen über Nebenwirkungen und der möglichen Prognose. Sowohl im Bereich Krebsprävention als auch in der Nachsorge stellt der Themenbe-

reich Ernährung einen Hauptpunkt dar. Diesem Bedürfnis der interessierten Bevölkerung und der Betroffenen versuchen wir mit einer eigenen Ernährungsberatung nachzukommen.

*Struktur der Beratungsstelle*

Unsere Beratungsstelle ist von Montag bis Freitag in der Zeit von 9–17 Uhr geöffnet. Das hauptamtliche Team besteht aus drei PsychologInnen/ PsychotherapeutInnen und einer Krankenschwester sowie einem Arzt. Des weiteren besteht unser Beratungsstab aus ehrenamtlich tätigen FachärztInnen aus ganz Wien und allen Wiener Spitälern sowie Ärzten, die im komplementären Bereich tätig sind, die sich karitativ zur Verfügung stellen, um Patienten in unserer Beratungsstelle zu informieren oder ihnen telefonisch Auskunft zu geben. Eine Ernährungswissenschaftlerin mit Schwerpunkt onkologische Ernährung berät zu allen Fragen gesunder Kost. Mittels Recherchen, medizinischen Datenbanken und Literatursuchsystemen sowie Internet versuchen wir immer die neuesten Informationen verfügbar zu haben und den Hilfesuchenden zur Verfügung zu stellen. Dadurch besteht für die Betroffenen und Angehörigen die Möglichkeit, sich, persönlich oder telefonisch, auf Wunsch auch anonym und selbstverständlich kostenlos zu informieren, Behandlungsvorschläge, Therapien, Befunde nochmals durchzusprechen, um sich ein noch umfassenderes Bild ihrer Erkrankung machen zu können. Oft bleibt im Alltagstrubel einer onkologischen Abteilung einfach nicht genug Zeit und Raum, dem Patienten wieder und wieder die Art und Entstehung der Erkrankung und die Möglichkeiten der Behandlung zu erklären. Im ersten Schock ist es aber für die meisten Menschen nicht möglich, alle gegeben Informationen auch tatsächlich aufzunehmen. Durch unser extramurales Angebot ergänzen wir die Versorgung im Spital und ermöglichen es dem informierten Patienten, selbst Entscheidungen zu treffen und die gewählte Behandlung zu integrieren. Untersuchungen zeigen, daß sich durch bessere Aufklärung Behandlungserfolge verbessern und Nebenwirkungen reduzieren lassen.

Unser Angebot an die Patienten ergänzen Betroffenen-, Angehörigen- und Entspannungsgruppen sowie eine Gruppe Bewegung zu Musik. Ebenso wie für die Patienten Vorträge organisiert werden, findet ein Vortrags- und Workshopangebot für medizinisches Personal großen Anklang. In jüngster Zeit wurden mehrere Treffen für onkologisch tätige Psychologen und Psychotherapeuten veranstaltet und eine Liste der in diesem Bereich Tätigen für Wien erstellt. Ein weiterer Schwerpunkt des

Jahres 1997 war die Verbesserung der Schmerztherapie für onkologische Patienten durch Ärzteinformation, Schwesterninformation, Presseaussendungen und einen Aktionstag im Rahmen der Van-Swieten-Tagung. Einen wichtigen Teil unserer Tätigkeit umfassen auch Kampagnen zur Prävention. Als Beispiel sei hier die 1998 zum zehnten Mal stattfindende Kampagne „Sonne ohne Reue" genannt, an deren Vorbereitung und Durchführung auch die Beratungsstelle wesentlich beteiligt ist.

Durch die Möglichkeit, das Beratungszentrum zum intra- und interdisziplinären Austausch zu nutzen, versuchen wir zur Vernetzung der Berufsgruppen im onkologischen Bereich beizutragen.

Wir sind überzeugt, mit unseren Ressourcen, rein durch private Spenden, ohne öffentliche finanzielle Unterstützung, einen ganz wesentlichen Beitrag zur Versorgung der Wiener Bevölkerung mit Informationen und Hilfe im onkologischen Bereich zu leisten.

# Sachverzeichnis

Aggression 80, 87, 91, 115, 133, 160, 174f, 207
Alkohol 32, 35, 84
Alternative Therapien 97f, 101, 107, 113
Angst 9, 22, 38, 82f, 93, 115f, 144f, 165f, 199, 212
Autonomie 107, 116, 212

Beziehungsmedizin 17, 20, 87, 107f, 120, 153, 219
Brustkrebs 7, 45, 85f, 177, 181f, 186f
Burn-out-Syndrom 17, 161, 200, 245ff

Carcinoma in situ 48
Compliance (= Zusammenarbeit) 38, 219
Computertomografie 38

Depression 10, 33, 82f, 91f, 116, 142, 160, 174, 207
Diagnosemitteilung 9, 37, 108, 132f, 155f, 221, 226
Dickdarmkrebs 55, 101, 181, 190, 213
Dünndarmkrems 65

Entspannung 129, 177, 182
Ernährung 33, 84, 99, 109, 121

Familie 19, 85, 92, 140, 147, 182, 198

Gebärmutter-, Eierstockkrebs 52
Gentherapie 7, 230

Hautkrebs 63, 90
Hodenkrebs 72, 85, 181
Hoffnung 92, 107, 115f, 122, 185

Immunsystem 6, 33, 81, 109, 114, 171, 176, 186, 226

Karzinogene 26, 29f, 34
Knochenmarkstransplantationen (KMT) 40
Kommunikation 89, 108, 116f, 148, 153f, 158, 199
Komplementäre Therapien 97f, 101, 107, 113
Kopf-Hals-Tumoren 9, 67, 85, 137
Krankheitsbewältigung 159, 168, 198, 253
Krankheitsdynamik bei Krebs 19, 79, 85f, 93, 101, 112, 245ff
Krebsentstehung 26
Krebsfrüherkennung 27, 31
Krebspersönlichkeit 5, 16, 19, 80, 83, 169, 226
Krebsvorsorge 17, 31, 33

Lebensqualität 3, 89, 92, 106, 117, 181
Leber-, Gallen-, Bauchspeicheldrüsenkrebs 70
Leukämien 27, 73
Lungenkrebs 7, 59, 101, 214
Lymphome 27, 77, 184

Magenkrebs 65, 188
Metaphorik von Krebs 1, 79f, 121, 136
Misteltherapie 98f, 114
Morbus Hodgkin 76

Naturheilmittel 39, 98, 114
Nieren- und Harnblasenkrebs 68, 101

Öffentlichkeitsarbeit 103, 202, 251
Onkologie-Coaching 245ff
ÖSPO 250ff

Palliative Therapie 40, 162, 209, 241
Pflegepersonal 89, 116, 144, 152f, 157f, 167, 212,
Phasen der Bewältigung 159
Prostatakarzinom 41, 85
Psychische Störungen bei Krebs 10f, 34, 82
Psychoneuroimmunologie 171f
Psychoonkologie 4, 6, 81, 88, 93, 152, 171, 200, 227
Psychosoziale Interventionen 1, 9, 89f, 99, 129, 197f, 245
Psychotherapie 5f, 79f, 84, 93, 172, 177, 181, 245

Qualitätssicherung 105, Anhang

Rauchen 7, 31, 34f, 84, 231f
Regression 1, 79, 85f
Risikofaktoren 12, 28, 41, 45, 52, 56, 60f, 65f, 74, 83, 231

Sarkome 27
Schlaf 154, 175, 177
Schmerz 13, 21, 123, 142, 243f
Selbstheilungskräfte 21, 186, 193
Selbsthilfegruppen 20
Sexualität 85
Speiseröhrenkrebs 65
Sterbebegleitung 93, 142, 205f
Strahlentherapie 40, 51, 85, 99, 121, 166, 197
Supervision 17, 94, 112, 118, 144, 154, 159, 163, 245, Anhang
Sonnenexposition 32, 63, 84

Trauer 92, 144, 176

Vererbung von Krebs 28

Wienr Krebshilfe 246, 253
Wunderheiler 39, 102, 110, 115, 169

GPSR Compliance
The European Union's (EU) General Product Safety Regulation (GPSR) is a set of rules that requires consumer products to be safe and our obligations to ensure this.

If you have any concerns about our products, you can contact us on

ProductSafety@springernature.com

In case Publisher is established outside the EU, the EU authorized representative is:

Springer Nature Customer Service Center GmbH
Europaplatz 3
69115 Heidelberg, Germany

www.ingramcontent.com/pod-product-compliance
Lightning Source LLC
LaVergne TN
LVHW080311260326
834688LV00038B/1061